家庭按摩边学边用

窦逾常◎编著

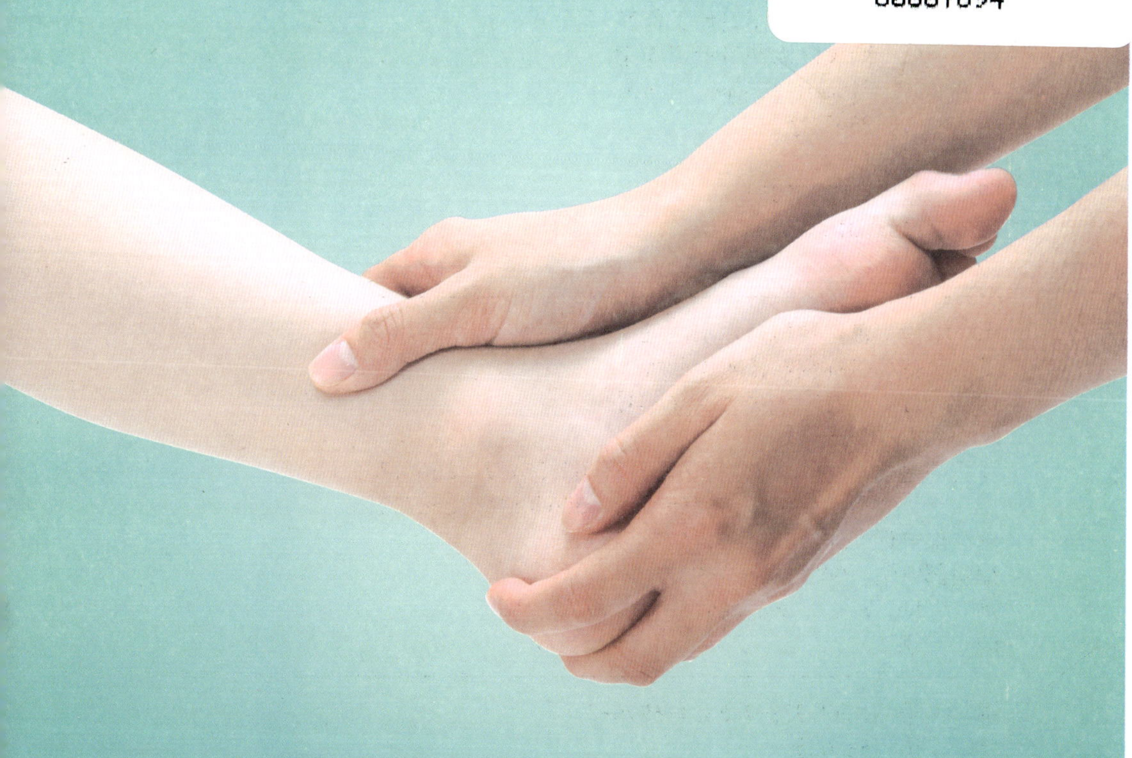

吉林科学技术出版社

图书在版编目（CIP）数据

家庭按摩边学边用 / 窦逾常编著. -- 长春 : 吉林科学技术出版社, 2013.8

ISBN 978-7-5384-6996-7

Ⅰ. ①家… Ⅱ. ①窦… Ⅲ. ①按摩疗法（中医）Ⅳ. ①R244.1

中国版本图书馆CIP数据核字(2013)第200332号

家庭按摩边学边用

JIATING ANMO BIANXUEBIANYONG

编　著　窦逾常
副主编　姚嵩梅　裴艳玲
编　委　齐　山　王长宏　万学文　刘明晖　薛均来
　　　　方美善　伏　鑫　谢　天　曲　超　白雪松
出版人　李　梁
策划责任编辑　隋云平
执行责任编辑　张延明
摄影模特　董月珉　王方明　王潇雅
封面设计　南关区涂图设计工作室
制　版　南关区涂图设计工作室
开　本　710mm×1000mm　1/16
字　数　256千字
印　张　13
印　数　1—10000册
版　次　2014年4月第1版
印　次　2022年1月第2次印刷

出　版　吉林科学技术出版社
发　行　吉林科学技术出版社
地　址　长春市人民大街4646号
邮　编　130021
发行部电话/传真　0431-85677817　85635177　85651759
　　　　85651628　85600611　85670016
储运部电话　0431-86059116
编辑部电话　0431-85659498
网　址　www.jlstp.net
印　刷　唐山才智印刷有限公司

书　号　ISBN 978-7-5384-6996-7
定　价　58.00元

传世瑰宝

放在家中的保健医师

中医，流传于千百年来的中华血脉中，是华夏子孙与病魔做斗争的神兵利器，其精妙的医学理论，丰富的诊疗手段，使无数的中华儿女解除病痛，重获健康。最近，在众多的中医技法当中，有一种外治疗法格外引人关注。中医的外治疗法大多属于自然疗法，在中医治法中占有重要的地位，包括按摩、针灸、刮痧、拔罐等等，因其疗效显著，操作方便，经济实惠而受到老百姓的喜爱。很多人甚至可以通过学习一些简单的治疗方法在家中进行自我保健治疗，既免去了往返医院的奔波之苦，又节约了看病吃药的开销，可谓一举多得。

本系列图书以中医学外治疗法为主，包括：按摩疗法、艾灸疗法、刮痧疗法、反射区疗法和简便取穴法，作者根据自己的专业和临床经验，精心总结了一套适合老百姓在家中就能自我治疗的方法，不仅能有效的治疗和祛除常见病症，更具有安全无创伤、经济花费少、无不良反应的特点，使健康之法走入千家万户，为百姓的健康筑起一道坚实的城墙。

书中全面系统地介绍了各种疗法的基础理论，注意事项和使用方法，内容不仅科学严谨，并且更加通俗易懂，使读者一看就懂、一学就会。本套书针对广大家庭中的各种常见病症，从头疼脑热、感冒咳嗽、颈肩腰痛，到糖尿病、高血压、高血脂、心脑血管等疾病，均有详细的讲述，列举了这些中医外治疗法中的经典选穴配方和操作方法，这些方法都极其简单，每一步都配有图片展示，使没有任何医学基础的人都能学会如何使用。

由于某些不健康的生活方式，大多数人尚处于亚健康状态中，他们需要学会一种方法来捍卫自己的健康，因此掌握一些必要的医学知识已是现代人迫不及待的需求。按摩疗法、艾灸疗法、刮痧疗法、反射区疗法和简便取穴法都是祖国医学的神圣瑰宝，所以本套图书，可以帮助我们修身齐家，延年益寿，何乐而不为呢。

但是任何一种疗法都有其自身的局限性，多种疗法配合往往效果更为显著。我们在为读者提供一种治病养生方法的同时更要强调，如果经一段时间的治疗没有达到理想的治疗效果，或病情有加重的趋势，请及时就医，请专业医生指导治疗，以免延误病情。

目录

第一章 从零开始学按摩

第二章 家庭常见病

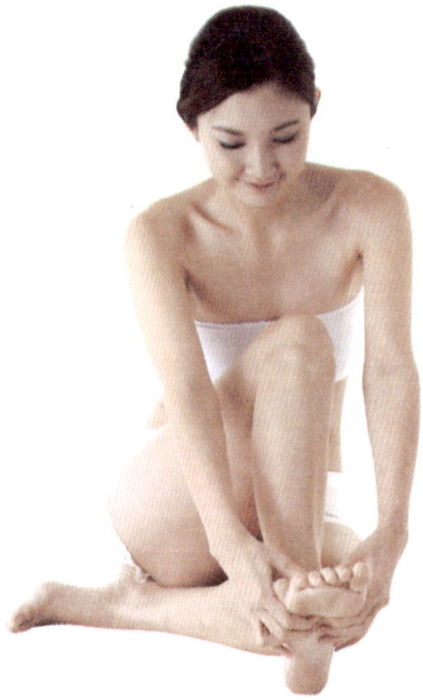

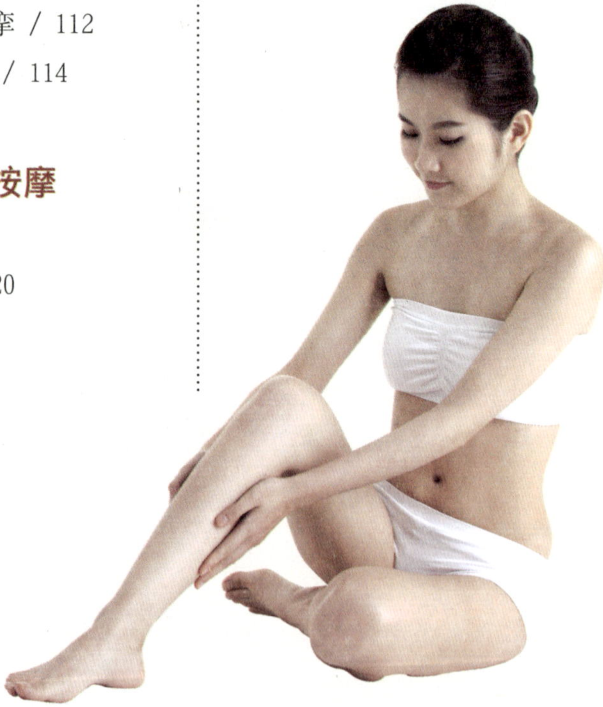

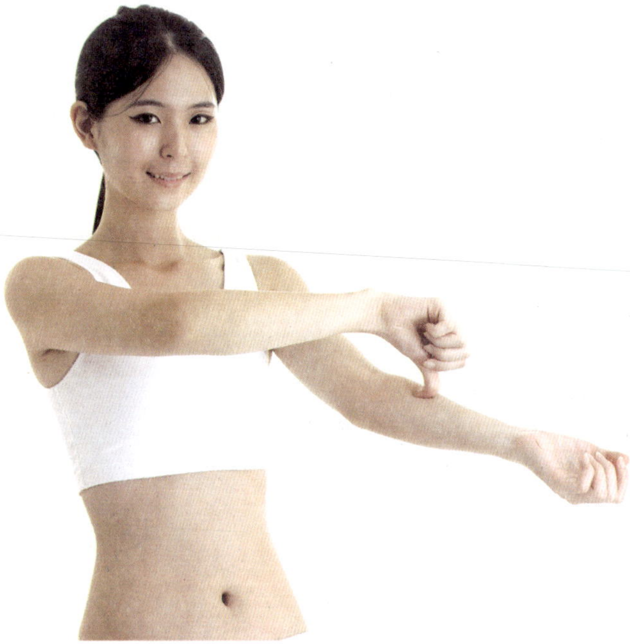

第五章 男性病的按摩

第六章 小儿病的按摩

第七章 日常保健

按摩疗法，即中医推拿疗法，古称按跷、跷引、案杌、折枝等，是以中医理论为指导，运用推拿手法或借助于一定的推拿工具作用于患者体表特定部位或穴位来防治疾病的一种疗法，属于中医外治法范畴。

本章带你学习一些按摩的基础知识，只要一人学会，就可轻松守护全家健康。

第一章

从零开始学按摩

第一节 按摩的历史

按摩疗法是一种古老的中医疗法，是指用手、掌、肘等身体部位或工具来回摩擦、揉捏或敲打身体表面的方法，可以用于治疗疾病，也可以用于家庭养生保健。

按摩，又称推拿或按蹺，起源于人们的生活与生产实践，是我国劳动人民智慧的结晶。在很早以前，人们在耕作、劳动、狩猎时经常受伤，或者因为风吹、受寒、酷暑、潮湿等恶劣环境而导致疾病，处于本能的需要，往往用手按摩伤处，以缓解疼痛。经过日积月累，将偶然的行为逐渐发展为系统的方法，便演化出最古老的按摩疗法。

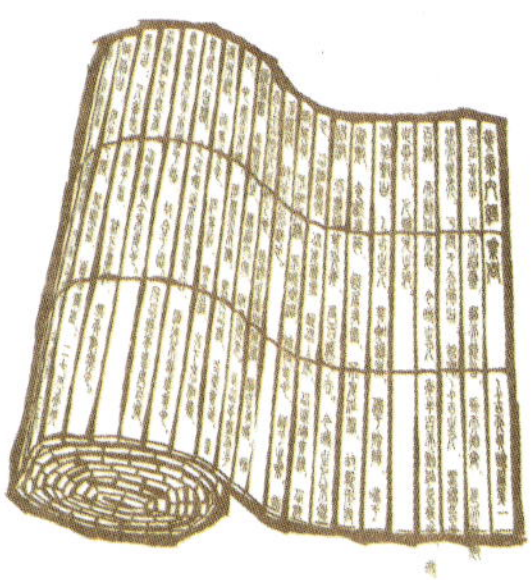

在我国，很早就有关于人们用按摩方法治疗疾病的记载。先秦两汉时期成书的《黄帝岐伯按摩十卷》就是第一部中医按摩疗法的专著，现存最早的中医典籍——《黄帝内经》中，就有“形数惊恐，经络不通，病生于不仁，治之以按摩醪药”的记载（出自《黄帝内经·素问·血气形志篇》）。在《史记·扁鹊仓公列传》中也有“上古之时，医有俞跗，治病不以汤药……而以桥引、案杌、毒熨等法”的记录，其中的“案杌”“桥引”指的就是按摩。

按摩疗法根据用途的不同，可分为医疗按摩、保健按摩等多种。医疗按摩，顾名思义，就是以治病为目的的按摩疗法，手法要求相对专业。保健按摩的目的则是消除疲劳、增强体质、延年益寿、美容减肥，其手法多样、操作方便，可以自己作，也可以家人间互相按摩。

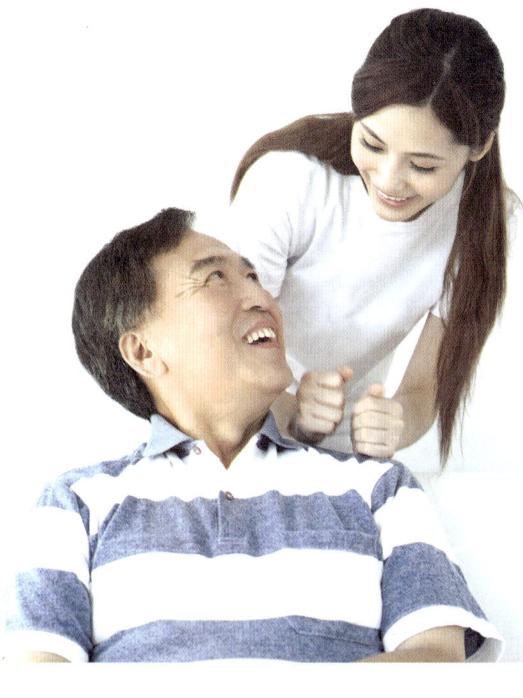

第二节 按摩的优点

中医疗法林林总总，门类很多，其中常用的包括针、灸、刮痧、导引、按跷、中药等。按摩疗法即属于“按跷”的一种。与其他疗法相比，按摩疗法操作简便，经济实用，总体来说，具有以下优点。

安全有效

按摩疗法是一种没有创伤性且安全可靠的“自然疗法”，没有不良反应。无论是为了治疗高血压、糖尿病、跌打扭伤等病症，还是以非疾病治疗的强身健体、延年益寿为目的，通过进行正确按摩，都可以满足祛病、养生的需求。

不受环境限制

按摩疗法不会受到时间、地点、环境及其他各种各样条件的限制，无论是在办公室，还是在家里，或者在外出旅行的途中，都可以自我进行按摩护理，根据身体状况随时随地按摩能及时缓解身体不适感。

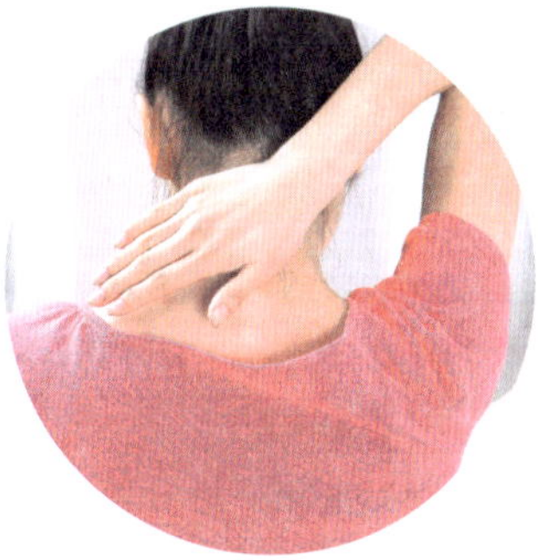

易学易用

即使刚开始学习按摩疗法的初学者，也并不需要任何基础，只要对照经络穴位的分布图示，就可以进行自我操作。而且按摩时也不影响生活或工作，比如按摩足底时，可以边看电视边进行，互不影响。

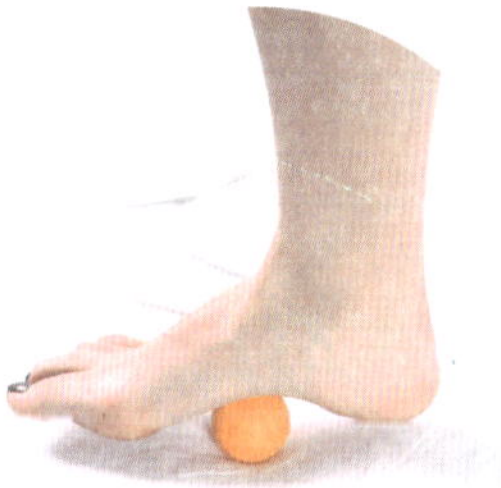

经济实用

按摩疗法是一种经济、实用的中医保健方法，既可以徒手操作，也可以通过一些简单的按摩工具，甚至生活用品来进行。掌握了按摩疗法，可以省去往返医院、等待诊治的时间，也可以省去打针吃药的费用，是非常划算的自我保健方法。

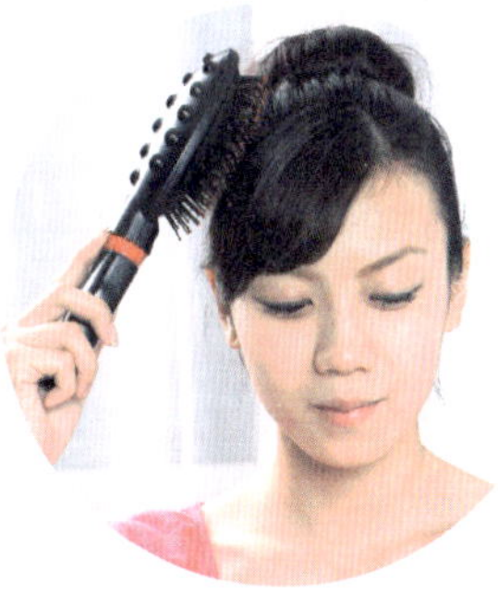

第三节 按摩疗法的主要保健功效

按摩属于中医外治法范畴，是以手法作用于人体体表的特定部位或穴位，通过调节机体自身的功能活动，而达到防治疾病的目的。中医学认为通过手法作用，可以平衡阴阳、调节功能、舒筋活络、活血化瘀、增强免疫、强身健体。

平衡阴阳，调节功能

人作为一个统一的整体，在中医认为：“阴阳失调，百病丛生。”说明一切疾病都是由于阴阳失调、脏腑功能紊乱所引起的。按摩疗法则可以通过对机体体表一定部位或者穴位的良性刺激和神经反射作用，达到调节脏腑及某些器官组织功能，平衡人体阴阳的目的。通过实验证明，按摩不仅可以调整血压、心率、血糖的升降和快慢，调节胰岛素、肾上腺分泌的增减，而且可以兴奋神经核肌肉，起到中医所说的平衡阴阳、调和气血的功效。

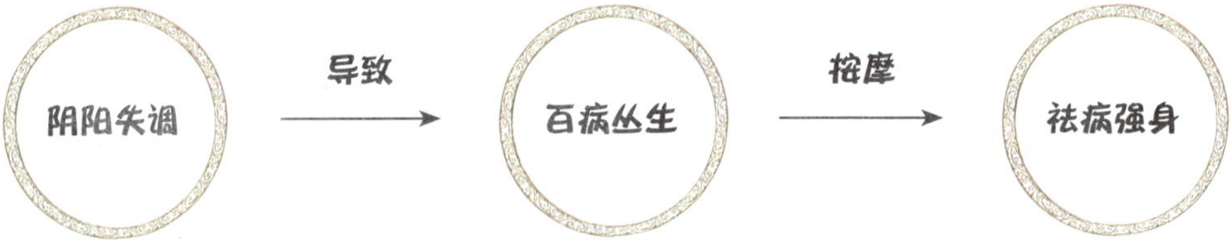

舒筋活络，活血化瘀

经络是气血运行的通道，内联脏腑，外络于肢节，使人体构成一个统一的整体。患者因关节局部瘀滞、机化而产生的硬结、粘连，引起患部长期疼痛和关节活动障碍，如肩周炎等。或肢体软组织损伤后，导致毛细血管和淋巴管破裂，形成局部瘀血、肿胀、疼痛。种种因气血瘀滞、经络阻塞的患者都可以通过按摩疗法所产生的良性刺激达到振奋经气、促进血液循环的目的，使人体经络、气血畅通而治愈疾病。

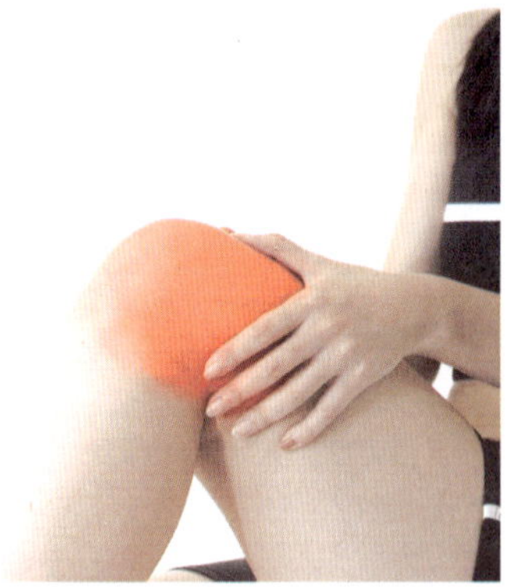

增强免疫、强身健体

如果时常感冒，总有头痛脑热的状况出现，这主要是因为免疫力差。而免疫力不强，对疾病的抵御能力就差，动不动就生病。这就是《黄帝内经》中所说的：“邪之所凑，其气必虚。”免疫力低下的人群包括哪些呢？婴幼儿、老人、孕产妇等，这些人群都可以通过按摩来提高机体免疫力。通过经络按摩可以加速机体代谢、促进血液循环、调节脏腑功能，从而达到增强人体免疫力、强身健体的功效。

第四节 按摩的工具

家庭按摩可以徒手进行，但是如果用力不当，效果就会大打折扣。借助常见小物品作为按摩器具，不仅省力，还能保证按摩效果。

马克杯或鸡蛋

较适合面部按摩，在家可以用装有六七分满温热水的马克杯，或者煮熟后微温的鸡蛋来按摩脸部。用微温的鸡蛋或马克杯按摩时，分别由下巴到耳下、嘴角到耳中、鼻翼到太阳穴方向上，边移动边进行按摩。力道是上提时为重，下滑时为轻，通过滑动时按摩起到缓解脸部疲劳、去除皱纹的作用。

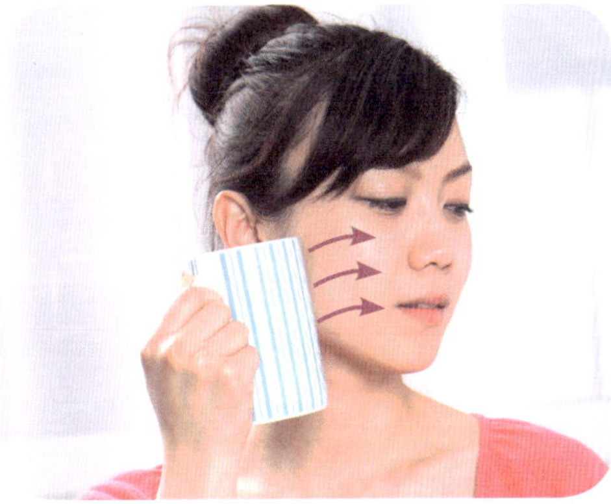

宽齿梳

这里建议，最好在早上起床，或者晚上临睡前使用，具有按摩头皮，促进头部血液循环的作用。

按摩滚轮

将按摩滚轮圆滑的弧度在肩颈部、四肢等部位上进行滑动，最好遵循经络走向，使人感到轻松、舒适。

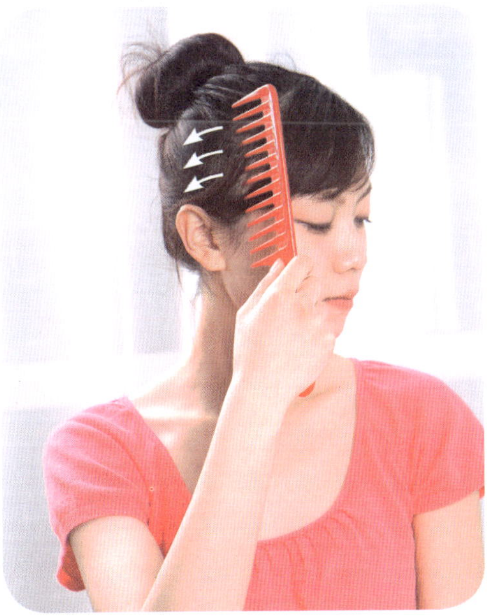

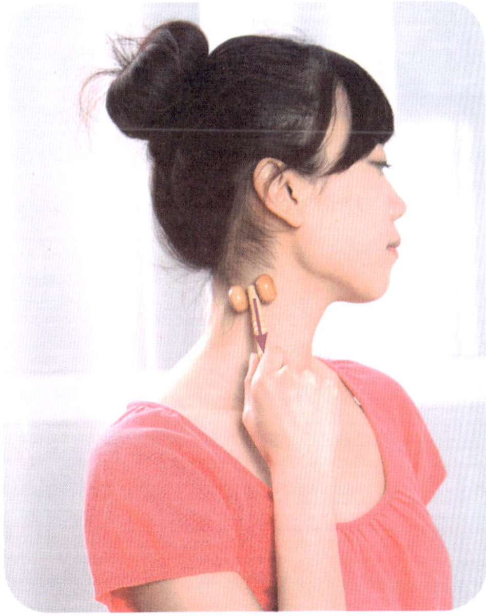

小　球

适用于手足部按摩，通过两手摩擦或足底滚动，如把乒乓球放于掌心，以刺激劳宫穴，使两手更加灵活，气血循环更佳。也可以将其他表面圆滑的小球，放于掌心进行捏揉，以增加手指的局部运动。

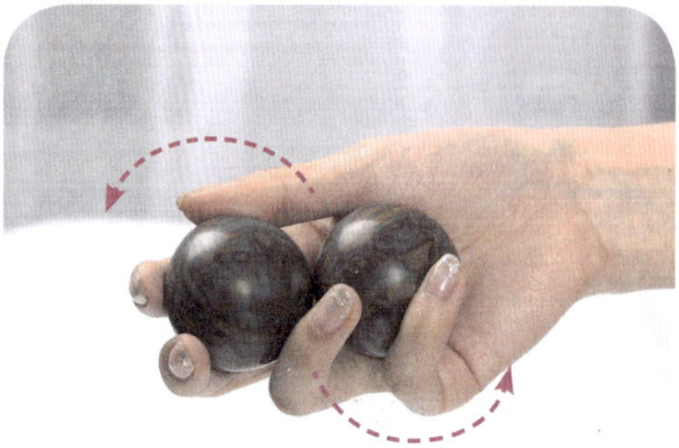

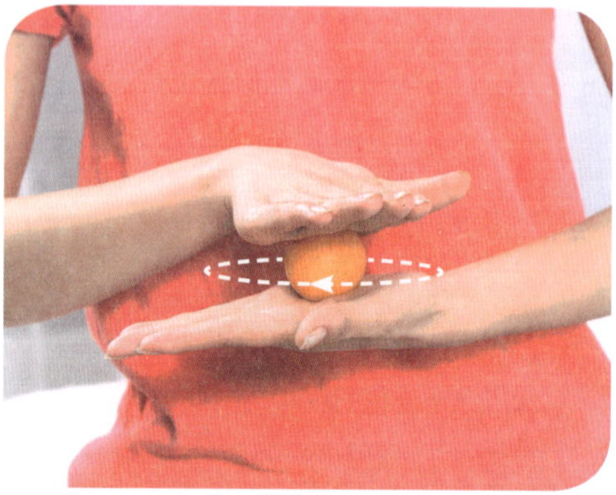

毛　巾

把温热后的毛巾（可以将毛巾浸湿后略拧干，放入微波炉中加热）卷起来，并热敷于整个眼睛上面，这样可以促进眼部血液循环，起到较好的舒缓疲惫效果，之后再用冷毛巾敷眼，加强护理功效。或因扭伤、擦伤等使肢体局部瘀血发热时，可用毛巾冷敷会取得很好的效果。

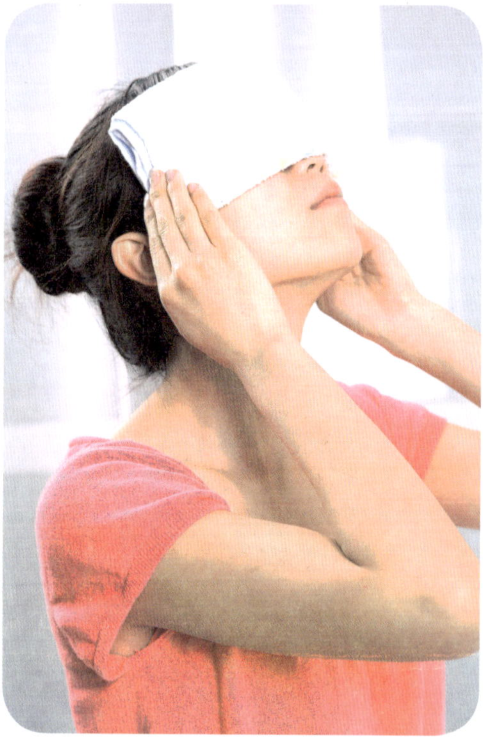

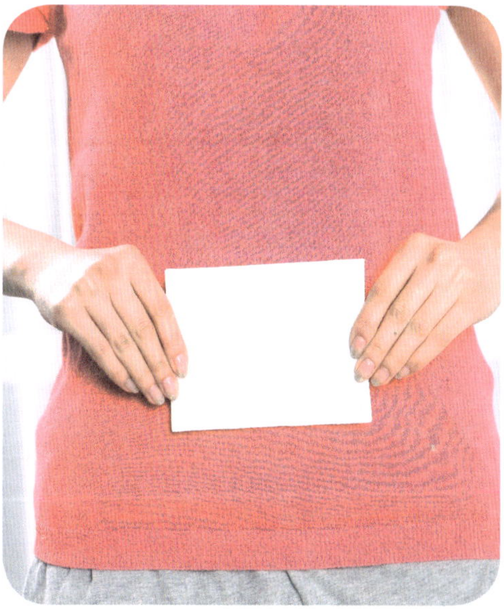

暖　包

将热敷包或者用毛巾包住暖水袋，放在肚脐旁，可促进腹部的血液循环。

第五节 按摩的操作手法

严格来讲，按摩手法有数十种之多，但归纳起来，常用手法主要有下面介绍的按、摩、推、拿等八种。实际操作时，这些手法常常要相互配合使用，灵活掌握，来适用于各个部位的不同需要。

㈠按　法

操　作

按摩时以手指、手掌或肘尖按压穴位，且停留时间相对较长，用力方向垂直向下。按法有刺激强而舒适的特点，易于被人接受。按法又常与揉法相结合，组成“按揉”复合手法。

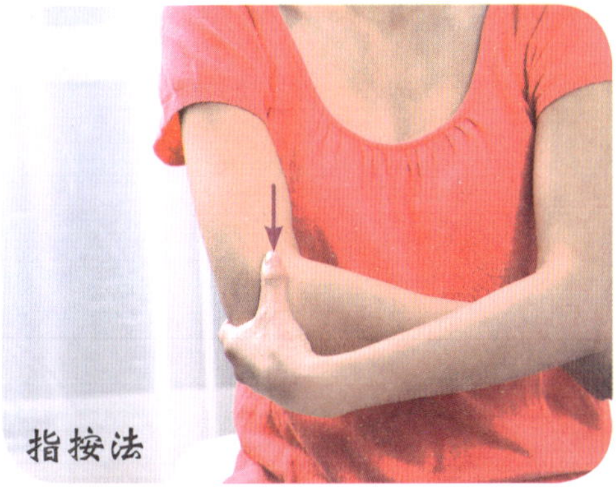
指按法

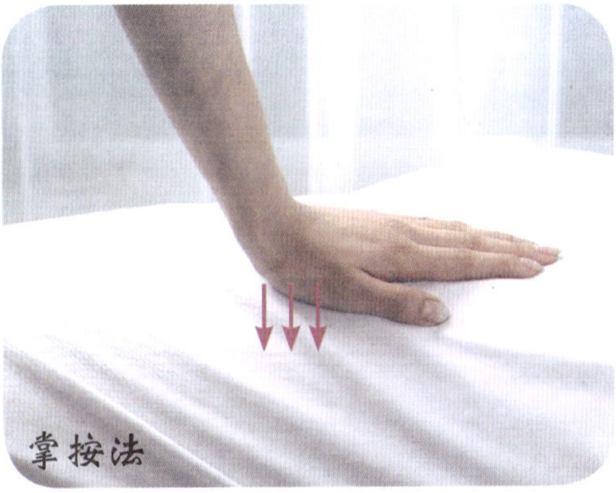
掌按法

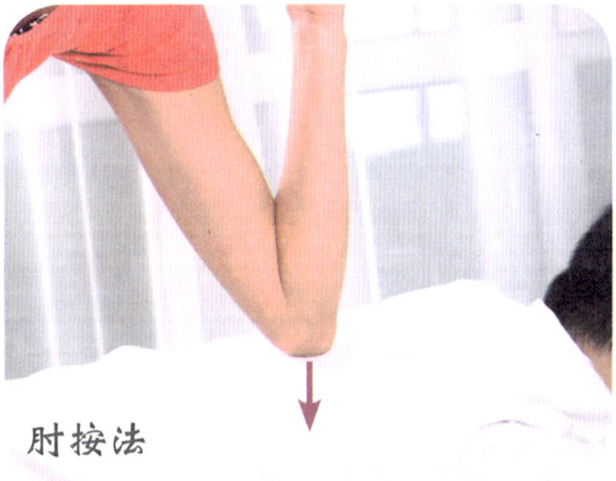
肘按法

要　领

(1)按压方向垂直向下。

(2)按压操作时，一定要注意在呼气时逐渐加大力度，在吸气时缓慢减轻力度。

(3)按压时用力要由轻到重，稳而持续，不可用猛力。按法结束时也宜缓慢地减轻压力。按法用力大小应根据被按摩者的体质、施术部位、病情等加以综合考虑。例如：按摩胸腹部，老人、儿童要用力轻柔；按摩腰背部，青壮年用力可以适当重一些。

(4)用指端进行按压时，用力要轻柔；用掌心、肘尖按压时用力可以适当加大。

适用部位

指按法适用于全身各部位，尤以经络、穴位常用。掌按法适用于背、腰部，下肢及胸部等受力面积较大而又较平坦的部位。肘尖按压法可在穴位按压力度不够时使用，以加强穴位刺激。

㊁拿 法

操 作

用拇指和其余手指相对用力，提捏或揉捏肌肤，称为拿法。拿法分为三指拿法和五指拿法，前者是用拇指指面和示指、中指的指面相对用力，后者是用拇指指面和其他四指的指面相对用力。本法具有舒适自然、易于被人接受的特点。

要 领

(1)用拇指和其余手指的指面着力，不能用指尖内扣。

(2)拿提时宜含有揉动之力，因为拿法其实为复合手法，含捏、提、揉这三种成分。

(3)腕部要放松，使动作柔和灵活、连绵不断，且富有节奏性。

适用部位

颈项、肩、四肢和头部。

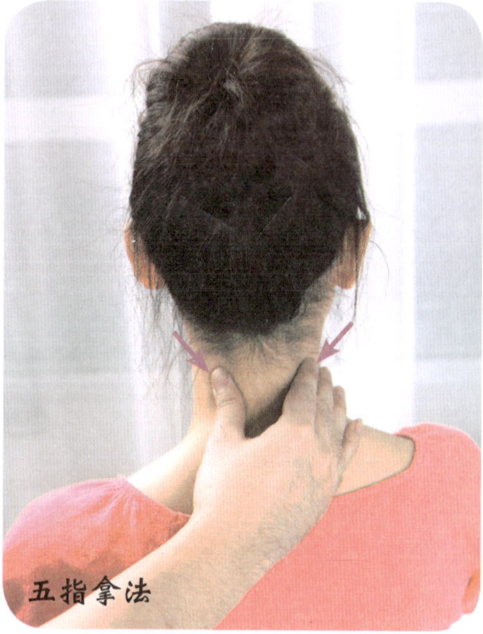

五指拿法

㊂摩 法

操 作

按摩时用手指的指端或者掌心以一点为中心，随同腕关节做环旋活动，直至肌肤产生热感为止。

要 领

(1)肩臂部放松，指摩法时腕关节保持一定紧张度，掌摩法时则腕部要放松。

(2)摩动的速度、压力要均匀，一般指摩法宜稍轻快，掌摩法力度稍重、速度稍缓。

(3)其中对环摩而言，顺时针为补法，逆时针为泻法。如积食等实症宜用泻法。

适用部位

适用于全身各部，以腹部应用较多。

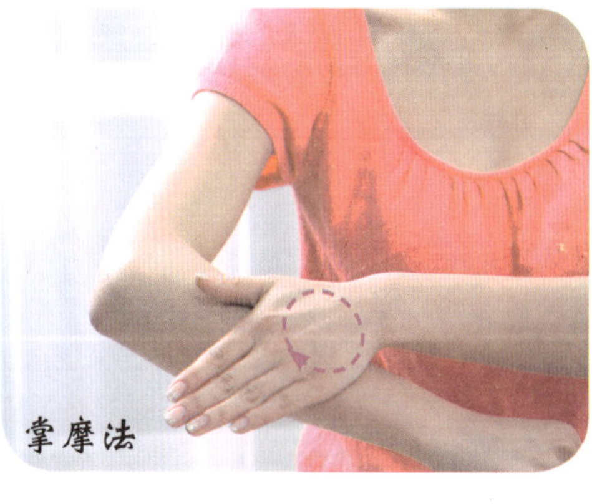

掌摩法

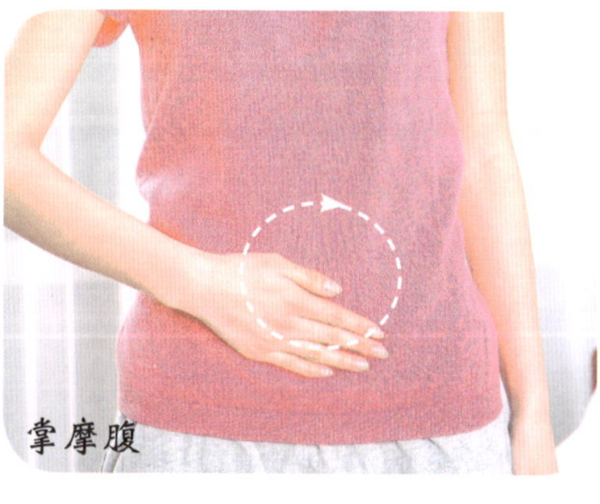

掌摩腹

四 揉　法

操　作

用手指指端、手掌鱼际部或者掌根部，附着于体表需要治疗的部位上，稍用力向下按压，通过腕关节做主动的环旋动作。根据操作时接触面的不同可分指、掌、拳、肘等揉法，如拳按揉只需稍用力即可带来较强刺激，适用于背部或大腿等处。

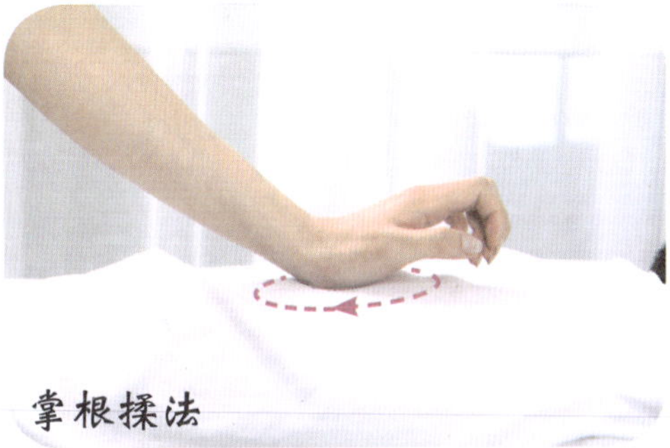

掌根揉法

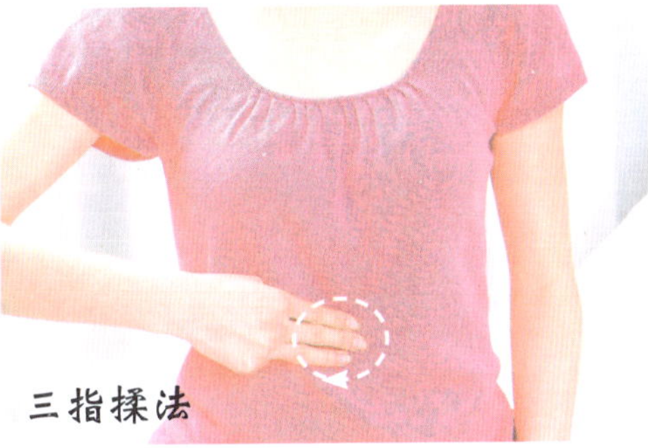

三指揉法

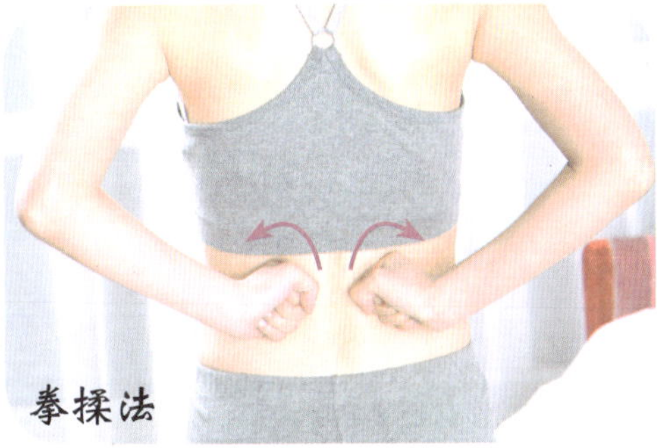

拳揉法

要　领

(1)指、鱼际、掌根、拳等揉法都应以肘关节为支点，前臂作主动运动，带动腕及手掌做小幅度的回旋揉动。

(2)按摩时，要不停地在被揉处揉动，千万不要按而不动，而且揉动时要带动局部组织一起运动。

(3)揉法轻快柔和，柔中带刚，方向以顺时针方向为主，速度每分钟120～160次。

适用部位

指揉法适用于全身各部腧穴，鱼际揉法适用于头面、胸胁、腹及四肢部，掌根、拳揉法适用于腰背部及四肢部。

五 推　法

操　作

用拇指指腹、三指（示指、中指、无名指）指腹或掌根、肘尖等部位施力，做与经络循行路线或肌纤维平行方向的缓慢推动。

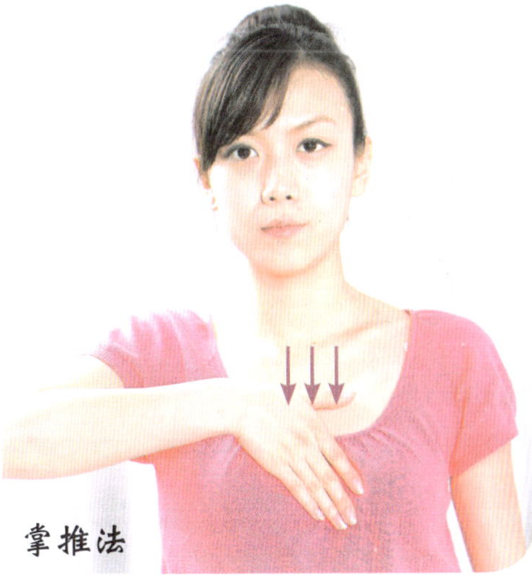

掌推法

要 领

⑴着力部位要紧贴体表，动作宜缓慢、均匀。

⑵双手推法的动作要对称，用力要平稳。

⑶不可推破皮肤，可涂适量润滑剂。

适用部位

全身各部。指推法适用于头面、颈项、手和足部，掌推法适用于胸腹、腰背及四肢部，肘推法适用于背腰部脊柱两侧。

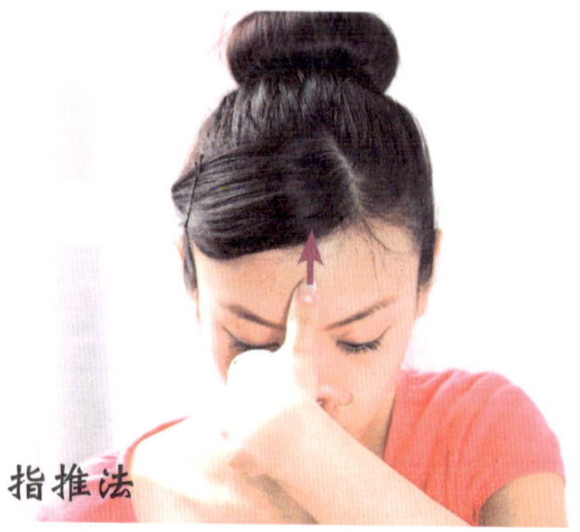

指推法

六 擦 法

操 作

用指或掌贴附于体表一定部位，作较快速的直线往返运动，使其摩擦生热，称为擦法。

要 领

⑴着力部位要紧贴体表，压力要适度，须直线往返运行，动作要连续不断，如拉锯状。

⑵擦法属于生热手法，应以感觉热入体内为度，且擦动时运行的路线不可歪斜，以免忽左忽右不易生热。

⑶不可擦破皮肤，可涂适量润滑剂，且擦法操作完毕后不可再于所擦处使用其他手法，以免造成破皮。

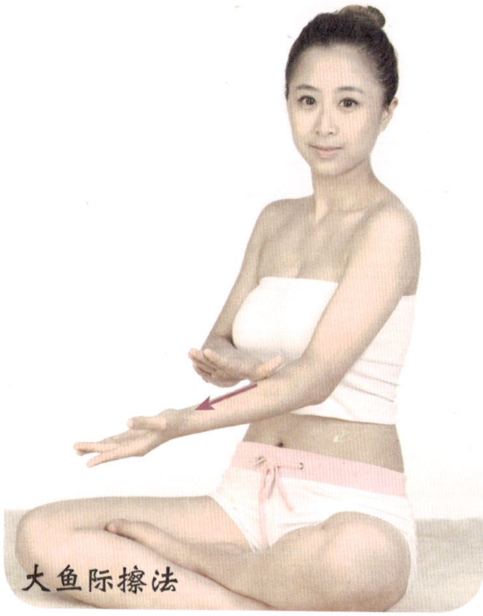

大鱼际擦法

适用部位

全身各部。指擦法接触面较小适于头面、颈项、肋间等部，掌擦法接触面大适于肩背、胸腹部，大鱼际擦法适于四肢部，小鱼际擦法适于肩背、脊柱两侧及腰骶部。

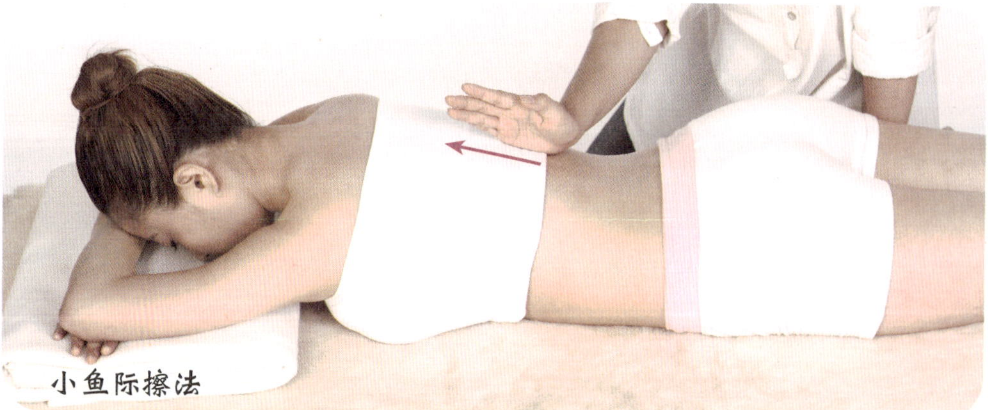

小鱼际擦法

㈦捏　法

操　作

用拇指和其他手指在施术部位对称性地挤压，称为捏法。用拇指和示、中指指面，或用拇指和其余四指指面夹住肢体或肌肤，相对用力挤压，随即放松，再用力挤压、放松，重复以上挤压、放松动作，并循序移动。

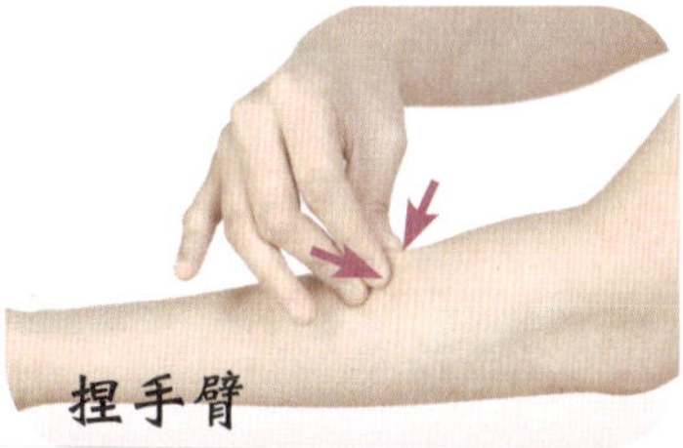

捏手臂

要　领

⑴拇指与其余手指要以指面着力，施力时双方力量要对称。

⑵动作要连贯而有节奏性，用力要均匀而柔和，不要用指尖用力。

⑶操作时不要含有揉的成分，如捏中带揉，则其性质即趋于了拿法。

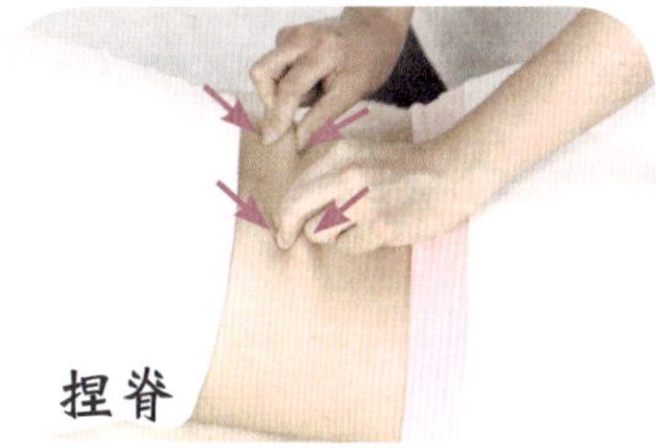

捏脊

适用部位

头面、颈项、肩背、四肢。

㈧拍击法

操　作

用虚掌拍打体表，或用拳背、掌根、掌侧小鱼际、指尖等击打体表一定部位，称为拍击法。

要　领

⑴拍打法手劲要轻重有准，柔软而灵活。

⑵用力轻、快、稳，而且要均匀，双手可交替进行。

适用部位

指尖叩击法适用于头部，拳、掌等拍击法适用于肩背、腰臀、四肢等部位。

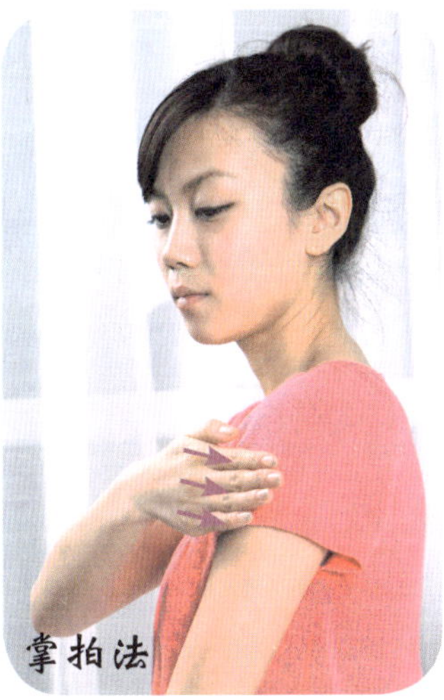

掌拍法

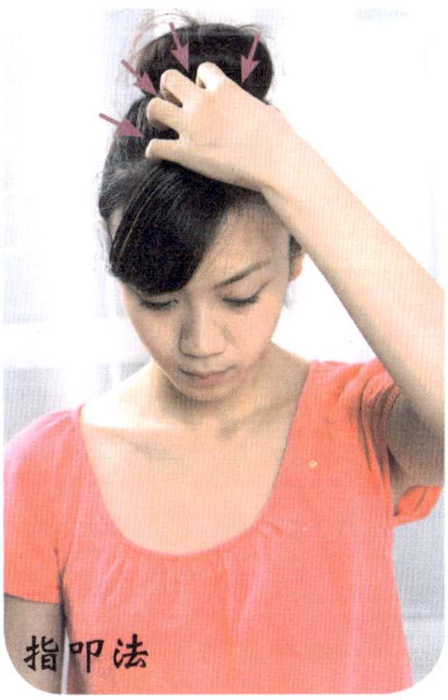

指叩法

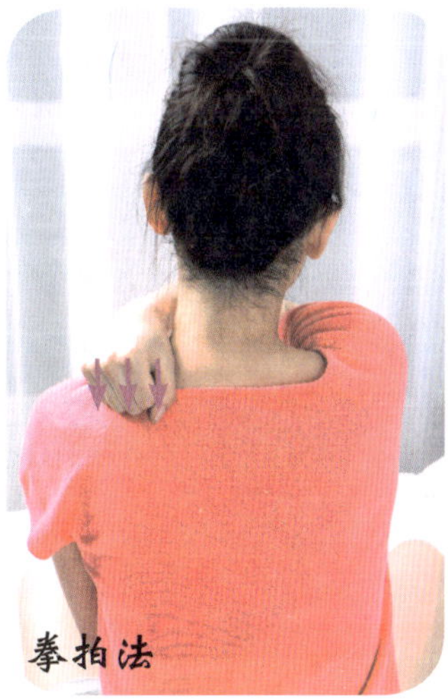

拳拍法

第六节 按摩的操作要领

掌握按摩的姿势、力度等，和按摩手法一样，不仅可以使疗效得到保障，而且可以更省力、更可靠，获得理想的治疗效果。

按摩中的用力

按摩中力用小了不起作用，力用大了又可能使病情加重。一般来说，损伤或炎症的早期或虚证者，应用力较轻；损伤或炎症的晚期，应用力较重。在敏感的穴位或其他部位上，应用力较轻；在一般的穴位或其他部位上，应用力较重。腰骶、臀部及四肢外侧，可用稍重手法；前胸、腹部及四肢内侧，则应采用轻柔缓和的手法。对年老者、年幼者、体弱者以及劳累、空腹、精神紧张、长期的慢性病患者，手法宜轻。如果手法过重，刺激强烈，反而会引起不良反应，最常见的是头晕眼花、心慌、胸闷欲吐、全身出虚汗、四肢发凉等。对于体质强壮者，以及病症反应急的病人，按摩的手法可以适当重一些，但也要以能够耐受为宜。在穴位处治疗时，局部有酸、麻、胀、重的感觉是正常现象，中医把这种现象叫做“得气”。

按摩的体位

按摩时应处在一个舒适的体位上，这样才能保证按摩的顺利进行。按摩身体正面时，要采取仰卧位或坐位或半坐位；按摩身体颈项部、肩部、背部、腰骶部时，要采取俯卧位或坐位；下肢的按摩一般采取卧位，上肢的按摩可以采取坐位或仰卧位或半卧位；对于体质虚弱者，以仰卧位或半卧位为好。

仰卧位

适用于胸腹部、头部、面部、颈部、四肢前侧的按摩。

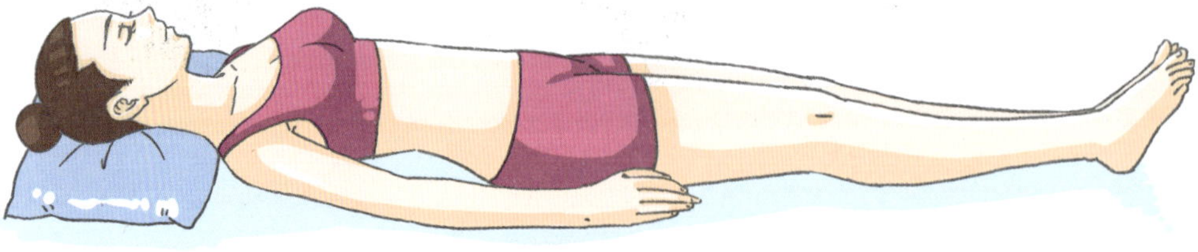

侧卧位

适用于侧头部，面颊一侧，颈项和侧腹、侧胸以及上下肢该侧的按摩。

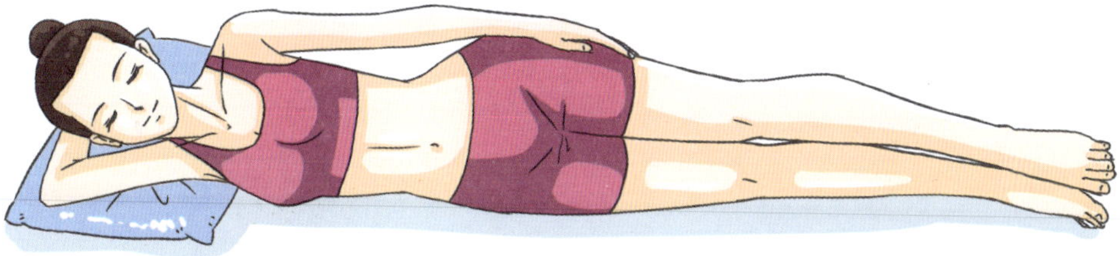

俯卧位

适用于头、颈、肩、背、腰、四肢的后侧按摩。

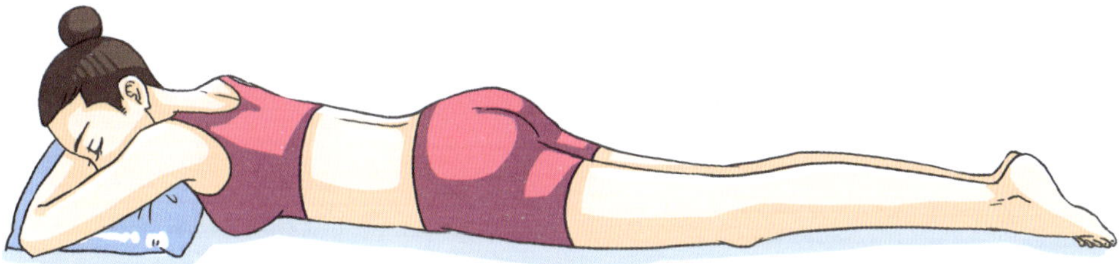

坐位

适用于头面部、胸部、肩背部、四肢的按摩。

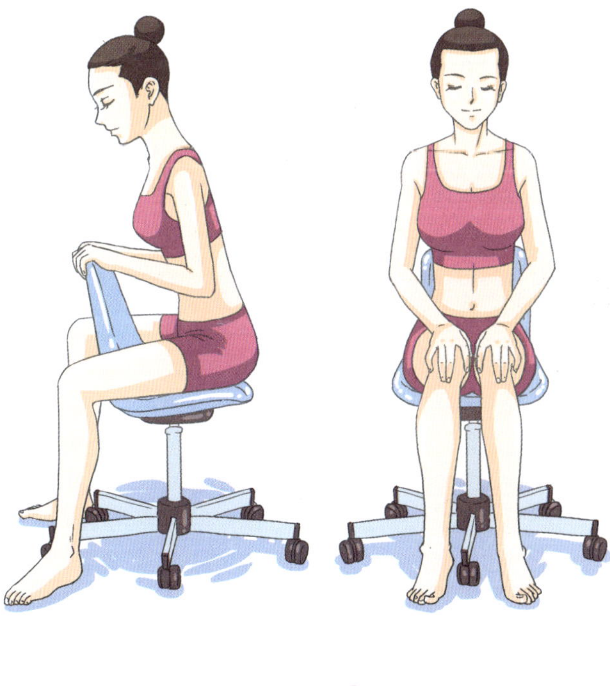

三、按摩的方向

按摩时要注意按摩的方向，一般按照由内向外、由上到下的顺序。

1.正侧按摩方向

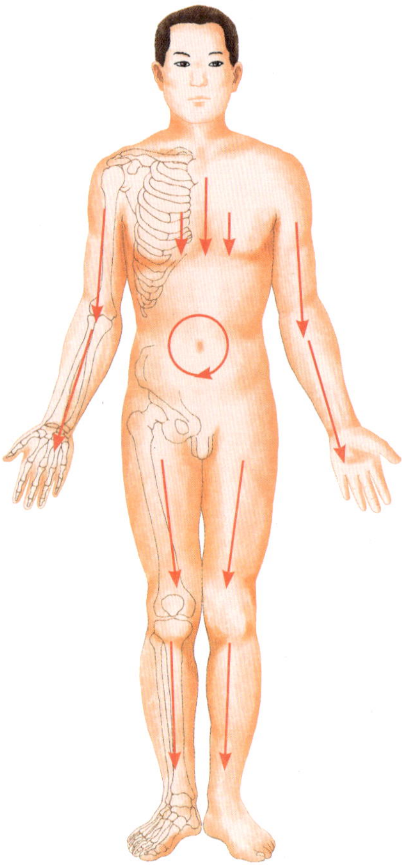

2.背侧按摩方向

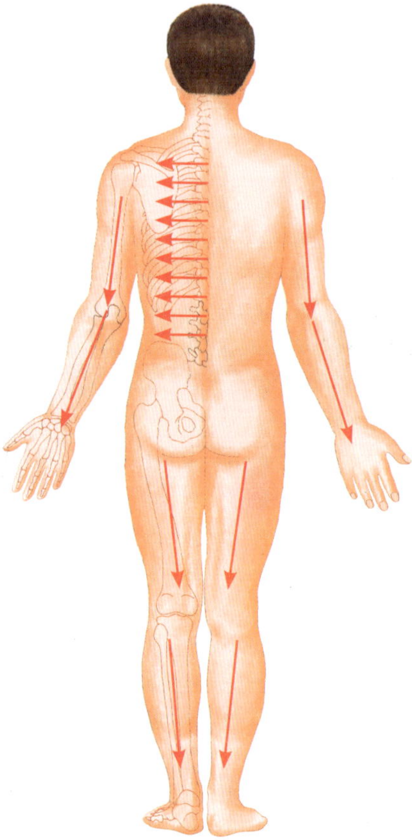

按摩小提示

按摩禁忌人群

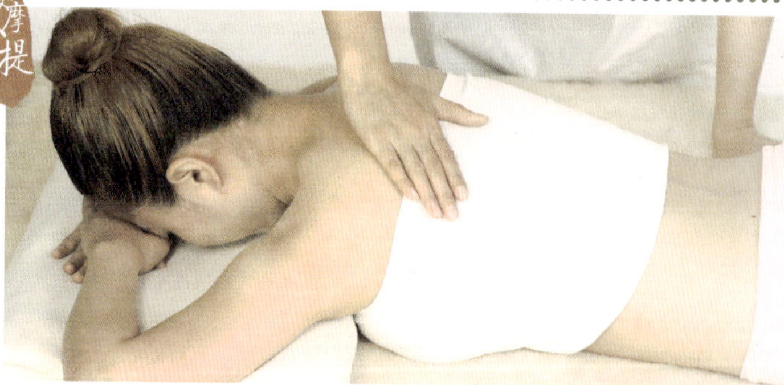

按摩的手法有补和泻的分别，一般是按照经络走向按摩为补法，逆着经络走向按摩为泻法，顺时针按摩为补，逆时针按摩为泻。不同的用力方向，带来的效果也是完全不一样的。

第七节 按摩的适应证与禁忌证

按摩疗法和其他疗法一样，有特殊的适用范围。了解按摩的适应证和禁忌证，可以更好地掌握这种方法，获得理想的按摩效果。

适应证

儿科疾病	小儿泄泻、小儿哮喘、小儿斜颈、小儿遗尿以及小儿营养不良等
妇科疾病	月经不调、闭经、慢性盆腔炎、乳腺增生等
男科疾病	前列腺炎、前列腺肥大、阳痿、遗精等
炎症性疾病	气管炎、肺炎、胃炎、肠炎、胆囊炎、关节炎和心肌炎等
疼痛性疾病	急、慢性扭挫伤，如慢性腰肌劳损、急性腰扭伤；神经性疼痛，如坐骨神经痛、梨状肌综合征、肋间神经痛等
其他常见病	糖尿病、单纯性肥胖症、肩周炎、腕管综合征、关节僵硬、网球肘、颈椎病、腰椎间盘突出症、近视、鼻炎、耳鸣等

禁忌证

(1)	患有出血性疾病者
(2)	患有严重的高血压病或高热发烧者
(3)	诊断不明确的急性脊柱损伤或伴有脊髓症状者
(4)	各种骨折、骨髓炎、严重的老年性骨质疏松症者
(5)	患有皮肤病的局部化脓、感染等区域
(6)	妇女月经期，孕妇的腹部、腰部、髋部
(7)	各种恶性肿瘤患者
(8)	各种急性传染病、胃或十二指肠溃疡病急性穿孔者
(9)	患有严重心脏病、脑病、肺病、肾病者
(10)	酒后神志不清者，精神病者
(11)	年老体弱、病重、极度衰弱经不起按摩者

第八节 按摩的注意事项

按摩治疗时有很多因素都可以影响治疗的效果，如患者过饥、过饱都不宜进行按摩；全身按摩遵循：头部→胸腹部→背、腰、骶部→四肢（先手后足）的顺序，依次进行。

注意事项

(1)	避免划伤	按摩前要修剪指甲，摘掉戒指、手链、手表等硬物，以免划破皮肤，并注意按摩前后个人的卫生清洁
(2)	穿着舒适	穿着舒适、轻薄的衣服，按摩前被按摩者要排空大便和小便，需要时可裸露部分皮肤，以利于按摩
(3)	调整姿势	按摩时要随时调整姿势，使按摩者和被按摩者处在一个合适松弛的体位上，从而有利于发力和持久操作
(4)	放松身心	按摩时按摩者要保持身心安静、注意力集中，在轻松的状态下进行按摩，也可以同时放一些轻松的音乐
(5)	室内环境	按摩时要保持一定的室温和清洁的环境，以防被按摩者感冒和影响按摩的效果。室温应保持在25℃～28℃，室温太低会使身体紧张，血液循环减慢，室温太高容易导致脱水和疲劳
(6)	注意反应	按摩时注意观察被按摩者的全身反应，一旦出现头晕、心慌、胸闷、四肢冷汗、脉细数等现象，应立即停止按摩，给予休息、饮水等对症措施
(7)	时间选取	不宜在饭前、饭后一小时内进行按摩
(8)	年龄	小儿按摩应以手法少、取穴少、治疗时间短为原则，用力表现为轻、巧、快；成人的按摩手法治疗则与其相反，要根据患病的时间、部位、程度等选择轻重手法交替按摩
(9)	女性	因女性特有的生理特点，在女性的月经期、妊娠期不论是急性或慢性筋伤，一般应禁止按摩疗法进行治疗
(10)	体质	体质强者手法可稍重，体质弱者手法稍轻；肌肉丰厚部可稍重力，头面胸腹的肌肉薄弱部手法稍轻；病变部位浅者手法宜轻，病变部位较深者手法较重

第九节 按摩常用的介质与功效

按摩时，为了减少对皮肤的摩擦损害，或者为了借助某些药物的辅助作用，可在被按摩部位的皮肤上涂些液体、膏剂或撒些粉末，这些液体、膏剂或粉末统称为按摩介质，也称按摩递质。

介质功效

(1)	凉水	即洁净的自来水或凉开水。有清凉肌肤和退热作用，常用于外感发热症
(2)	葱姜汁	用葱白和生姜捣碎取汁使用，也可将葱白和生姜片用适量的75％酒精浸泡后备用。以起到温经、散寒、解表的作用，多于治疗小儿冬春季节的虚寒证（夏季用清水）
(3)	薄荷水	取少量薄荷，用开水浸泡后放凉去渣即可应用。有清凉解表、清利头目的作用
(4)	红花油	由冬青油、红花、薄荷脑配制而成。有活血化瘀、消肿止痛等作用，常用于软组织扭伤、挫伤的治疗
(5)	麻油	即食用麻油。常使用于擦法，可加强透热效果和滋润作用
(6)	冬青膏	由冬青油、凡士林、薄荷脑和少量麝香配制而成。有温经散寒、消肿止痛的作用，常用于软组织损伤和小儿虚寒性腹泻的治疗
(7)	蛋清	将鸡蛋穿一小孔取蛋清使用。有清凉除热、化饥消食作用，常用于治疗小儿外感发热、消化不良等症
(8)	木香水	取少量木香，用开水浸泡后放凉去渣即可应用。有行气、活血、止痛的作用。常用于擦法和揉法以治急性扭伤及肝气郁结导致的两胁疼痛等症
(9)	爽身粉	有吸水、清凉、增强皮肤润滑的作用
(10)	白酒	适用于成人推拿（皮肤过敏者禁用）。有活血散风、祛寒除湿、通经活络的作用，对发热患者尚有降温的作用，一般用于急性关节扭伤、风湿性关节炎、慢性劳损等症

注意：选择介质时要遵循因人、因症而异的原则，如对于成年人只要不过敏，一般的剂型都可选用；老年人一般可选择油剂和酒剂；小儿皮肤娇嫩，不能选择刺激性较大的剂型，一般选择爽身粉、蛋清等；有发热症状的宜选择清热性较强的白酒、薄荷水等；软组织损伤的患者宜选用活血化瘀、消炎止痛、透热性强的介质，如红花油、冬青膏等。

第十节 经络、穴位是什么

经络学说是中医理论基础的核心之一，已经有数千年的历史。通过科学地按摩经络和穴位，可增强气血运行，调理各脏器，达到疏经活络、促进新陈代谢的作用。

经络是纵横人体的网络

中医认为，经络的功能主要在于沟通表里上下，联系脏腑器官；通行气血，濡养脏腑组织；感应传导；调节脏腑器官的功能活动等四个方面，是人体的中枢调控系统。经络作为人体气血运行的通道，能将营养物质输送到全身各组织脏器，使脏腑组织得以营养，筋骨得以濡润，关节得以通利。经络是经脉和络脉的统称，“经”有“路径”的意思，是主要路径，存在于机体内部，可贯穿上下、沟通内外；“络”则是支路，存在于机体表面，它遍布全身。在这些经脉上，有“经穴”，一般称作“穴位”。经穴是“气”的出入口，它通过经络，连接体表和内部，身体不调时，经穴便会出现反应。经络主要包括十二经脉、奇经八脉、十五络脉、十二经别、十二经筋、十二皮部等。这些经络纵横交错，将人体联系成为一个有机的整体。

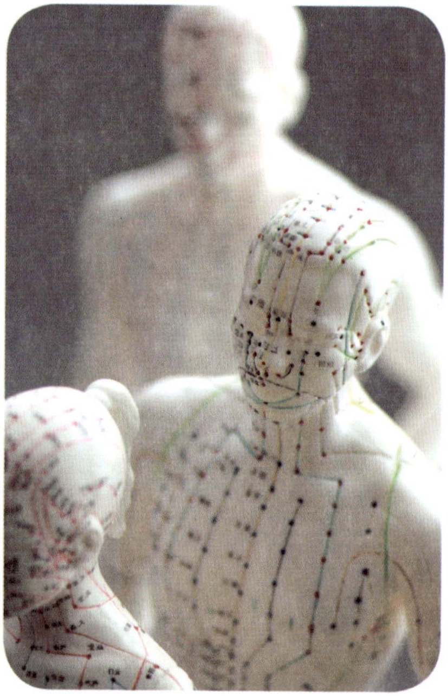

按摩常用的十四经脉

手三阴经	手太阳肺经	手厥阴心包经	手少阴心经经
足三阴经	足太阴脾经	足厥阴肝经	足少阴肾经
手三阳经	手阳明大肠经	手少阳三焦经	手太阳小肠经
足三阳经	足阳明胃经	足少阳胆经	足太阳膀胱经
奇经八脉中	督脉、任脉		

经络是气血津液的通道

经络中流动的“气、血、津液”是构成身体的要素。“气”是维持生命的能量，“血”是指给所有器官提供营养的血液。“津液”是人体内水分的总称，能起到滋润脏腑和皮肤的作用。“气、血、津液”过多和不足或阻塞，病症就会表现在脏腑和体表。而脏腑一旦生病，经络便会觉得酸疼，或出现其他异常。

经络按摩要点

人体十二条经络之间气血流动的方向

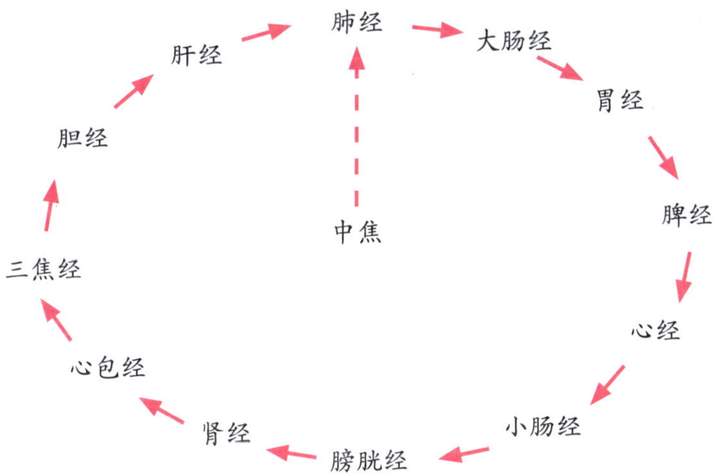

要　点	说　明
按摩手法补泻有别	经络按摩的手法补法是：用力小、顺经络气血流向、时间短、以左侧经络为主；泻法是：用力大、逆经络气血流向、时间长、以右侧经络为主。通常，夏天阳气旺盛，按摩阴经用补法，按摩阳经用泻法；冬天则相反。因体质不同：实证用泻法，虚证用补法
经络按摩要顺向而动	经络按摩要遵循经络间气血流动的方向进行。人体十二条经络的气血流动方向是：手三阴经从上到下，手三阳经从下到上；足三阴经从下到上，足三阳经从上到下

经络按摩功效

美容、抗老化	正确按摩某些穴位能让局部体温升高，加快血液循环速度，从而达到疏通经络的目的，可以缓解因水分滞留而形成的浮肿，还可以改善色斑、痤疮、皱纹等问题
排除体内毒素	穴位按摩能帮助调节神经系统，让大脑快速进入兴奋或抑制状态，从而消除大脑的紧张和疲劳，调节或控制食欲。另外，按摩可调动体内淋巴和血液细胞的快速运转，加速体内代谢废物的排除，进而消除便秘，增强人体抗病能力
缓解身体疲劳	按摩可以使原本收缩僵硬并引发疼痛的肌肉松弛下来，这不仅能疏通滞留在某一处的气血，同时还能缓解肌肉僵化，提高肌肉活力，对于比较轻微的酸痛与较严重的神经痛等，都可以通过按摩得到有效缓解
改善肥胖体质	按摩减肥穴位，可有效促进体内多余脂肪的代谢，消除肥胖。即便是平时缺乏运动的人，只要经常按摩穴位，也可达到显而易见的消脂效果

穴位是经气出入的部位

穴位，中医上称之为“腧穴”，是指人体脏腑经络之气输注出入体表的特殊部位，是针灸、按摩、拔罐等疗法的施术部位。穴位并不只是体表的点，而是与内部脏腑密切联系、相通的。穴位既可以从内向外地反映病痛，又可以从外向内地接受刺激。所以说，穴位既是疾病的反应点，又是临床治疗的刺激点。

经　穴	“经穴”又称为“十四经穴”，分布于十二经脉和任、督二脉，是穴位的主要组成部分
奇　穴	“奇穴”又称“经外奇穴”，是未归入十四经脉，但有穴名和明确定位及治疗作用的穴位
阿是穴	“阿是穴”又名“不定穴”“天应穴”“压痛点”，既没有具体名称，又没有固定位置，以病痛局部或与病痛有关的压痛或缓解点为穴

按摩小提示

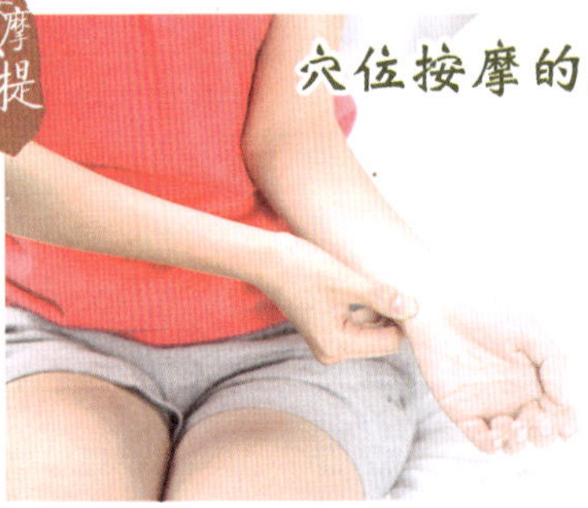

穴位按摩的感觉

腧穴定位的准确直接影响治疗效果。找穴位时如果按压有明显的酸胀、麻木或疼痛感，说明找准了穴位。按摩穴位时，也应感觉酸胀或发热，如果感觉不明显，则说明没有取得按摩效果，主要原因除了穴位找的不够准确，还有可能是病症与选穴不符，或气血过于虚弱，无法传导到穴位所致。

第十一节 选穴与配穴原则

人体上有数百个穴位，而治疗一般疾病或进行养生保健时，需要的只是其中很少的几个。如何在数目众多的穴位中进行合理选择和搭配呢？

中医常用选穴方法

根据需要选取合适的穴位，是按摩疗法发挥神奇作用的基础。中医常用的选穴方法有近部选穴法、远部选穴法、局部选穴法、辨证选穴法等几种。

(1)近部选穴

在受病脏腑、五官、肢体就近选穴。

胃病取中脘、梁门穴；眼病取睛明、瞳子髎穴；耳病取听宫、耳门穴。

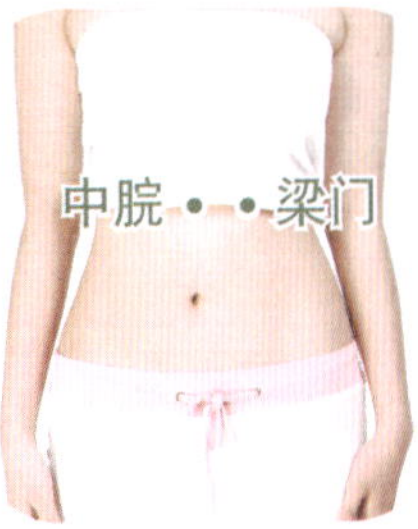

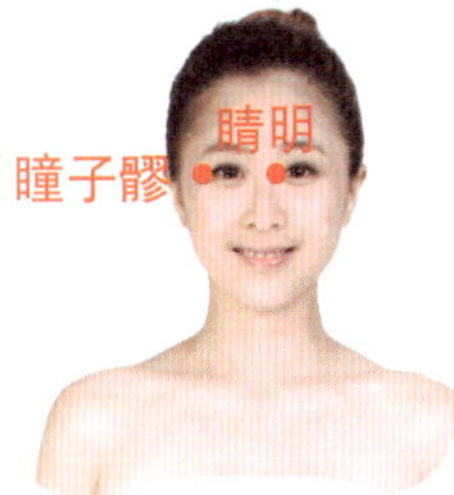

(2)远部选穴

本经取穴：

即某经循行所过处病变，可选远离病变部位的本经有关腧穴。

异经取穴：

某经及其所属脏腑、器官发生病变，取其表里经、相交经、相关经的腧穴治疗。

举例：

异经取穴时，表里经：肺疾取太渊、合谷穴；肝疾取太冲、阳陵泉穴。相交经：肝、脾、肾疾取三阴交穴；任脉、足三阴病取关元、中极穴。相关经：肝胃不和、胃痛取中脘、足三里、太冲穴。

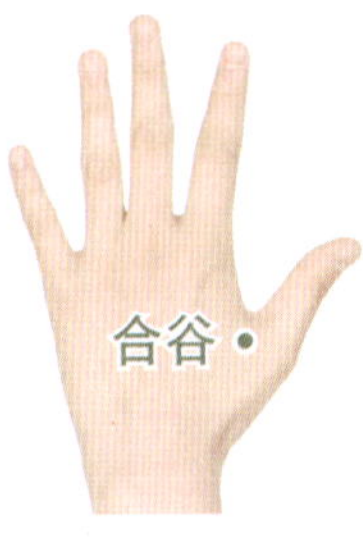

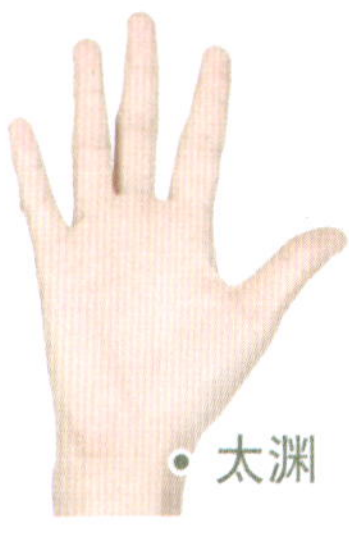

⑶局部选穴

在受病的脏腑、器官、肢体的局部进行选穴。

如对跌打、痛症，常取压痛点（阿是穴）；或口齿病常取大迎、承浆穴。

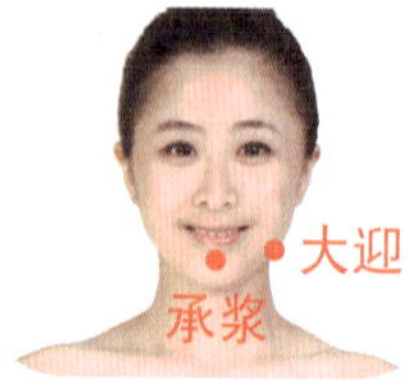

⑷辨证取穴

在辨证论治的思想指导下，以法统方，间接取穴。

脾胃虚寒宜温中散寒，取脾俞、胃俞、中脘、足三里穴治疗。

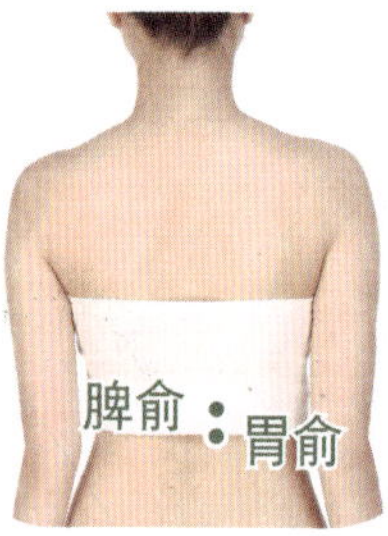

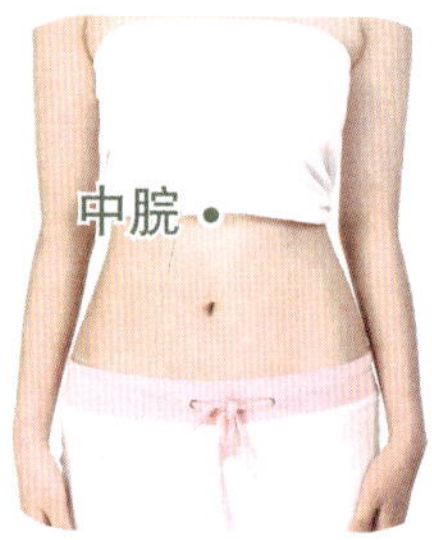

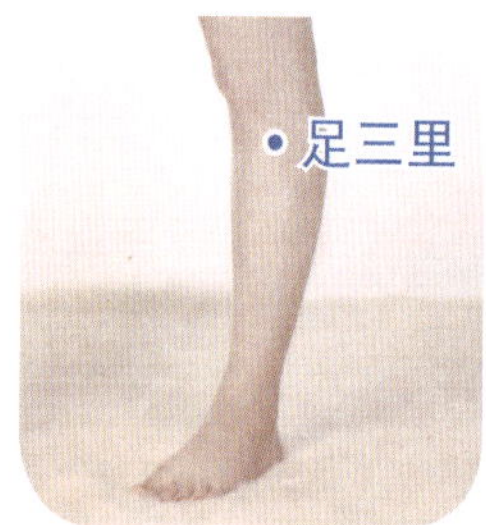

⑸随症取穴

是针对个别急症的治疗措施，一般属于治标的范畴。

发热取大椎、曲池穴；昏迷取水沟（人中）、十宣穴；穴位压痛：阑尾炎取天枢、阑尾穴；非穴位压痛：扭伤、痹症取阿是穴。

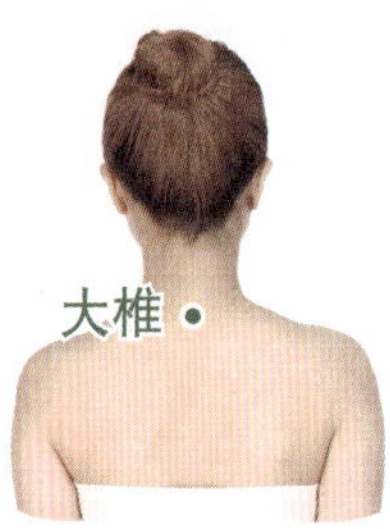

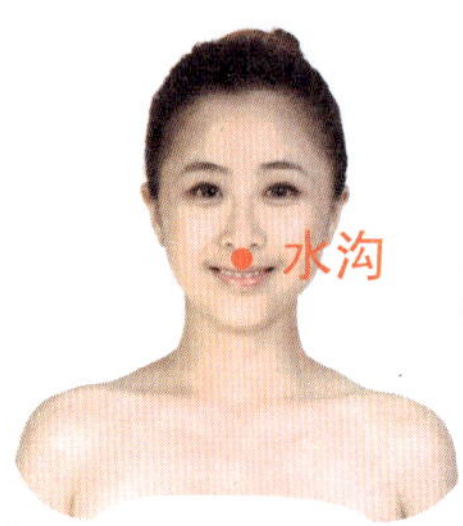

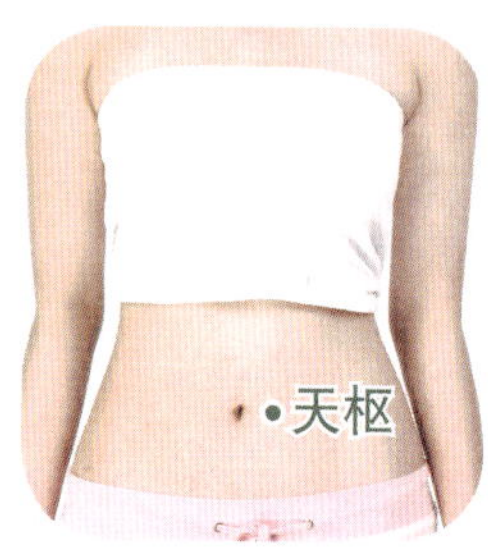

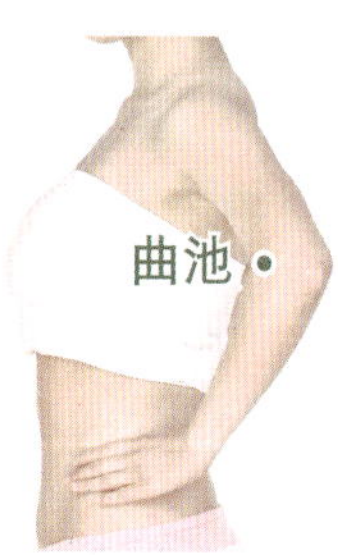

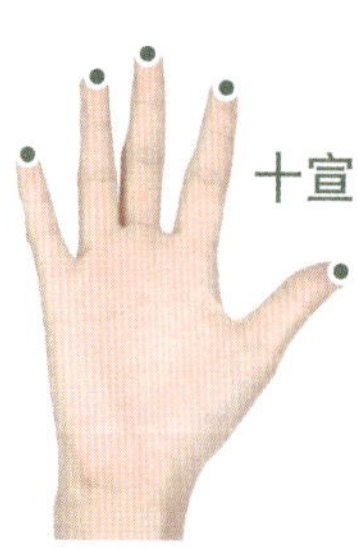

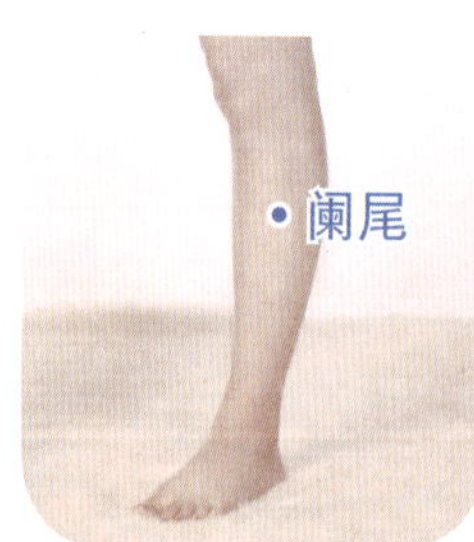

第十二节 取穴方法

选定需要的穴位之后，如何找到这个穴位呢？这就是取穴的方法。常用的取穴法有以下几种：

根据体表标志定穴

人体上有一些具有标志性的部位，可以作为取穴时的参考。要找到某个穴位时，只要用眼睛、手指对比一下，就可以准确地找到穴位。比较常见的是我们可以用五官、毛发的边缘、手指、脚趾、乳头及骨关节处的凸起和凹陷来定位。比如印堂穴是在两眉连线的正中，膻中穴是在两乳头连线的正中间，天枢穴在肚脐旁边2寸（约6厘米）的位置，而大椎穴是在俯首时最高的第7颈椎棘突下，用手指就可以摸到。

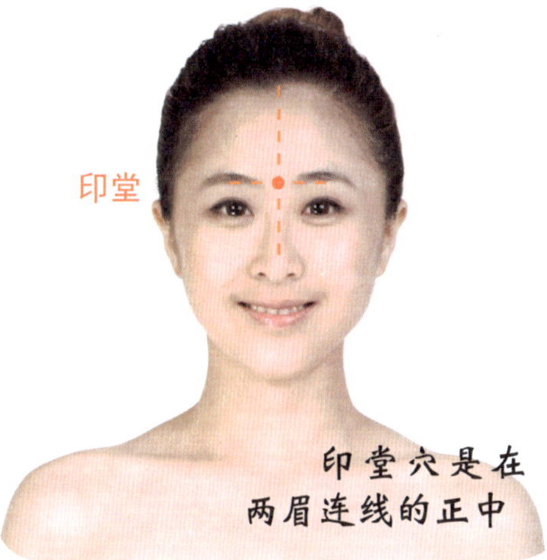

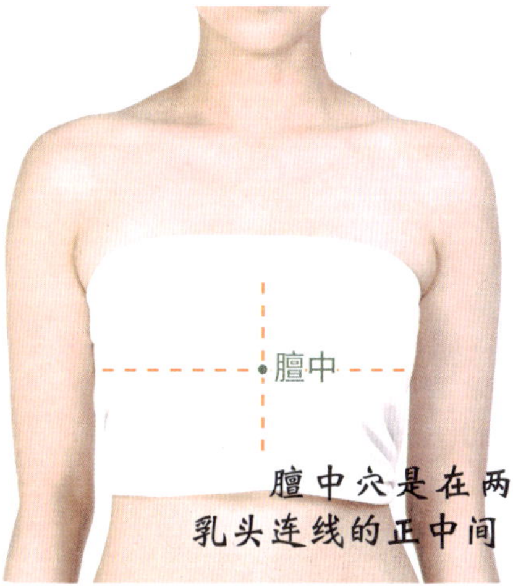

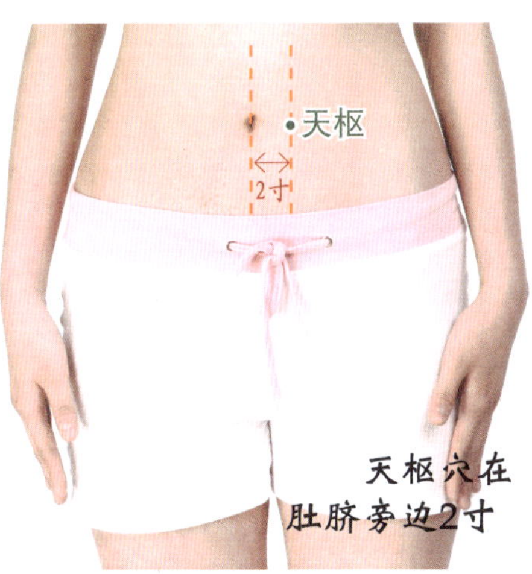

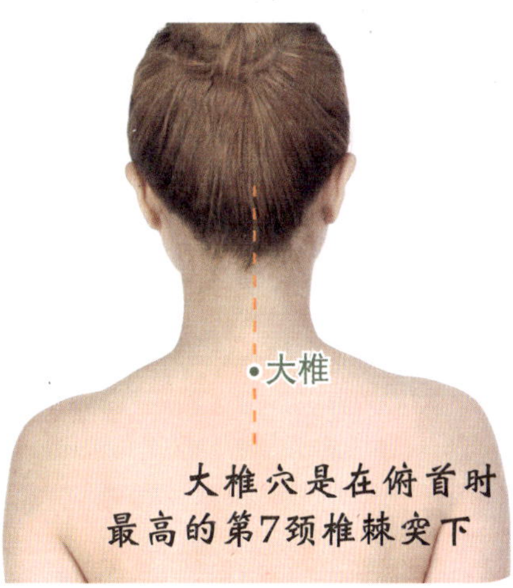

根据手指长度定穴

中医学上称为“同身寸”，就是用被按摩者的手指作为标准来度量取穴的位置。

被按摩者本人拇指中节的宽度为1寸。

被按摩者本人中指中节屈曲时，手指内侧两端横纹头之间的宽度为1寸。

被按摩者本人示指、中指、无名指、小指并起来，其中间宽度为3寸。

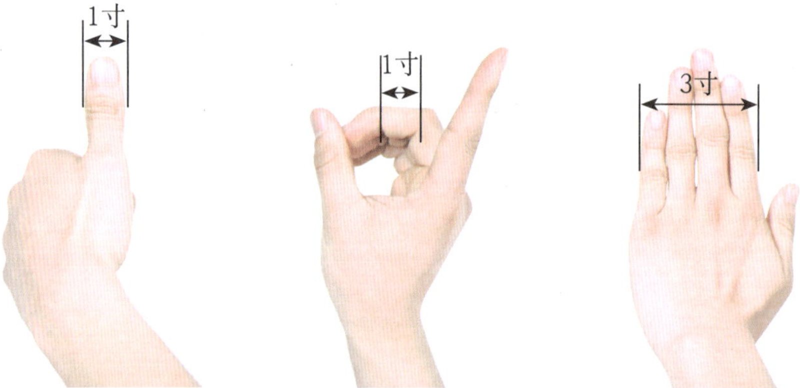

简便取穴法

利用简便易行的方法取穴。如两耳尖直上与头顶正中线交点取百会穴；拇指向示指靠拢，虎口处肌肉隆起最高点取合谷穴；两虎口自然平直交叉，示指尖所抵达处取列缺穴；屈膝，掌心盖住膝关节髌骨，手指垂直向下（示指紧靠在小腿胫骨前嵴外缘），中指尖所达之处取足三里穴等。

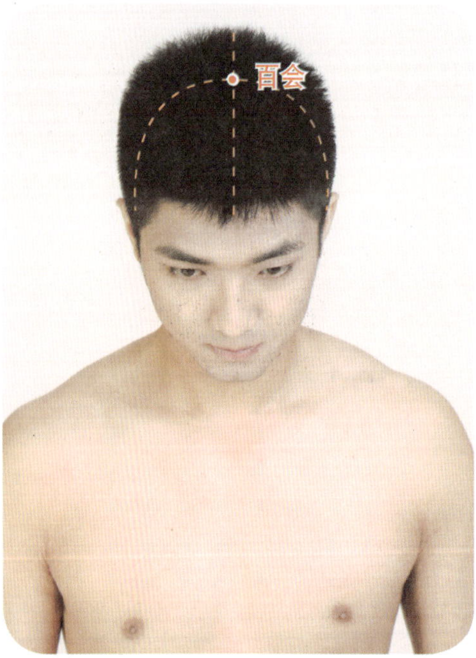

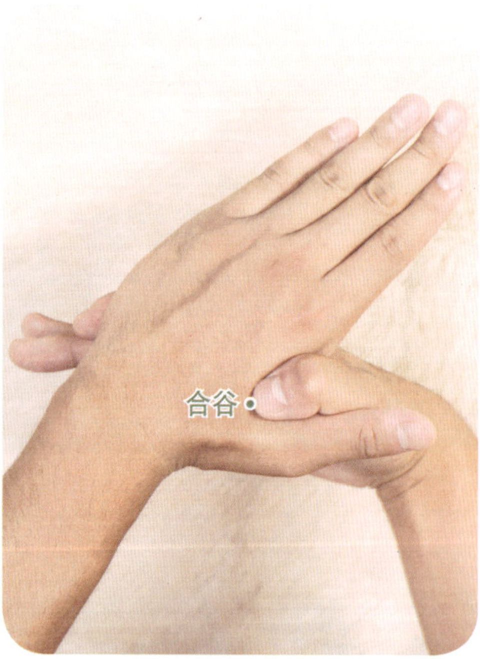

根据骨关节定穴

这种方法利用骨关节作为标志来测量全身各个部分的大小和长短。依照其尺寸，可以折合成比例作为定穴的标准。但是尺寸定穴并不是每个人都一样，一般人体全身的骨度分寸可以参考下表。

部位	起止点	折量分寸	度量法	说明
头部	前发际正中至后发际正中	12寸	直寸	发际不明时，眉心至前发际加3寸；大椎至后发际加3寸；眉心至大椎为18寸
	前额两发角之间	9寸	横寸	
	耳后两乳突之间	9寸		
胸腹部	胸剑联合中点至脐中	8寸	直寸	前正中线旁开的胸胁部取穴骨度，一般根据肋骨计算
	脐中至耻骨联合上缘	5寸	直寸	
	两乳头之间	8寸	横村	女性用锁骨中线取代
背腰部	第7颈椎（大椎）以下至尾骶骨	21寸	直寸	第3胸椎下与肩胛冈脊柱缘平齐；第7胸椎下与肩胛下角平齐；第2腰椎下与肋弓下缘或肚脐平齐；第4腰椎下与髂棘平齐
	肩胛骨内侧缘至后正中线	3寸	横寸	
上肢部	腋前纹头至肘横纹	9寸	直寸	
	肘横纹至腕横纹	12寸	直寸	
下肢部	股骨大转子至膝中	19寸	直寸	膝中的水平线，前平膝盖下缘；后平膝弯横纹；屈膝时平膝眼穴
	臀横纹至膝中	14寸		
	膝中至外踝尖	16寸	直寸	
	膝关节内下方高骨下至内踝高点	13寸		

日常生活中，我们难免遇到各种各样的健康问题。从最常见的感冒发热，到久治不愈的鼻炎腰痛，这些健康问题都可以用按摩来得到解决。在晚上看电视的休闲时间，或者工作累了休息的间隙，只要动动手，花上5分钟或10分钟，就可以让我们的身体得到按摩纾解，消除病症的困扰。

第二章

家庭常见病

第一节 感冒

感冒是一种由多种病毒引起的呼吸道常见疾病，一年四季都会发生。感冒属于自愈性疾病，即使不治疗，通常5～10天也会痊愈。中医一般将感冒分为风寒型感冒、风热型感冒、暑湿型感冒和时行感冒（流行性感冒）4种类型。

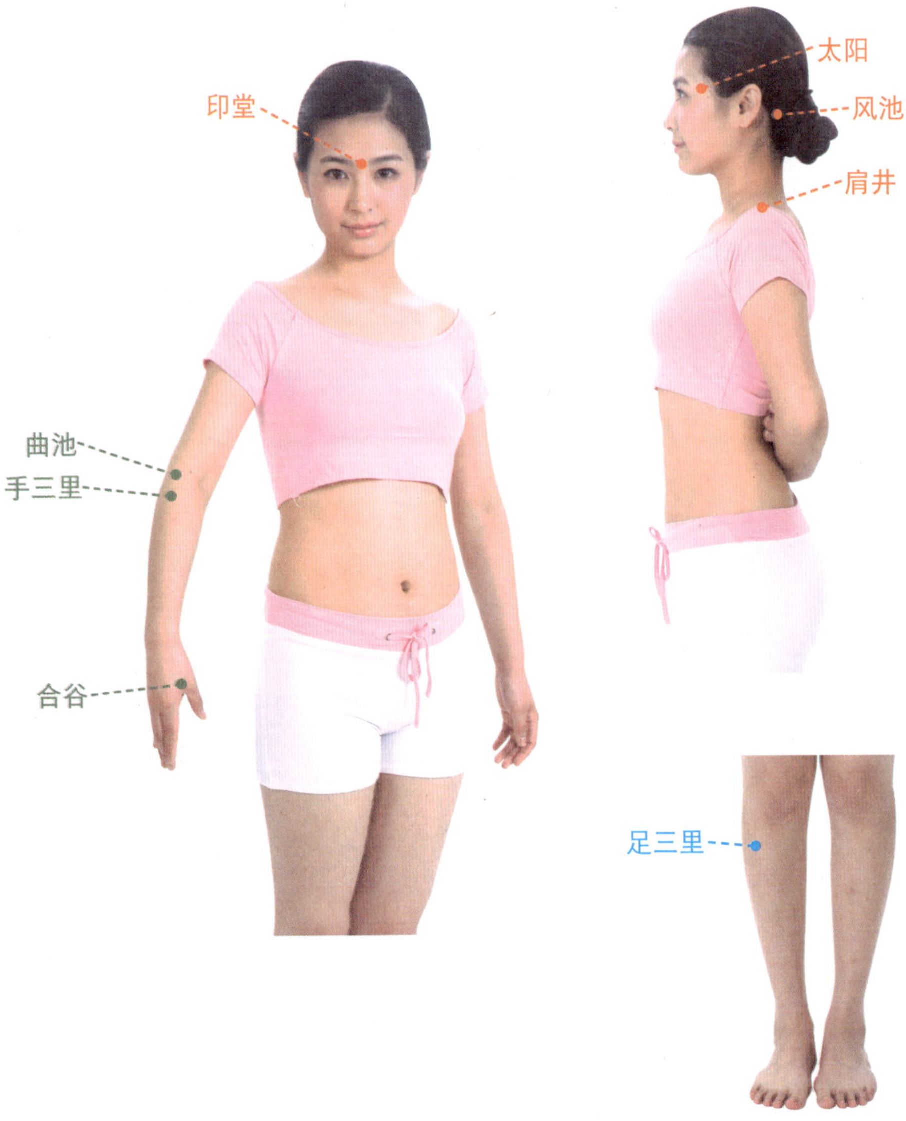

选穴取穴

肩井、风池、印堂、太阳、曲池、手三里、合谷、足三里等穴，及眉弓、脊柱两侧。

按摩方法

步骤1 →

双手提拿肩井穴部位肌肉1～3分钟，并用推、揉、擦等法按摩四肢肌肉5分钟。

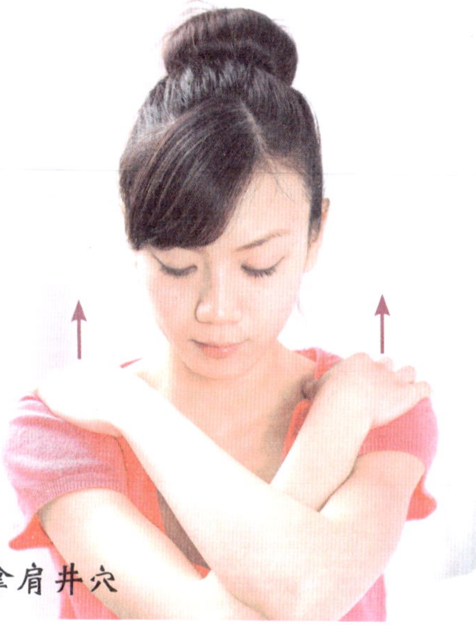

拿肩井穴

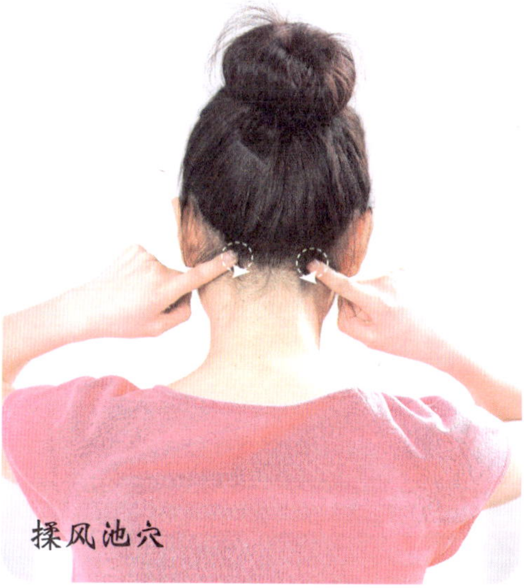

揉风池穴

步骤2 ←

双手揉风池穴，指推印堂穴及眉弓，揉太阳穴3～5分钟，再用拇指推揉曲池、手三里、合谷、足三里等穴1～3分钟。

步骤3 →

用掌根沿脊柱两侧膀胱经推3～5分钟。以上方法每日按摩1次，至愈为止。

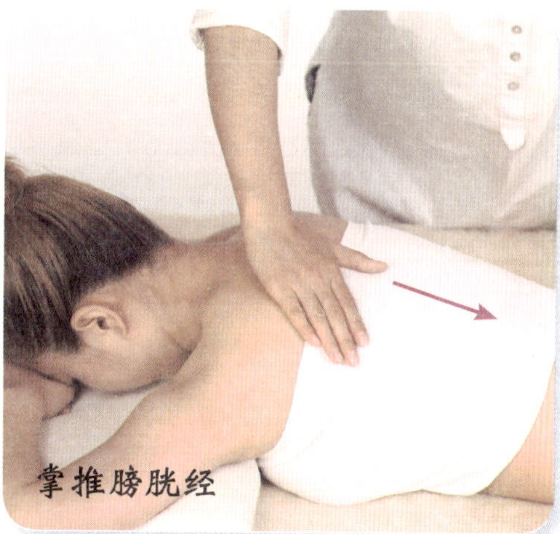

掌推膀胱经

温馨提示

感冒患者应充分休息，多饮开水，进食清淡易消化食物，可用热水浸泡足部以发汗，达到疏风解表、驱邪散寒的目的。如病情不见好转，应及时到医院就诊。

第二节 头痛

头痛是自我感觉到的一种症状，在临床上较为常见。中医认为头部是“诸阳之会”“清阳之府”，脏腑经络气血皆上会于头，故无论外感或内伤都可通过经络气血直接或间接地影响头部，所以头痛一症，既可单独出现，也可并发于其他疾病之中。

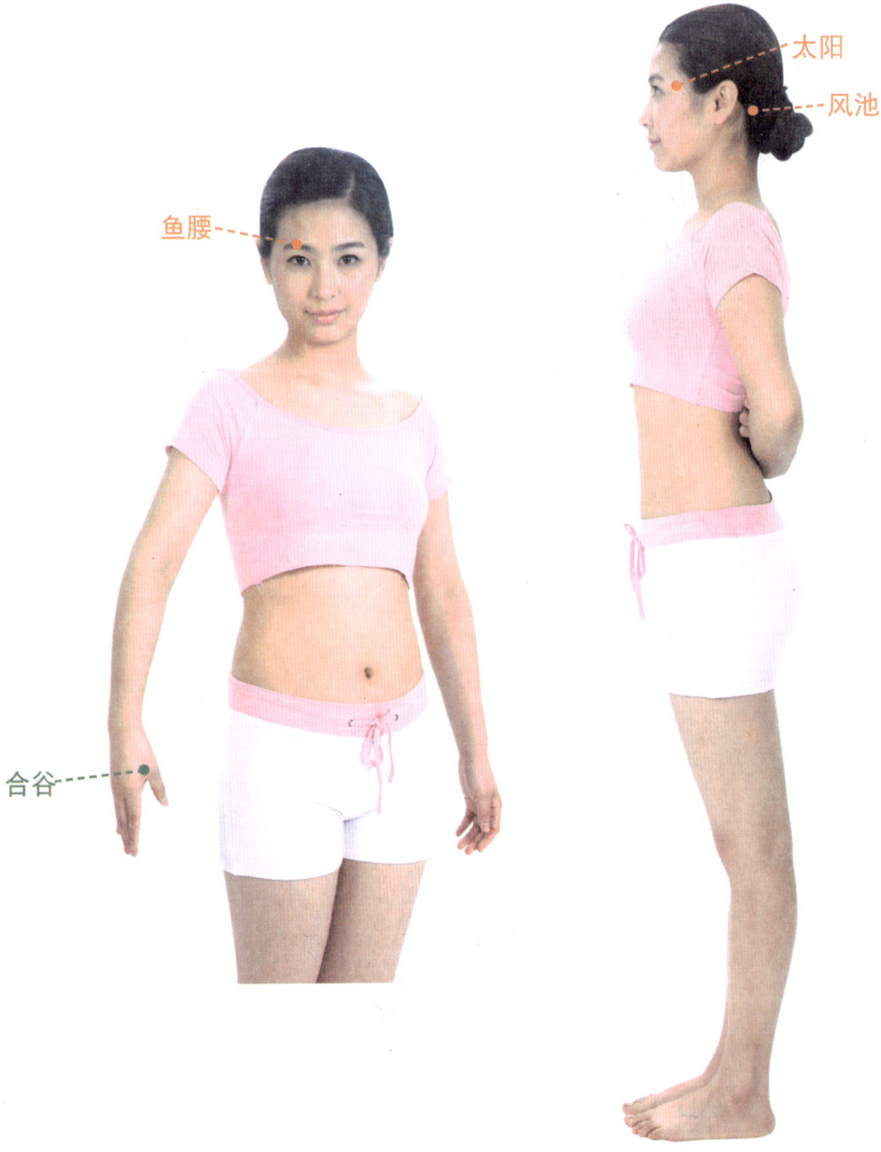

选穴取穴

太阳、风池、鱼腰、合谷等穴。

按摩方法

步骤1 →

用拇指点按鱼腰、太阳穴，持续用力1～3分钟。

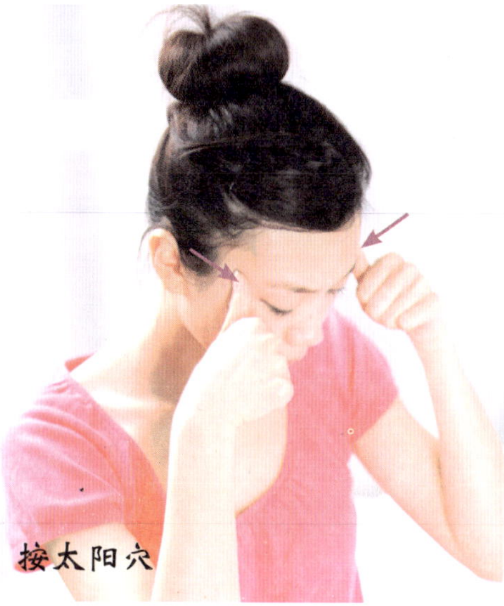

按太阳穴

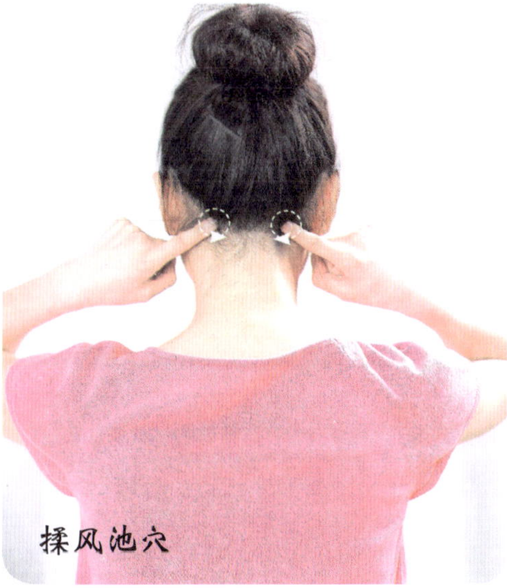

揉风池穴

步骤2 ←

用拇指或示指按揉风池穴，持续3分钟。

步骤3 →

用拇指与其他手指相对捏揉合谷穴。以上方法每日按摩1次，至愈为止。

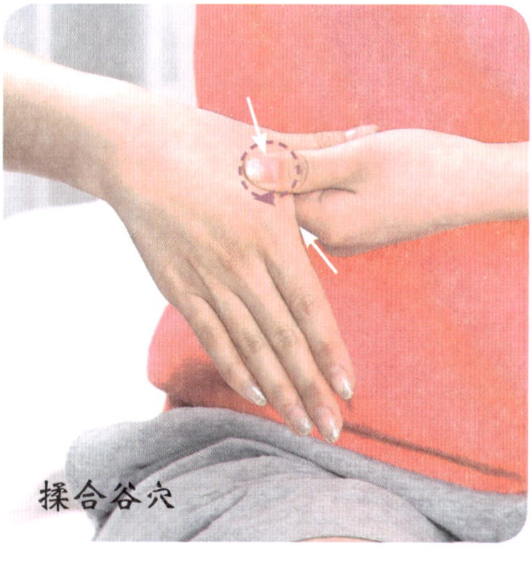

揉合谷穴

温馨提示

在手法按摩操作中，可仅用单一手法点穴、揉穴，也可点按并用、捏揉结合，不必拘泥不变。

第三节 偏头痛

偏头痛是由于脑血管功能紊乱引起的一种剧烈性头痛。其痛多在一侧，多呈周期性发作。本病多见于女性，男性亦可发生，而以中老年人为多见。本病多为慢性，病程可迁延数年或十数年之久。一般发作可持续数小时且多可自行缓解，反复发作，缠绵难愈。

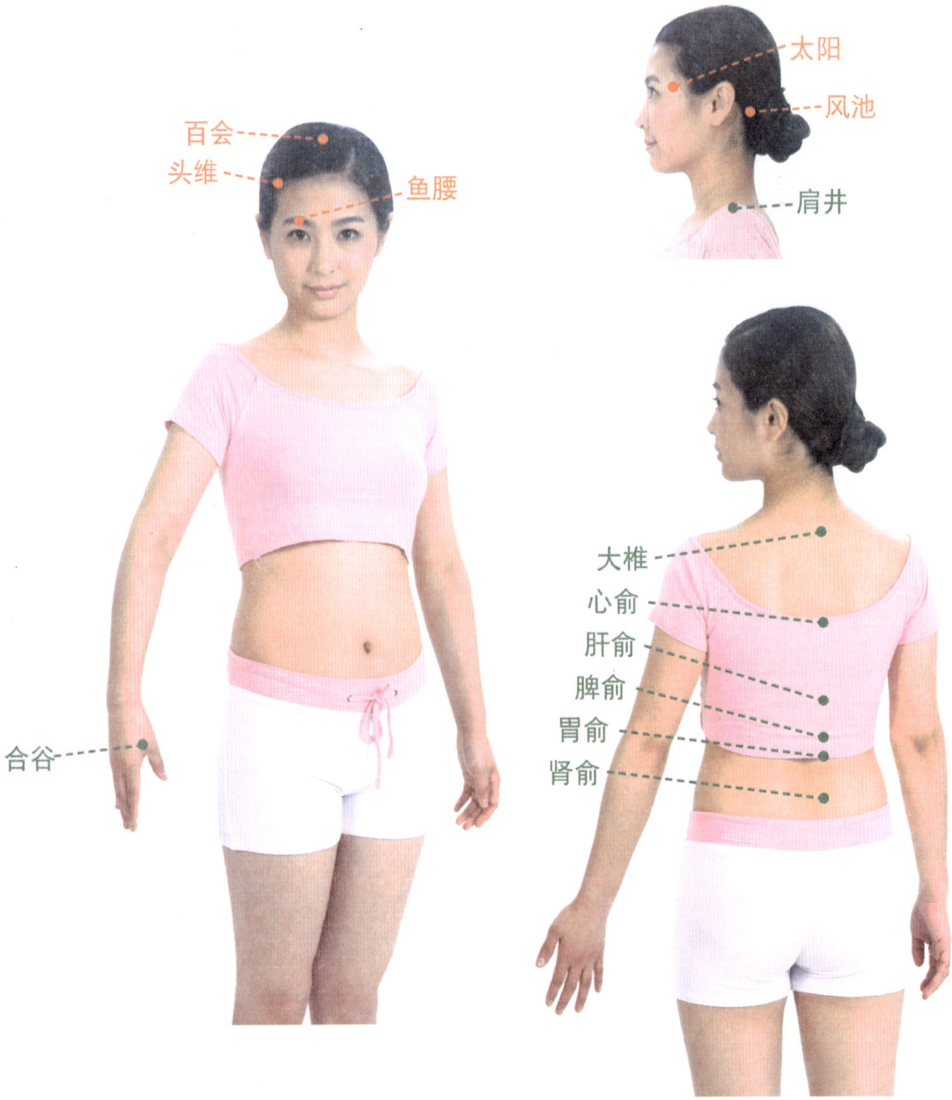

选穴取穴

太阳、百会、头维、后颈（自风池至大椎穴）、肩井、肝俞、心俞、脾俞、胃俞、肾俞等穴。

按摩方法

步骤1 →

按压百会穴、头维穴约1分钟。按揉风池穴、太阳穴均5分钟。

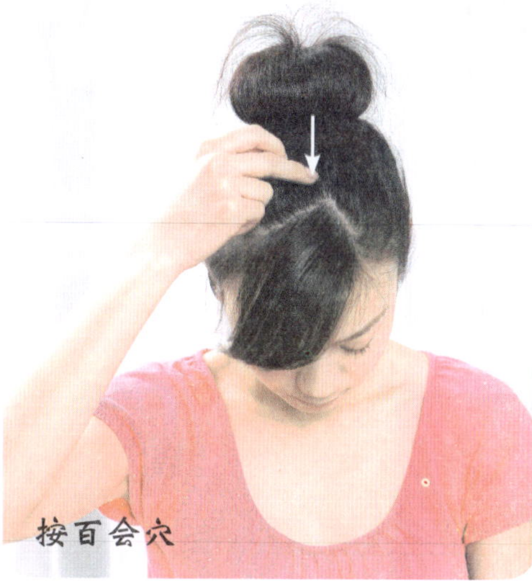

按百会穴

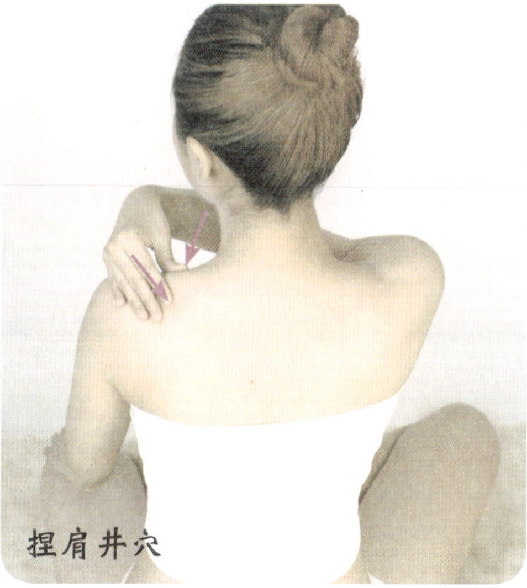

捏肩井穴

步骤2 ←

捏、揉颈（风池穴至大椎穴）3遍。捏揉肩井穴3遍。

步骤3 →

推后背膀胱经，重点按揉肝俞、心俞、脾俞、胃俞、肾俞等穴共约10分钟。以上方法每日按摩1次，至愈为止。

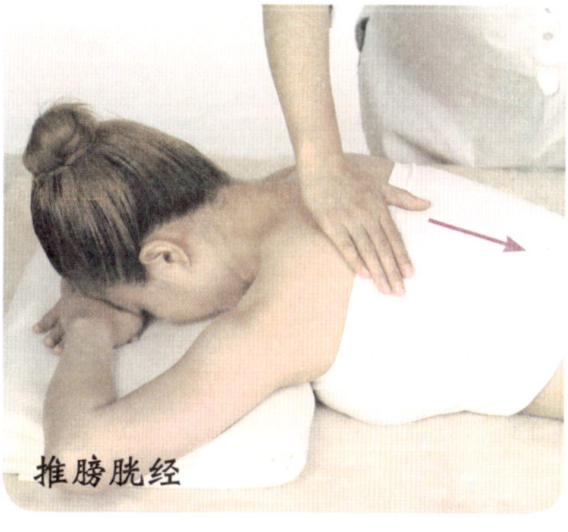

推膀胱经

温馨提示

本法适用于各种原因引起的偏头痛，特别对神经性偏头痛有特效。

第四节 眩晕

眩晕指头晕眼花、起则晕倒的一种常见多发病或继发宿疾。中医多认为此病因肝风内动、气虚挟痰上扰，或肾水不足、虚火上炎，或命门火衰、虚阳上浮所致。

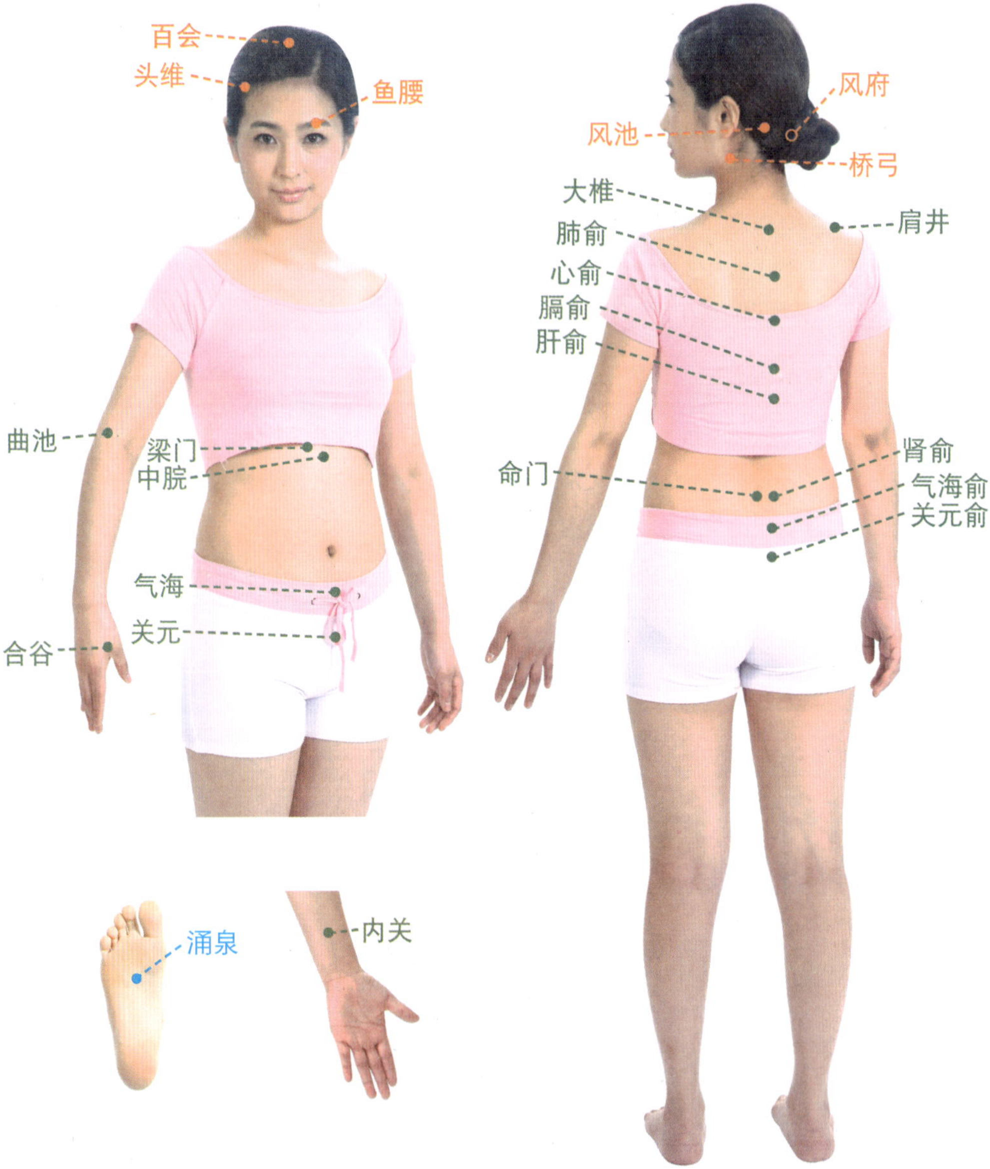

选穴取穴

桥弓、风池、风府、大椎、曲池、内关、肺俞、心俞、膈俞、肩井、中脘、梁门、气海、关元、肝俞、肾俞、命门、气海俞、关元俞、涌泉等穴及分推前额和摩腹。

按摩方法

步骤1 →

推双侧桥弓穴20～30次，拿肩井、风池等穴5～6次，按揉双侧曲池穴、内关穴各1分钟，再分推前额8次。

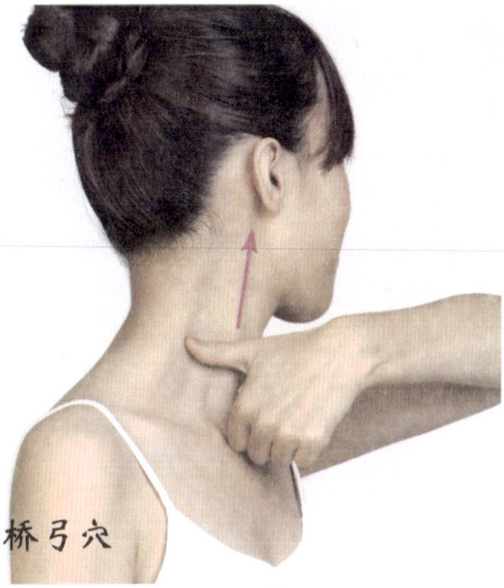
推桥弓穴

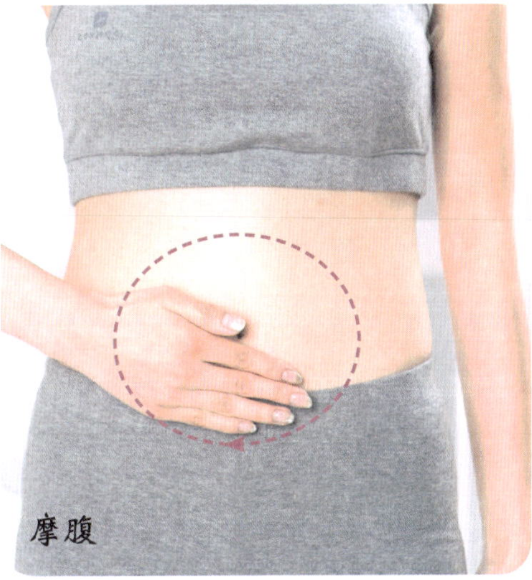
摩腹

步骤2 →

拇指推法或以大鱼际揉法于中脘、梁门、气海、关元等穴各1分钟。用手掌沿顺时针方向摩腹部3～5分钟。

步骤3 →

从风府穴沿督脉推向大椎穴，推脊椎两侧膀胱经3～5遍。按揉肝俞、肺俞、心俞、膈俞、肾俞、命门、气海俞、关元俞、涌泉等穴各1分钟。

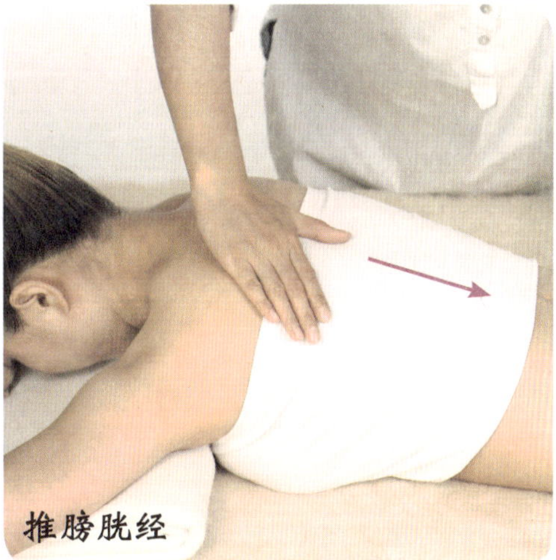
推膀胱经

温馨提示

发作时应卧床休息，室内宜安静，空气要通畅，光线尽量暗些。避免进食刺激性食物及烟酒，饮食宜少盐。发作间歇期不宜单独外出，以防出现危险。

第五节 贫血

贫血是血液携氧功能不足为共同表现的一类血液系统疾病的总称。中医认为，血液的生成与心、脾、肾三脏功能正常与否有关。主要是先天不足，后天失养，心、脾、肾三脏虚弱或功能失调所致。

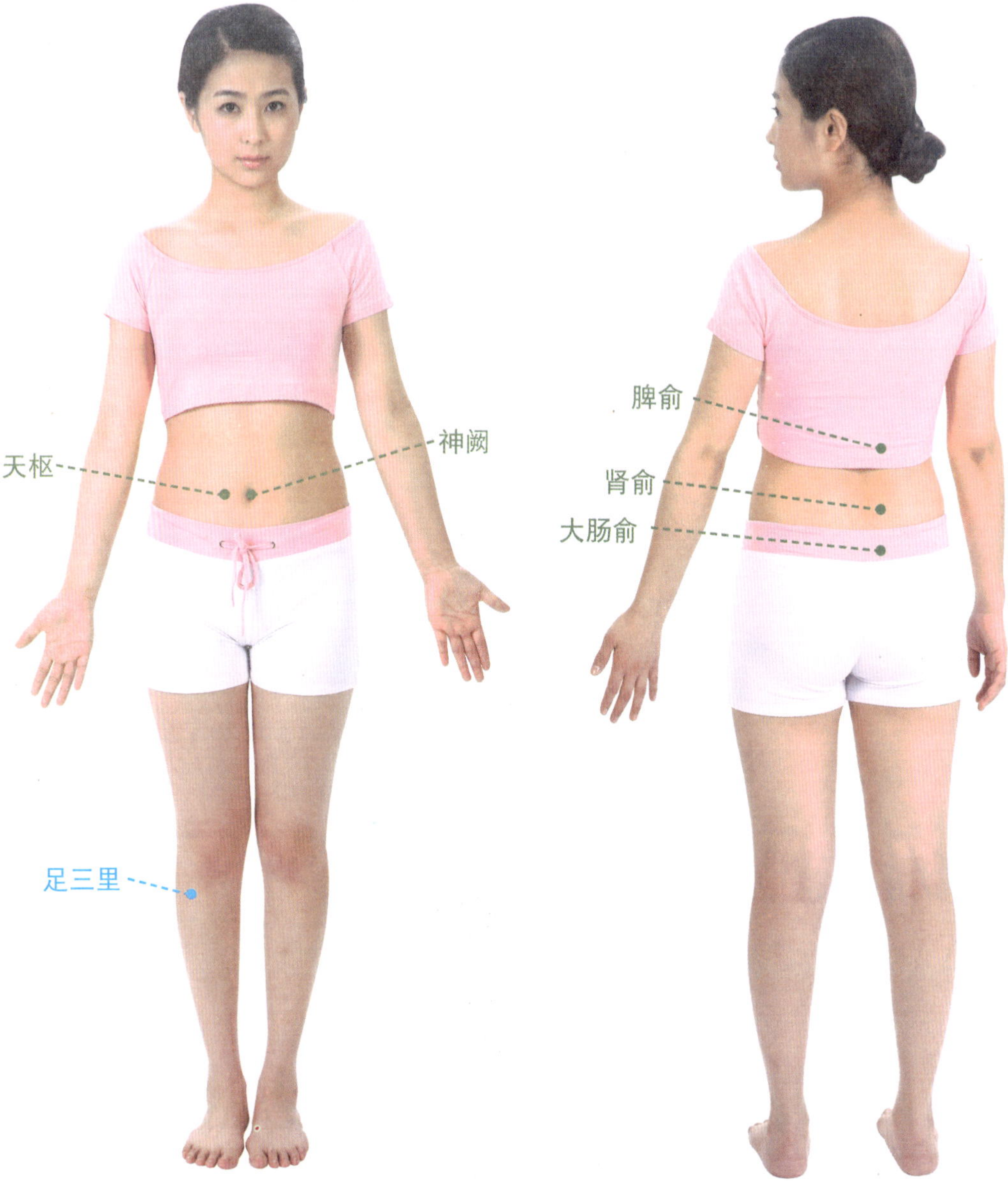

选穴取穴

脾俞、肾俞、大肠俞、神阙、天枢、足三里等穴及腹部。

按摩方法

步骤1 →

由尾椎两旁开始沿脊椎向上捏至大椎穴两旁，重复10遍。

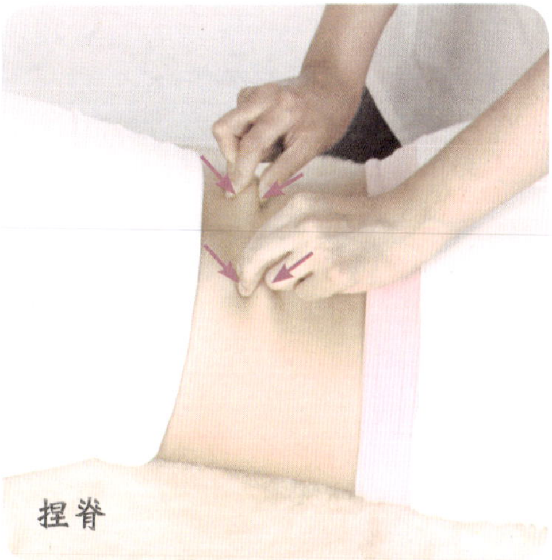
捏脊

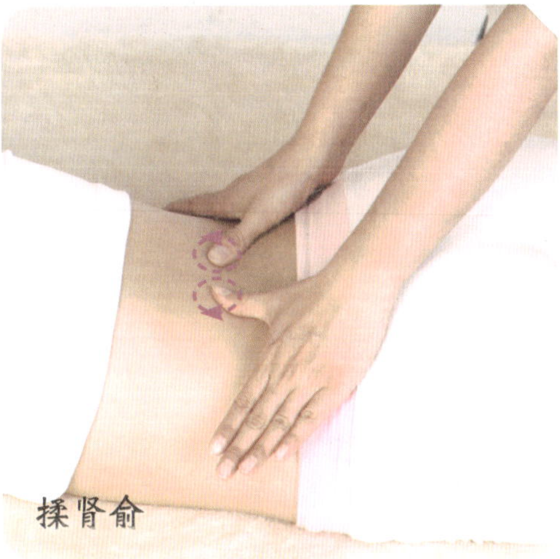
揉肾俞

步骤2 ←

按揉脾俞、肾俞、大肠俞、足三里等穴各1分钟。

步骤3 →

以神阙穴为中心，顺时针摩腹5分钟，按揉天枢穴1分钟。

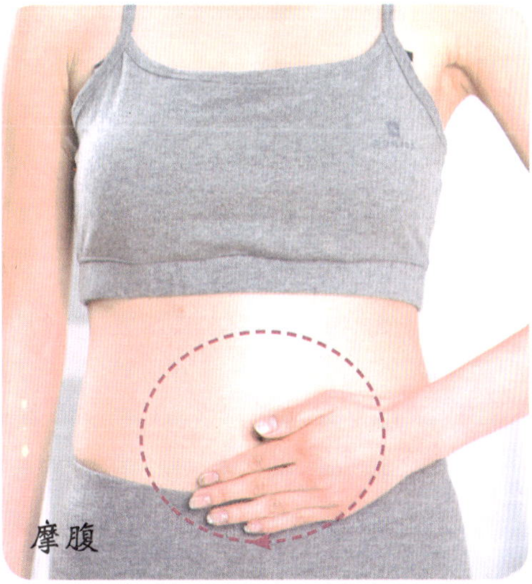
摩腹

温馨提示

平时多吃含铁丰富的食物，如瘦肉、猪肝、蛋黄、海带、发菜、紫菜、木耳豆类等。要注意饮食的合理配合，如餐后适当吃些水果，水果中含有丰富的维生素C和果酸，能促进铁的吸收，而餐后饮用浓茶，则因铁与茶中的鞣酸结合生成沉淀，影响铁的吸收。

第六节 失眠

中医又称其为“不寐”，以经常不易入睡，或睡后易醒，或睡后多梦为主要特征。认为是由于情志、饮食内伤，或体虚、年迈、禀赋不足、心虚胆怯等病因引起心神失养或心神不安，从而导致经常不能获得正常睡眠为特征的一类病症。

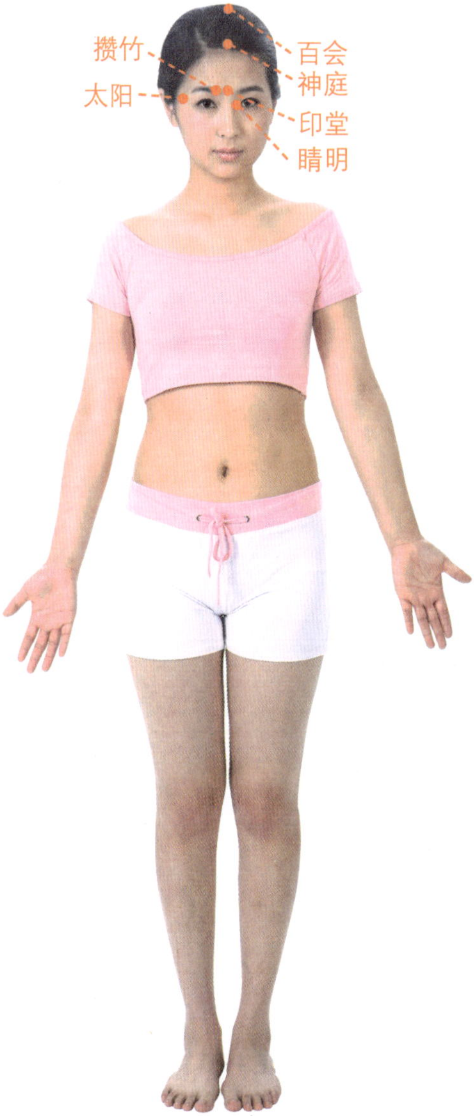

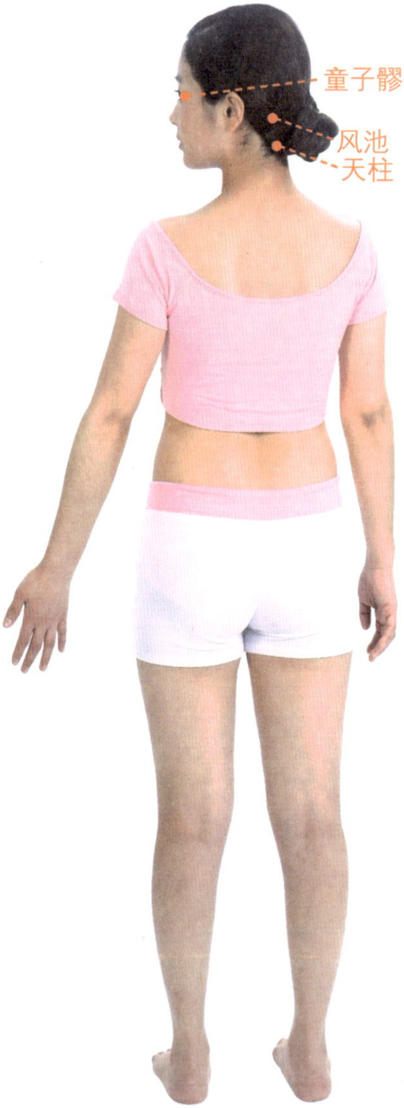

选穴取穴

百会、风池、天柱、太阳、睛明、瞳子髎、印堂、神庭、攒竹等穴。

按摩方法

步骤1 →

按压头部百会、风池、太阳、天柱等穴50～100次，以有胀痛感觉为佳。

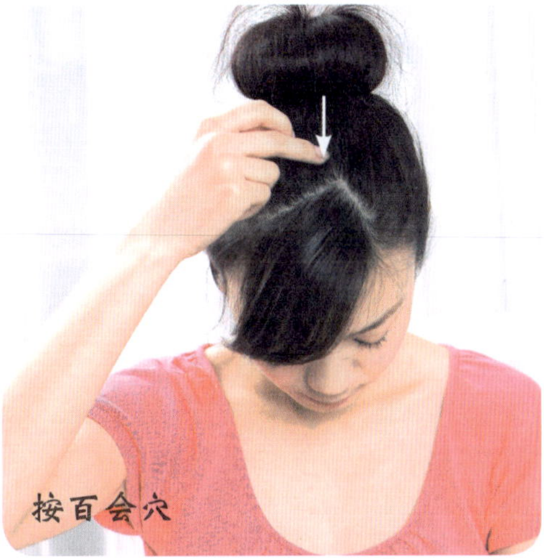

按百会穴

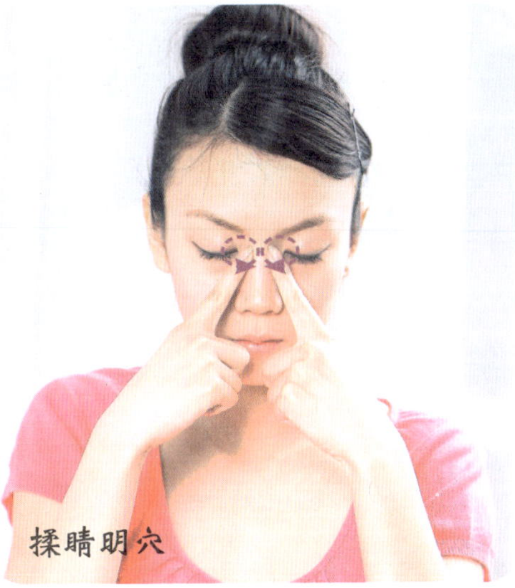

揉睛明穴

步骤2 ←

按揉睛明、瞳子髎等穴，以有酸胀感为佳。

步骤3 →

推印堂穴到神庭穴30～50次，攒竹穴到太阳穴30～50次。

温馨提示

预防或者缓解失眠症状要消除心理压力，保持心情舒畅，适当加强体育锻炼，消除噪声干扰。可睡前用热水泡脚15～30分钟以缓解疲劳。

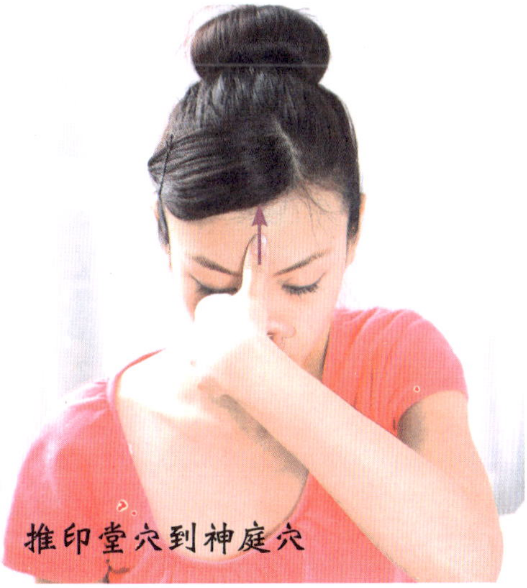

推印堂穴到神庭穴

第七节 脱发

脱发病为皮肤附件疾病之一，以斑秃、早秃较常见。斑秃多发于青壮年，无自觉症状，头部局限性斑状脱发，边界明显。少数病人可发展至全秃，可痊愈。早秃为生理脱发，由额颞部开始至头顶部头发逐渐稀少或全部脱落，无自觉症状，不需治疗。

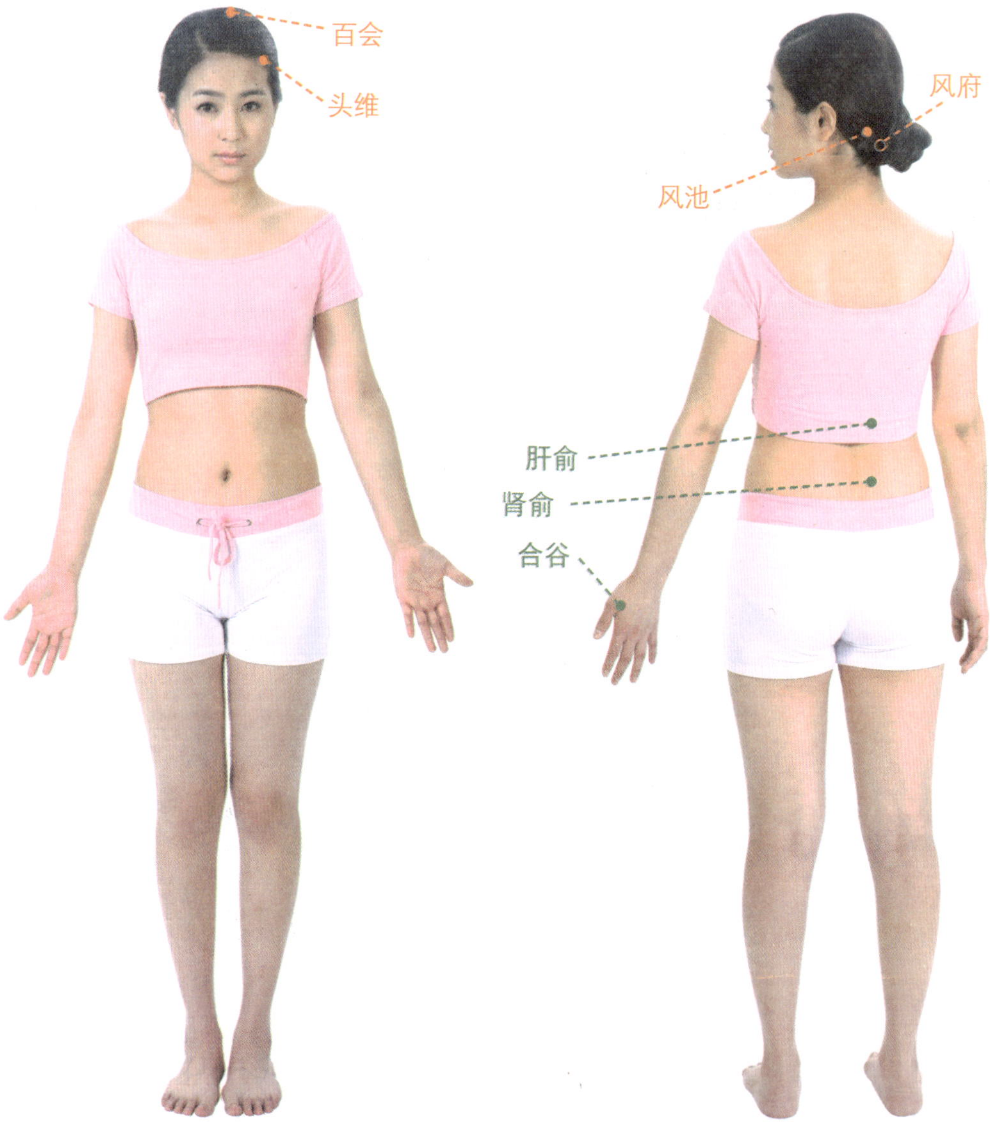

选穴取穴

百会、头维、风池、风府、肝俞、肾俞、合谷等穴及脱发区。

按摩方法

步骤1 →

按揉背部肝俞、肾俞等穴，每穴5～6分钟。

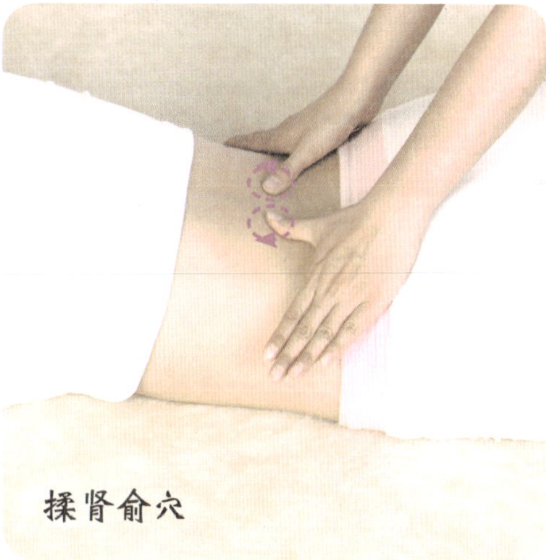

揉肾俞穴

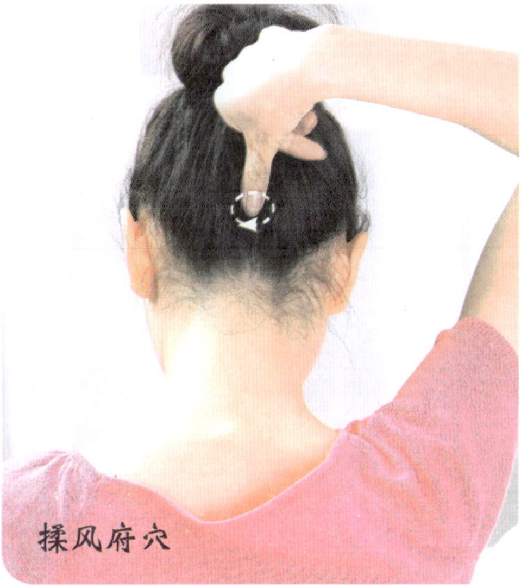

揉风府穴

步骤2 ←

按揉头部百会、头维、风池、风府等穴及脱发区，每穴3～5分钟。

步骤3 →

用拇指按揉合谷穴3～5分钟。每日1次，每次25～30分钟。

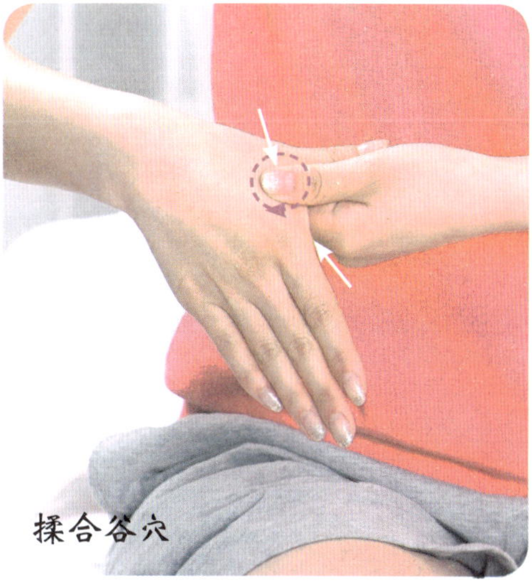

揉合谷穴

温馨提示

本法适用于斑秃的治疗，治疗的同时多食大枣、黑芝麻、核桃等养血生发之品，忌食辛辣及肥甘油腻的食物，宜戒烟酒。

第八节 牙痛

牙痛是由牙龈、牙周和牙质等牙病引起的一个共同症状，中医认为其多因风火、胃火、肝火、虚火、虫蛀或过敏等导致。痛甚而伴牙龈红肿，多属实火；微痛微肿，多属虚火；有龋齿的，多属虫牙；因遇冷、热、酸、甜等物而牙痛，多属过敏性牙痛。

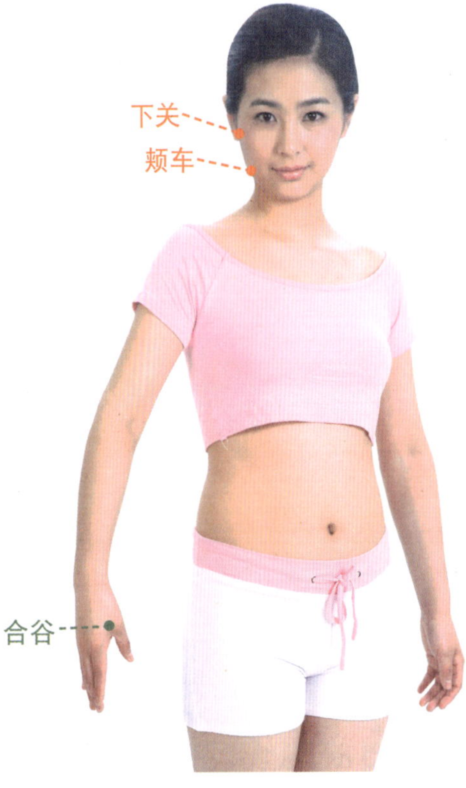

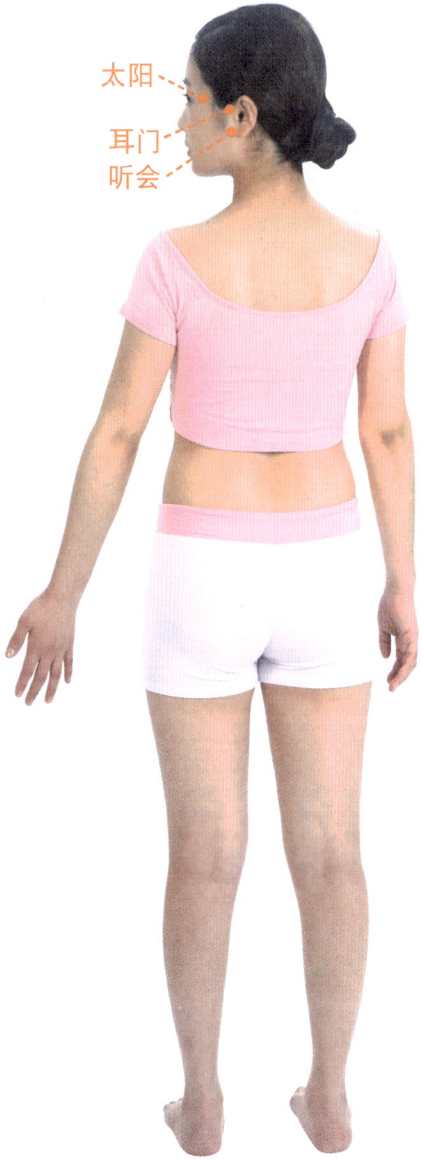

选穴取穴

合谷、下关、颊车、耳门、听会、太阳等穴。

按摩方法

步骤1

捏揉患侧下关、颊车、耳门、听会、太阳等穴各2～3分钟。

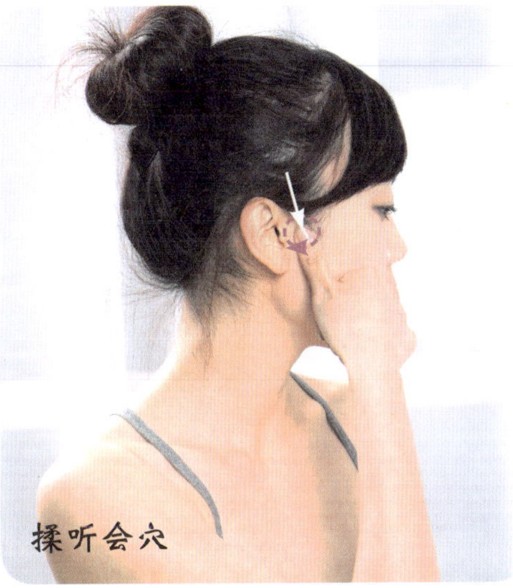

揉听会穴

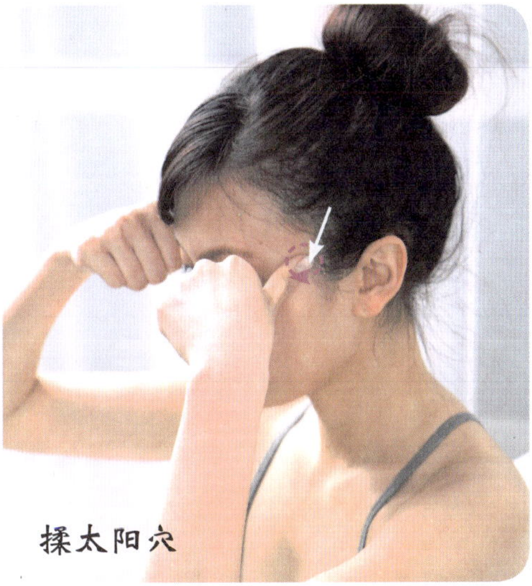

揉太阳穴

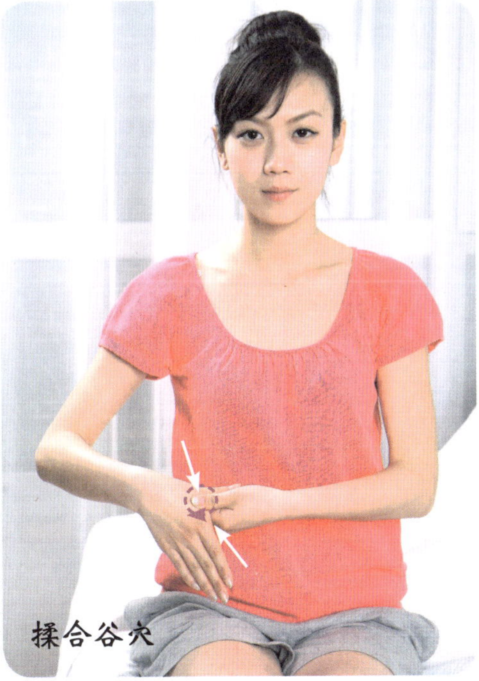

揉合谷穴

步骤2

揉捏合谷穴1分钟。每日或隔日治疗1次，至愈为止。

温馨提示

预防牙痛应该养成口腔卫生习惯，学会正确刷牙方法，减少饮食中糖的摄取量，睡前不吃糖和喝饮料，多吃蔬菜、水果和含钙、磷、维生素等多的食物，要尽可能吃些粗粮。

第九节 肥胖症

肥胖症多因暴饮暴食、挑食、生活无规律性，睡前进餐、食后就睡，过食油腻食物、甜食等因素所致；或因用药不当从而影响人体的自我调节能力，引起内分泌及新陈代谢失调，导致脂肪积蓄过多过快；亦与长期不运动有关。

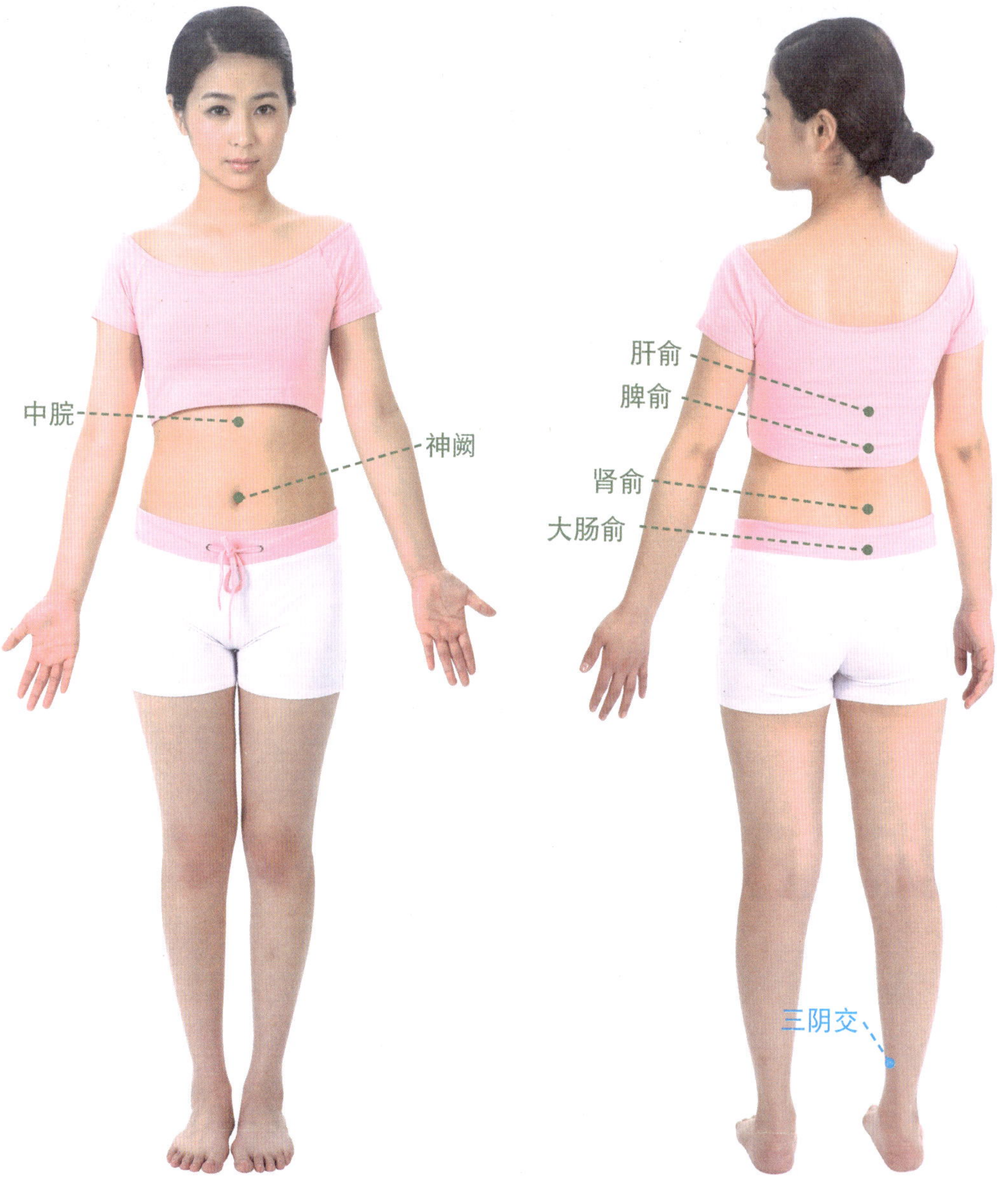

选穴取穴

脾俞、肝俞、大肠俞、肾俞、中脘、神阙、三阴交等穴。

按摩方法

步骤1 →

推脊椎两侧膀胱经，以皮肤微红为度，重点按揉脾俞、肝俞、大肠俞、肾俞等穴。

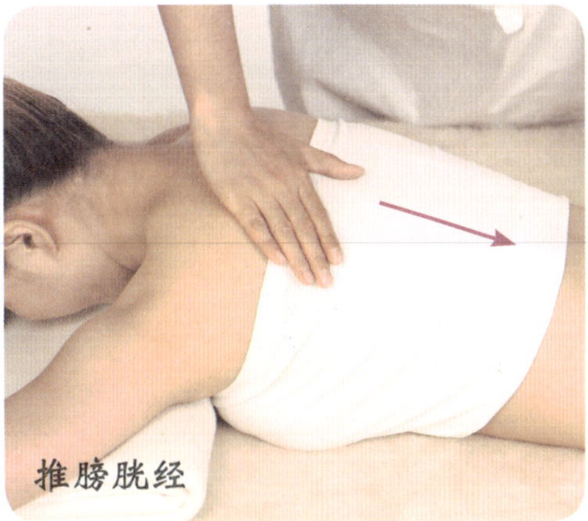

推膀胱经

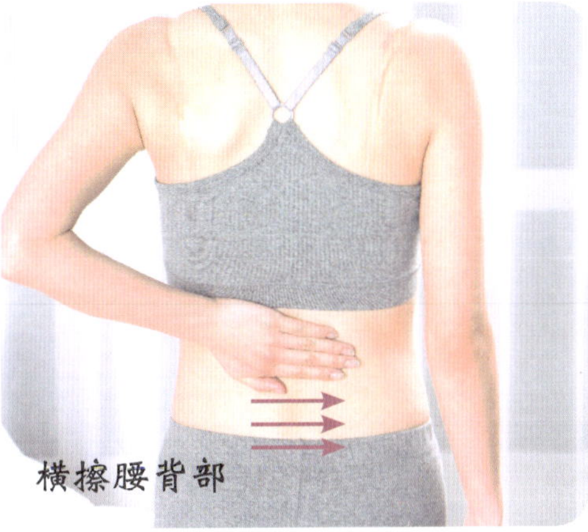

横擦腰背部

步骤2 ←

横擦背部、肩胛骨之间、腰骶部，以热感为度。

步骤3 →

在足内踝上方三阴交穴用拇指按压刺激5次，每次10～30秒。并从上至下推擦足内侧2～3分钟。

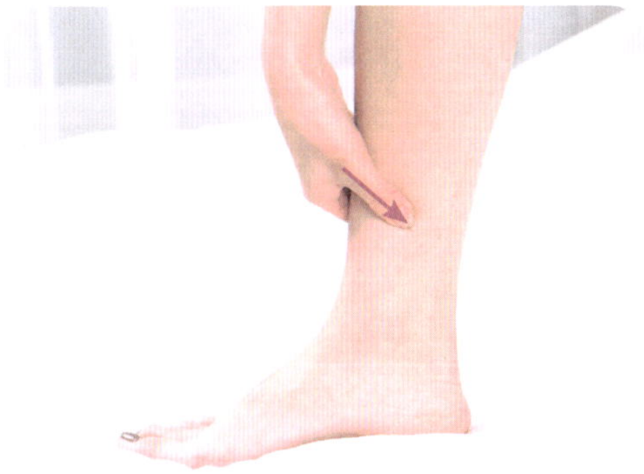

按三阴交穴

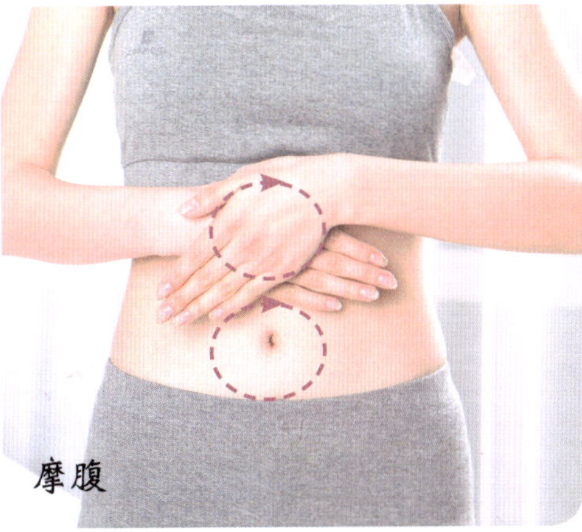

摩腹

步骤4 ←

摩全腹，以中脘、神阙等穴为中心自上而下地做顺时针方向急速不停地摩动。时间为5～10分钟，每日1次，以有肠鸣、矢气、胀气为佳。

第十节 酒糟鼻

中医认为饮酒过度、嗜食辛辣、肠胃积热、热气上蒸、客于鼻窍，复被风寒外郁、血热瘀阻；或肺受风热、邪热熏蒸肺窍、伏留不撤、上客鼻窍，均可致“热瘀凝于内，鼻赤见于外也”。

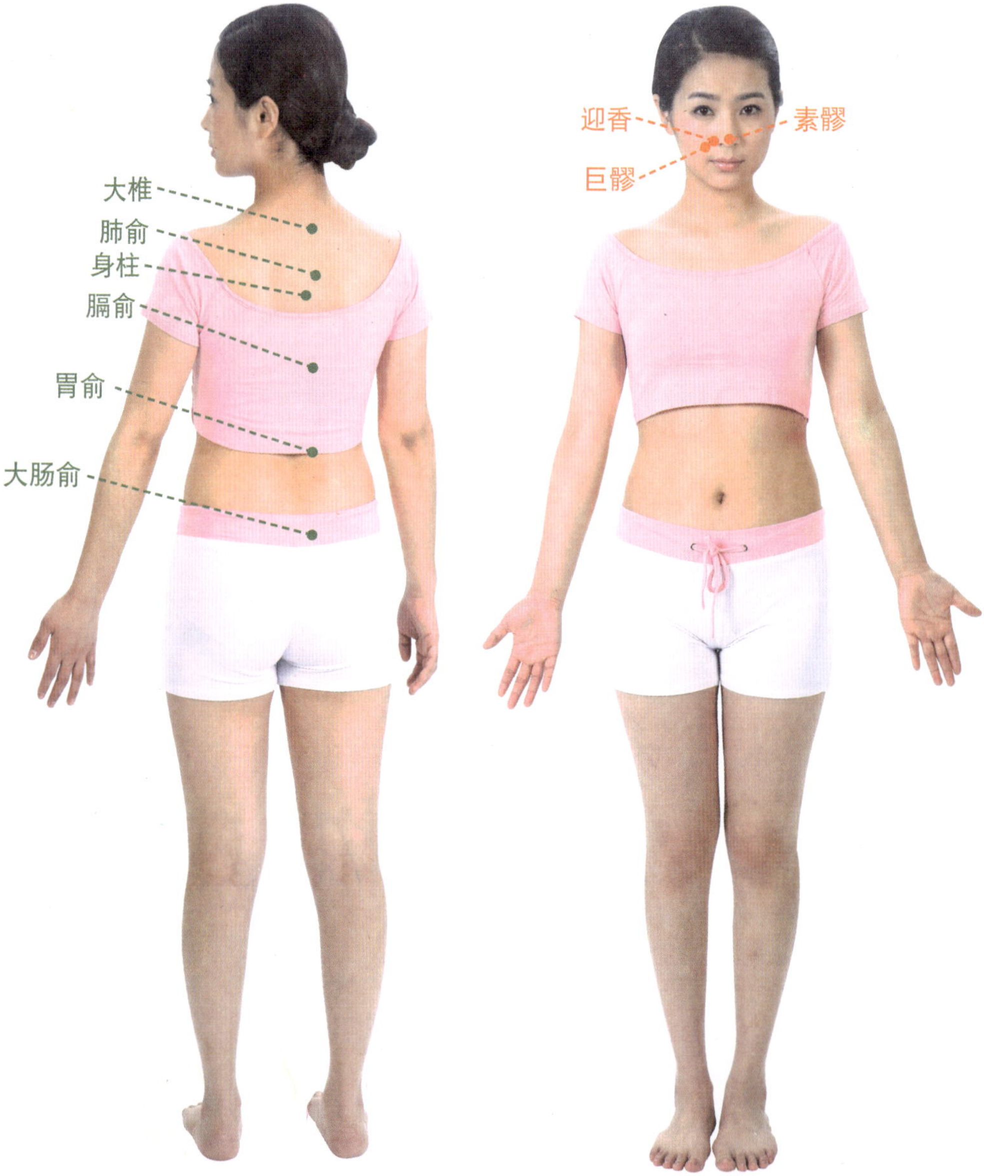

选穴取穴

巨髎、素髎、迎香、肺俞、膈俞、胃俞、大肠俞、大椎、身柱等穴。

按摩方法

步骤1 →

以示指指腹揉按巨髎、素髎、迎香等穴各5分钟。

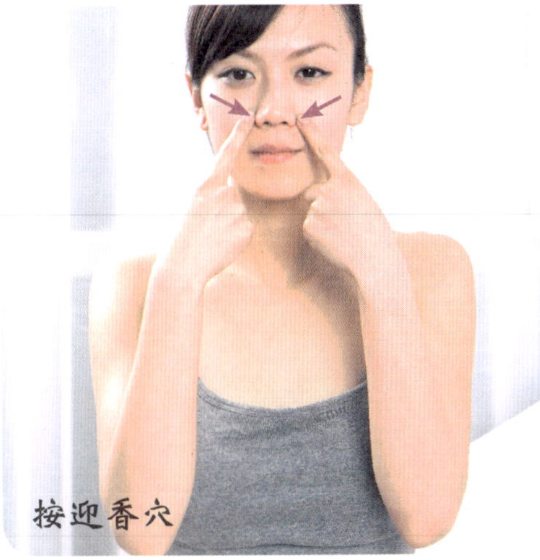
按迎香穴

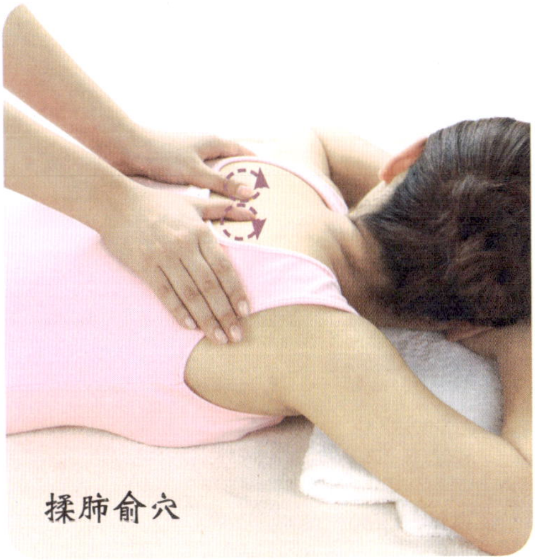
揉肺俞穴

步骤2 ←

以双手拇指按揉双侧肺俞、膈俞、胃俞等穴及大椎穴和身柱穴3分钟。每日1次。

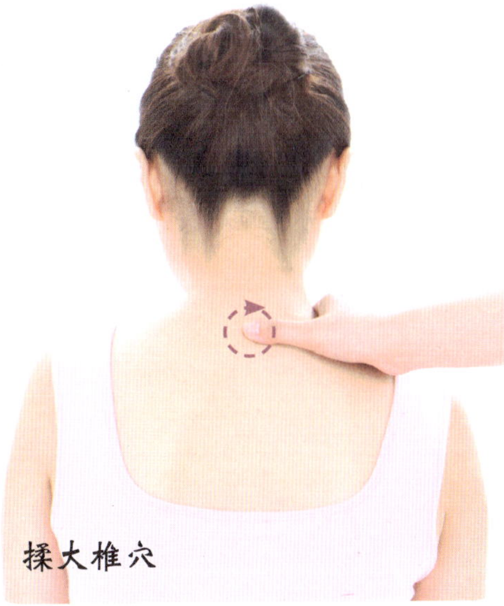
揉大椎穴

温馨提示

酒糟鼻患者平时应忌饮酒、辛辣刺激性食物，保持大便畅通，避免鼻部过冷或过热刺激，保持心态平和。如果有医嘱外用药，可和本方法进行配合治疗效果更佳。

第十一节 痤疮

痤疮，俗称青春痘、粉刺、暗疮。系毛囊及皮质腺的慢性炎症，本病好发于头面部、前胸、肩背等皮脂腺丰富的部位，多见于男女青春期，男性略多于女性。表现为局部皮表出现疙瘩或与毛孔一致的小丘疹或黑头丘疹，反复发作，一般在28～30岁后可自然消失。

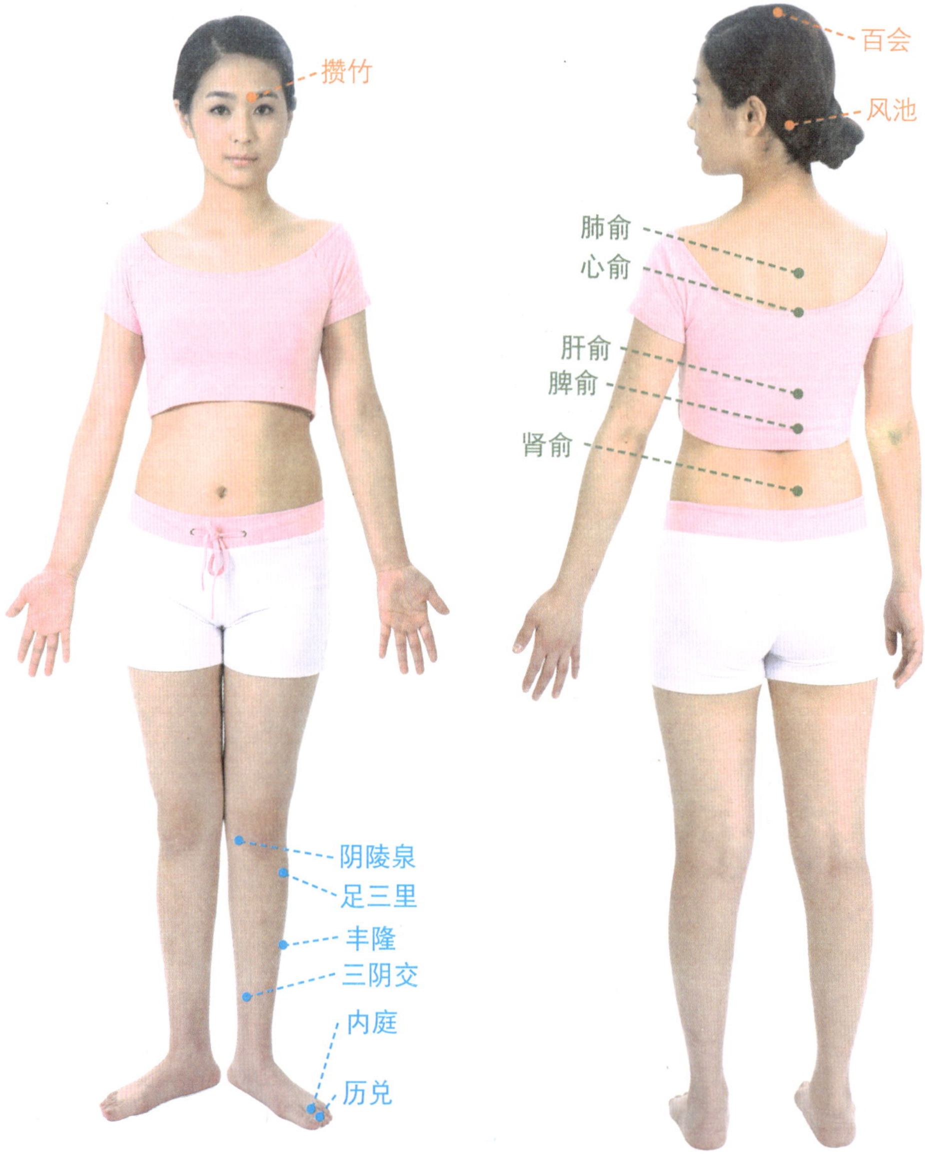

选穴取穴

百会、攒竹、风池、肺俞、心俞、肝俞、脾俞、肾俞、足三里、丰隆、三阴交、阴陵泉、历兑、内庭等穴。

按摩方法

步骤1 →

以双手拇指按揉背部肺俞、心俞、肝俞、脾俞、肾俞等穴，每穴3～5分钟。

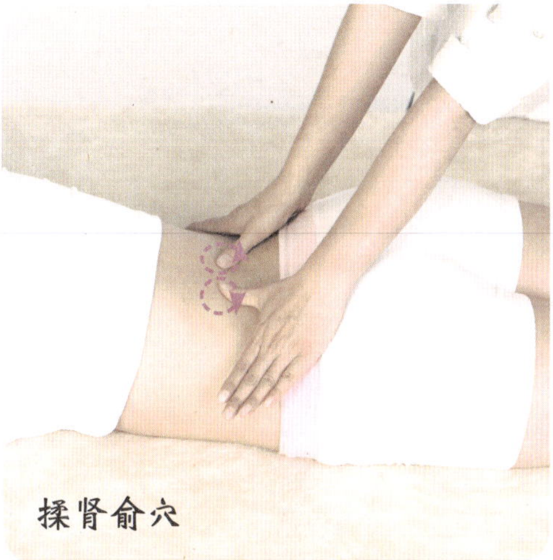
揉肾俞穴

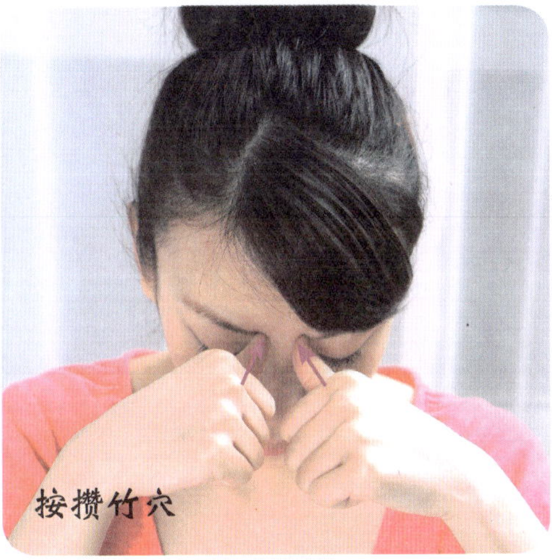
按攒竹穴

步骤2 ←

按揉头颈部的百会、攒竹、风池等穴，每穴2～3分钟。

步骤3 →

按揉下肢的足三里、丰隆、三阴交、阴陵泉、厉兑、内庭等穴，每穴1～2分钟。每日按摩1次，至愈为止。

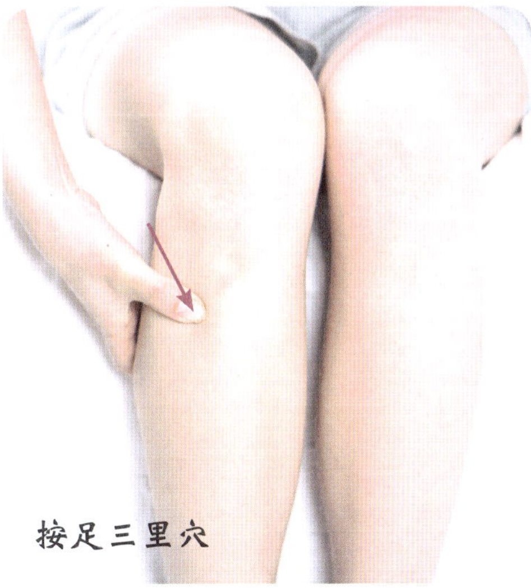
按足三里穴

温馨提示

预防或患病期间在日常生活中需要早睡早起、生活规律、保持患部清洁，不滥用化妆品和药物，不吃辛辣刺激性食物，多吃新鲜蔬菜和水果，不要抠、挤、挑患处以造成其他感染。

第十二节 湿疹

湿疹是一种常见的过敏性、炎症性皮肤病。根据临床表现，一般分为急性湿疹、亚急性湿疹和慢性湿疹三种。本病一年四季均可发生，多形性皮疹，倾向湿润、对称分布、易于复发，自觉剧烈瘙痒，甚则疱破溃烂。

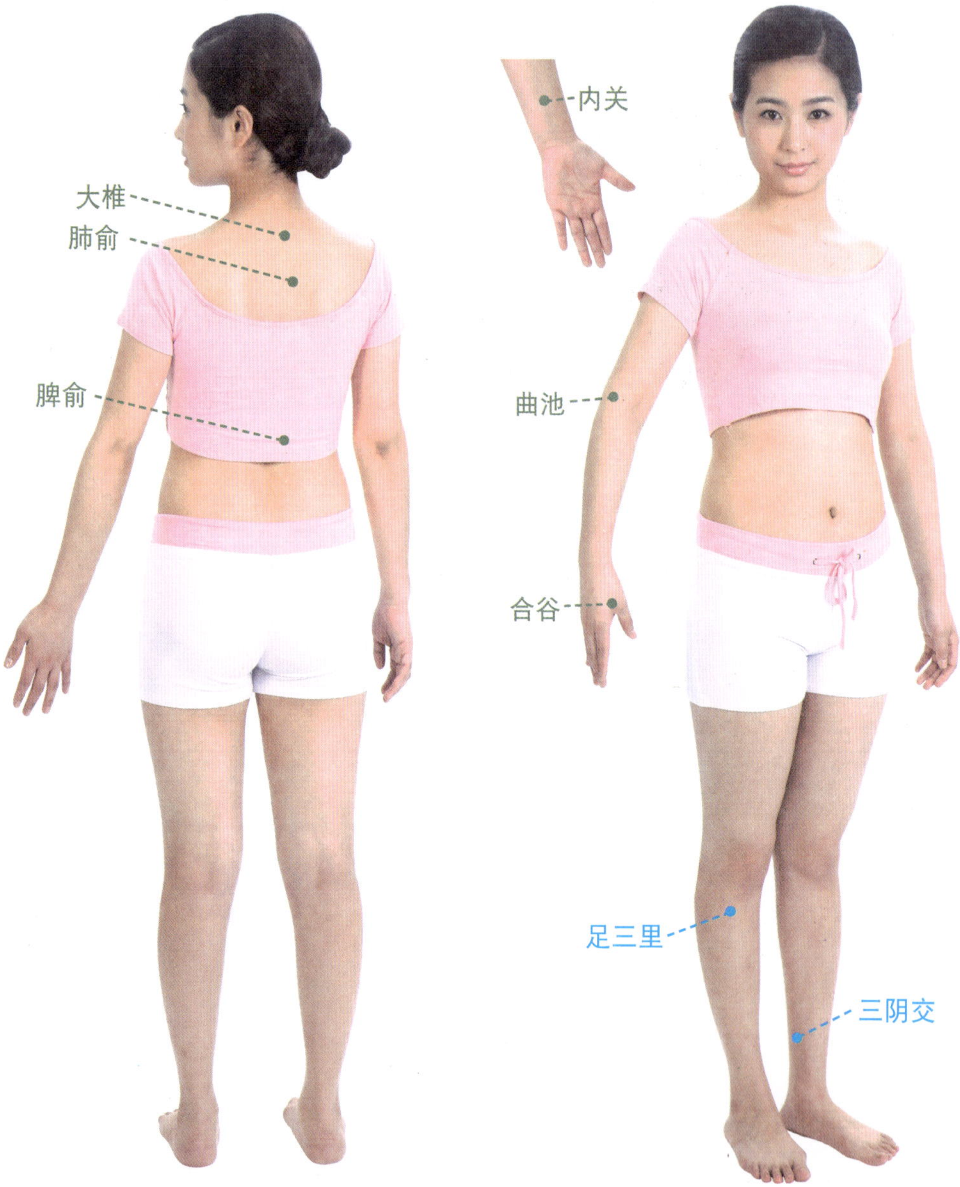

选穴取穴

大椎、肺俞、脾俞、曲池、内关、合谷、足三里、三阴交等穴。

按摩方法

步骤1 →

按揉背部大椎、肺俞、脾俞等穴，每穴5～6分钟。

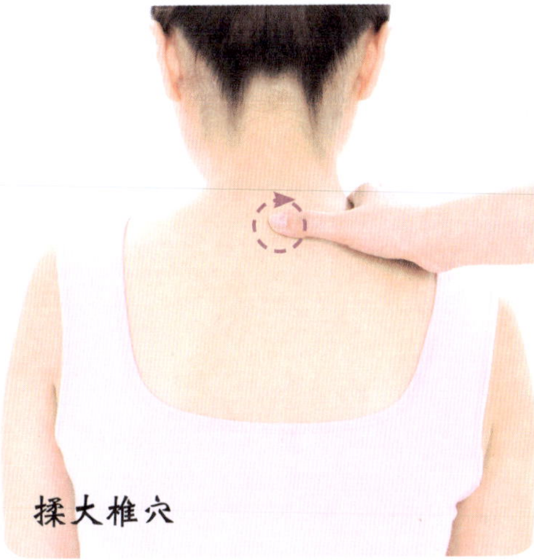

揉大椎穴

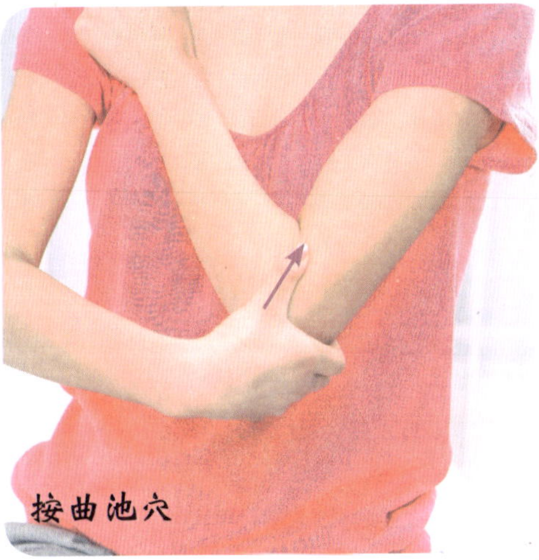

按曲池穴

步骤2 ←

用拇指按揉上肢的曲池、内关、合谷等穴各2～3分钟。

步骤3 →

点按下肢的足三里、三阴交等穴各3～5分钟。

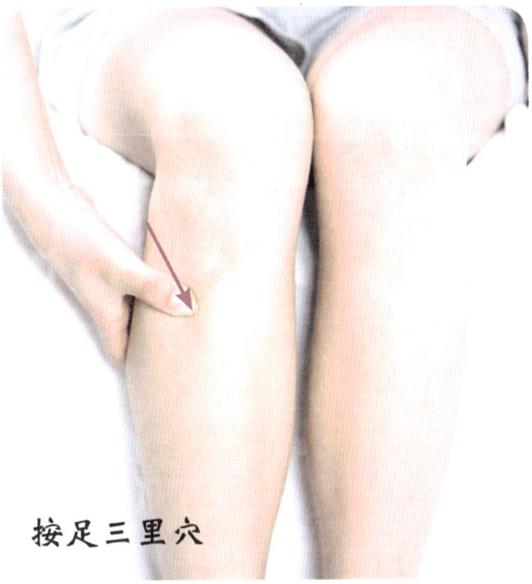

按足三里穴

温馨提示

湿疹患者或易发者应尽可能避免外界不良刺激，如长期处于潮湿环境；不要剧烈搔抓患处，尽量不穿化纤贴身内衣、皮毛制品；避免食用易致敏和刺激性食物，如海鲜、辣椒、酒、咖啡等；保持皮肤清洁，避免过劳、保持乐观稳定的情绪。

第十三节 带状疱疹

带状疱疹患者一般在局部皮肤出现绿豆或黄豆样大小的水疱，聚集一处或数处，排列形成索状、刺痛灼热。本病好发于腰胁、胸部和头面部，以夏秋季节发病较多。

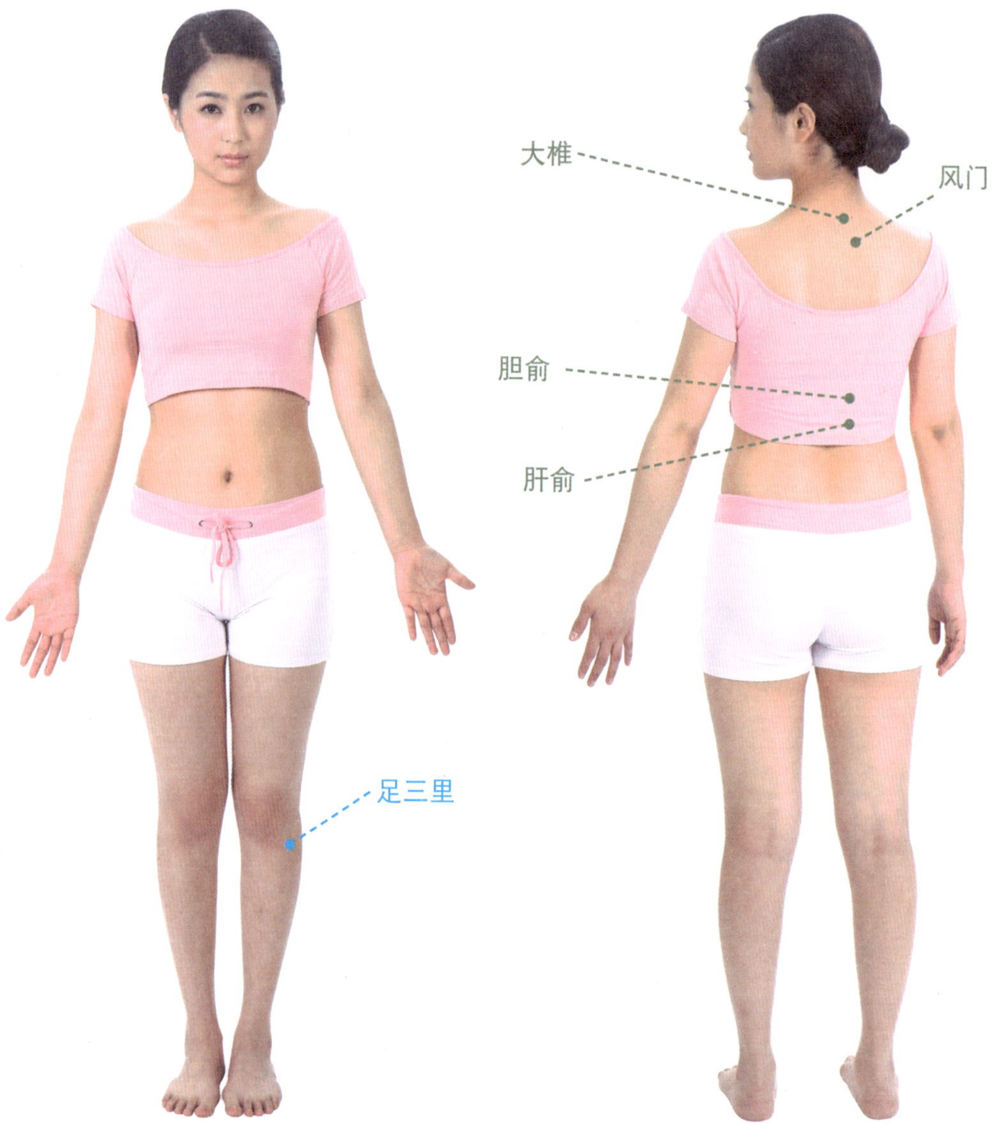

选穴取穴

肝俞、胆俞、大椎、风门、足三里等穴。

按摩方法

步骤1 →

用双手拇指指腹按揉双侧肝俞、胆俞、风门等穴各3分钟。

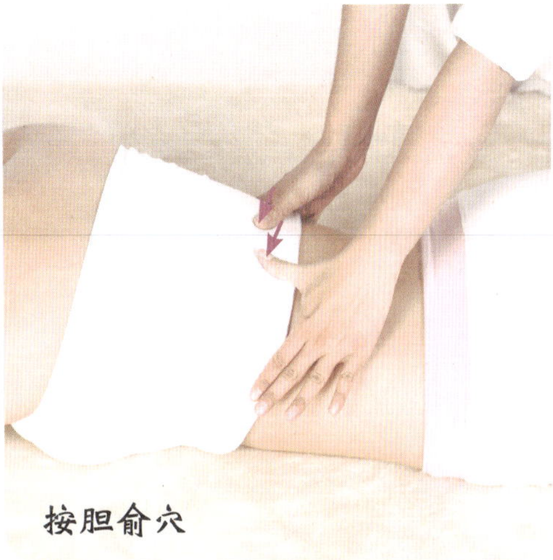

按胆俞穴

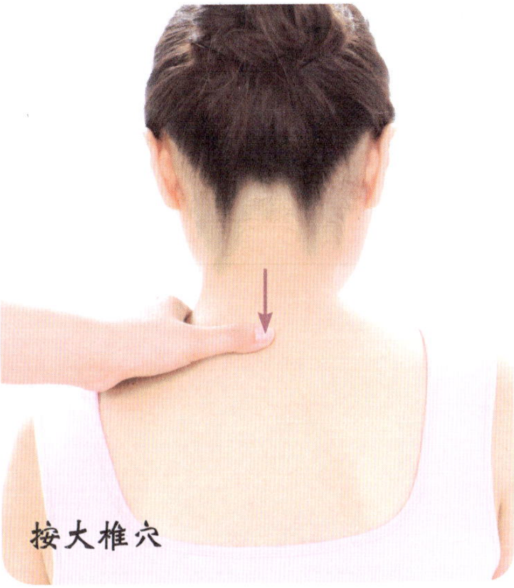

按大椎穴

步骤2 ←

按揉大椎穴3～5分钟，手法由轻到重，逐渐加力。

步骤3 →

按擦足三里穴5分钟。每日1次，至愈为止。

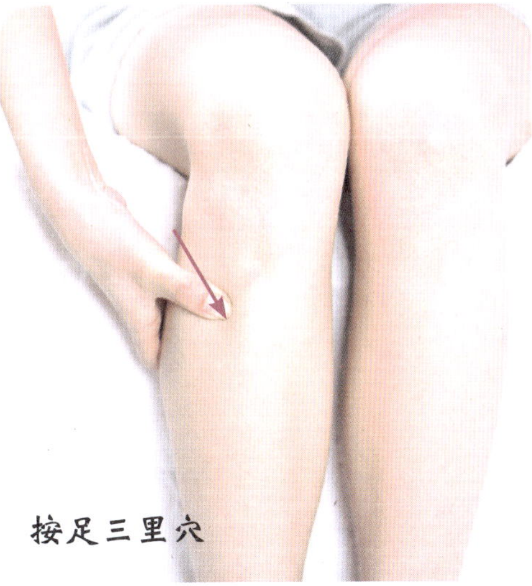

按足三里穴

温馨提示

症状严重者可在医师指导下点刺大椎穴并拔罐。带状疱疹患者在饮食上应忌食油腻、姜、辣椒等刺激性食物，忌吃燥热和滋补性的食物，最好给予易消化及营养丰富的流质或半流质饮食，如绿豆汤、小麦汤、粥、面片汤等。

第十四节 假性近视

假性近视是指眼睛在不用调节的状态下，平行光线进入眼内，经过屈光系统屈折后，聚焦于视网膜之前的，但应用睫状肌麻痹剂散瞳后，屈光度数消失，呈现远视或正视者。本病多见于青少年，以学生人群居多。如不重视，容易转变为真性近视。

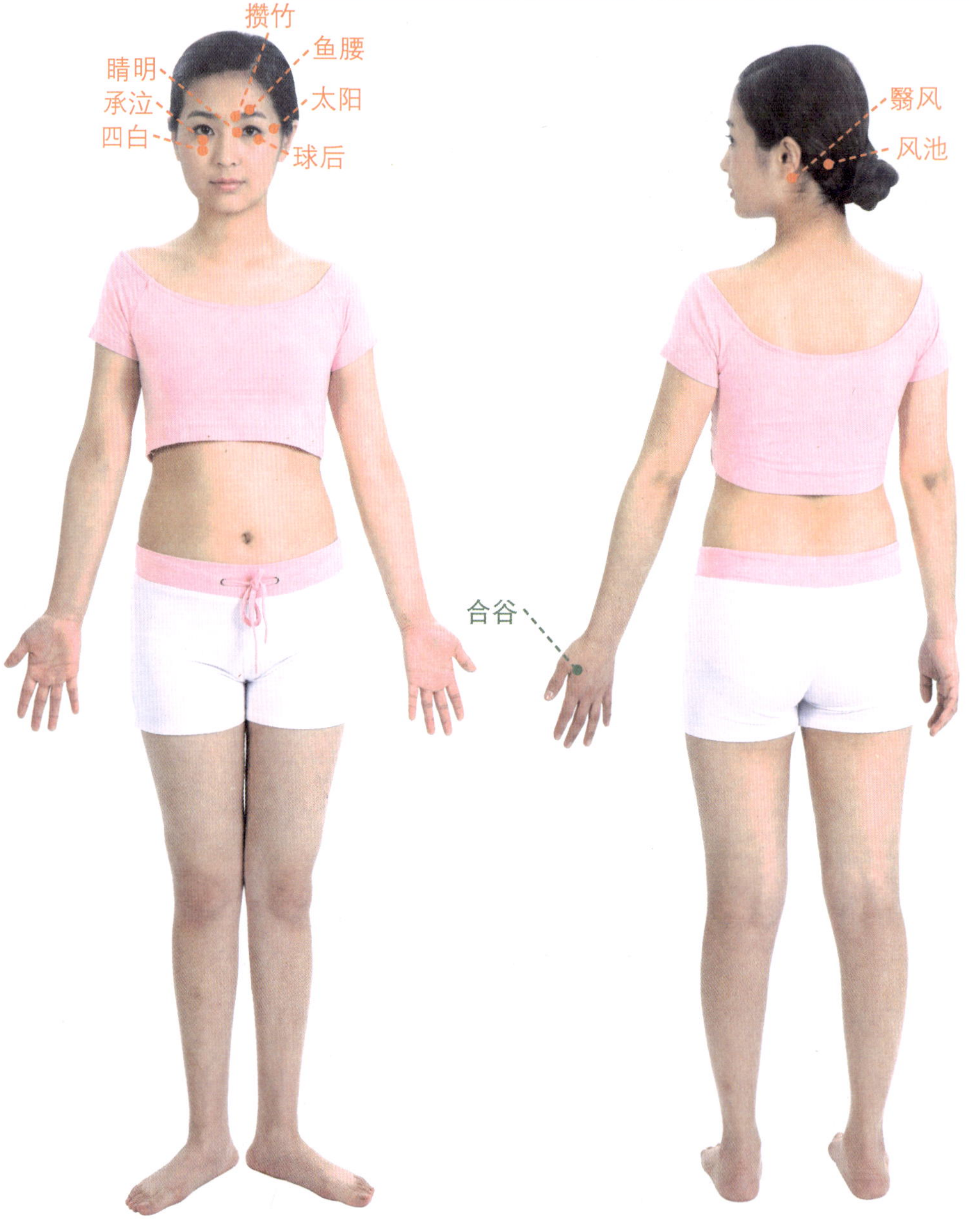

选穴取穴

睛明、承泣、四白、球后、太阳、风池、攒竹、翳风、鱼腰、合谷等穴。

按摩方法

步骤1 →

揉、按睛明、承泣、四白、球后等穴，用示指指端操作，手法应轻柔，以局部有酸胀感为度，每穴2～3分钟

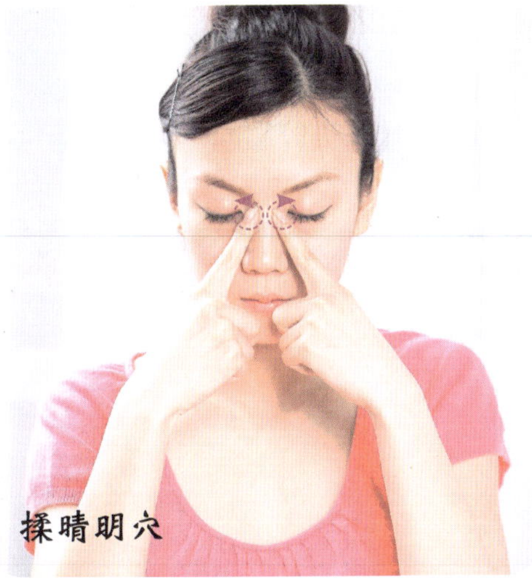

揉睛明穴

步骤2 ←

用双手示指轮刮眼眶，由内向外刮2～3 分钟。

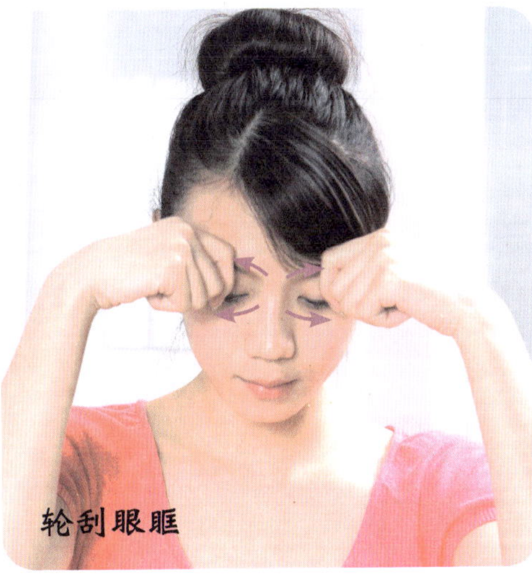

轮刮眼眶

步骤3 →

揉太阳、风池、攒竹、翳风、鱼腰、合谷等穴，应先揉一侧，再揉另一侧，每穴2～3分钟。

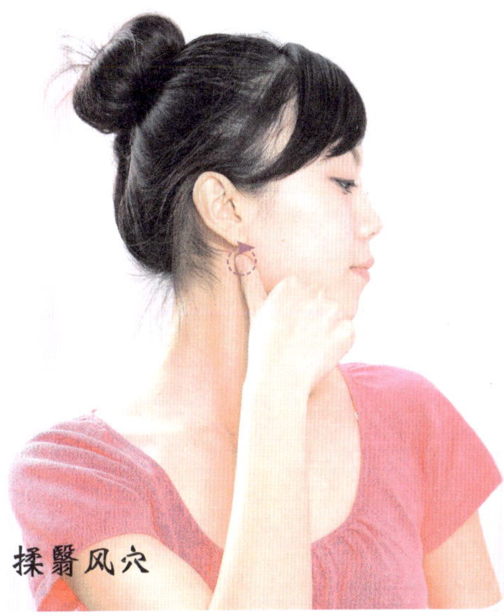

揉翳风穴

步骤4

治疗手法结束前，双掌用力相对搓热，迅速轻压于眼部，反复操作数次。

第十五节 眼睑痉挛（眼皮跳）

眼睑痉挛，中医称“眼睑瞤动”，俗称“眼皮跳”。多因眼神经反射作用，或因素体虚弱、情志不畅、感受风邪刺激所致。表现为一眼或双眼眼睑跳动不止。

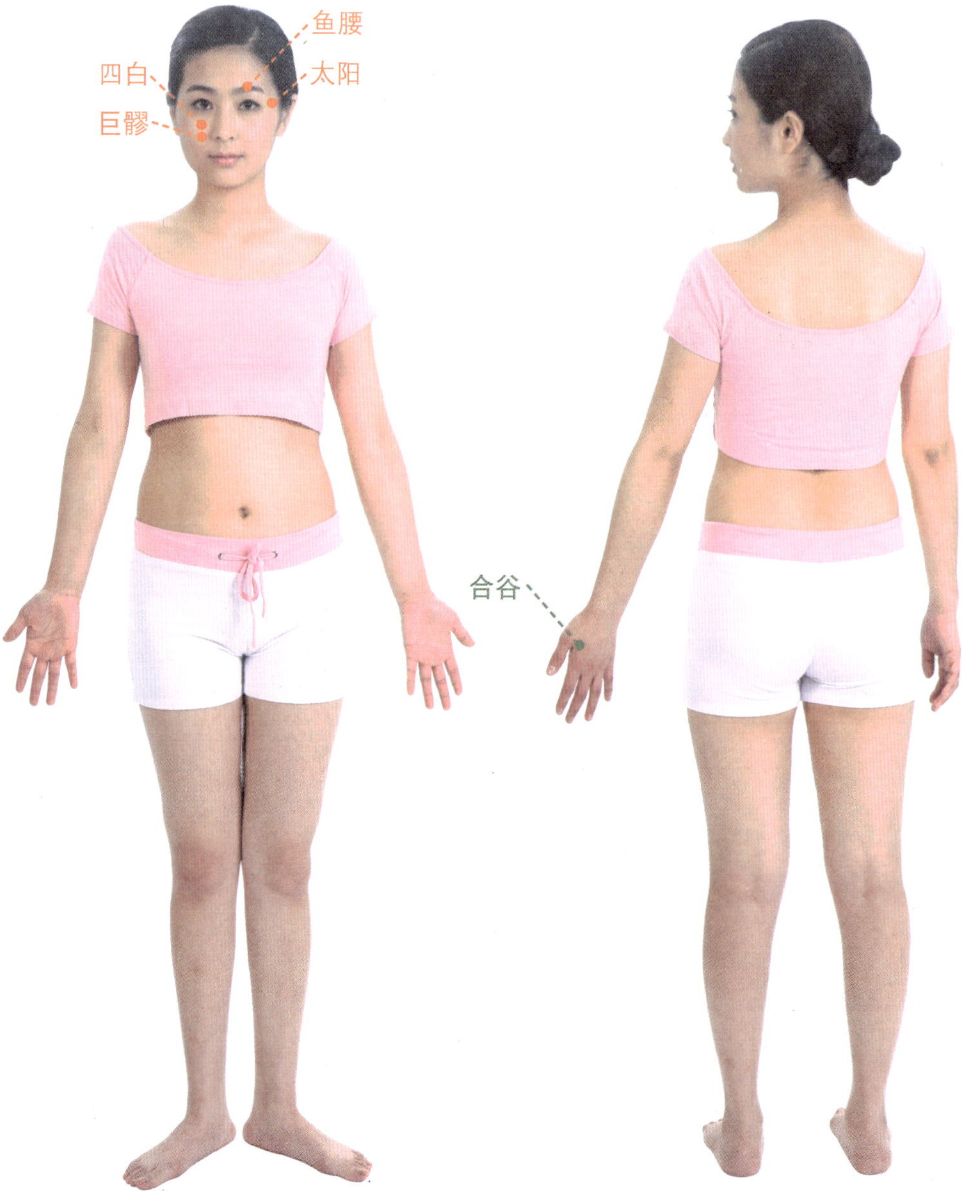

选穴取穴

太阳、鱼腰、四白、巨髎、合谷等穴。

按摩方法

步骤1 ↘

用手指（拇指或示指）叩击患侧太阳、鱼腰、四白、攒竹、巨髎等穴，每穴20～30下。

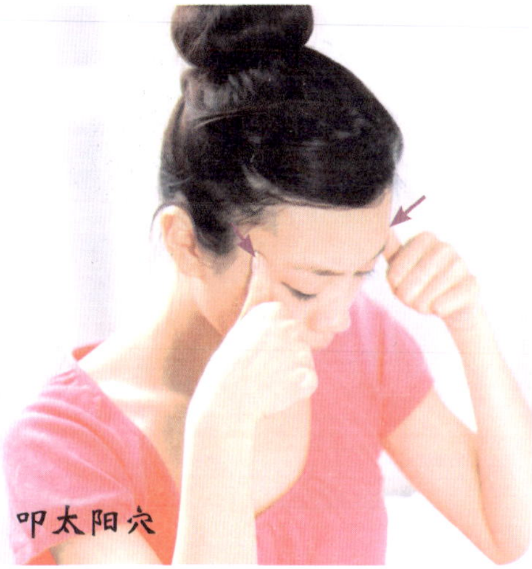
叩太阳穴

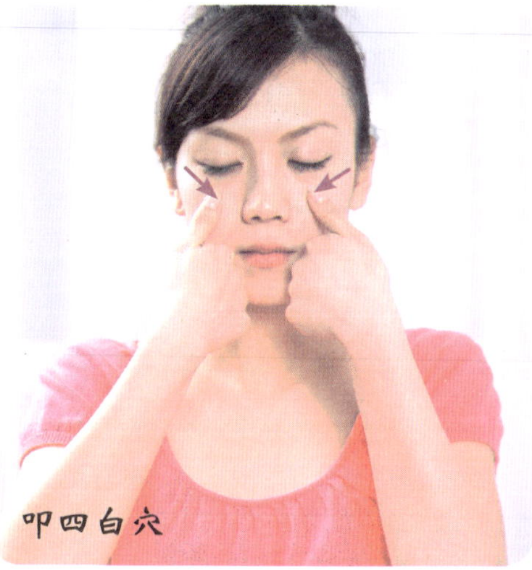
叩四白穴

步骤2 →

再掐压双侧合谷穴1分钟。

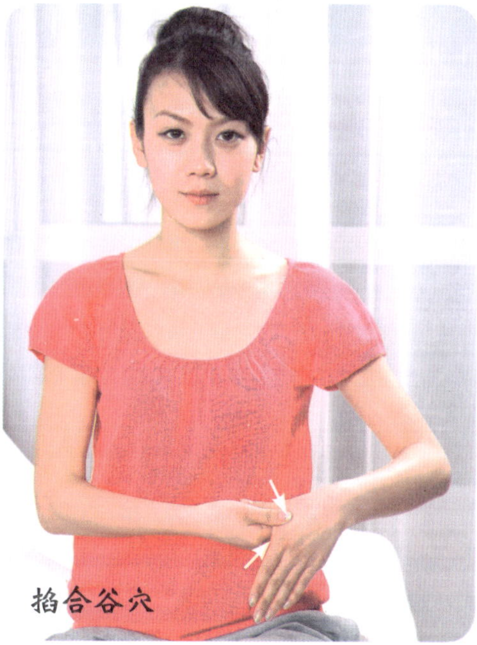
掐合谷穴

温馨提示

保持心态平和，避免出现紧张情绪，劳逸结合，不过度劳累也可避免本病的发生。

第十六节 耳鸣、耳聋

耳鸣、耳聋是听觉异常的两种症状，可单独出现，亦可并见，是常见病症。中医认为其多因肝胆风火上逆以致少阳经气闭阻，或因震伤，或因肾精亏虚、髓海不足，或其他疾病的并发症等引起。

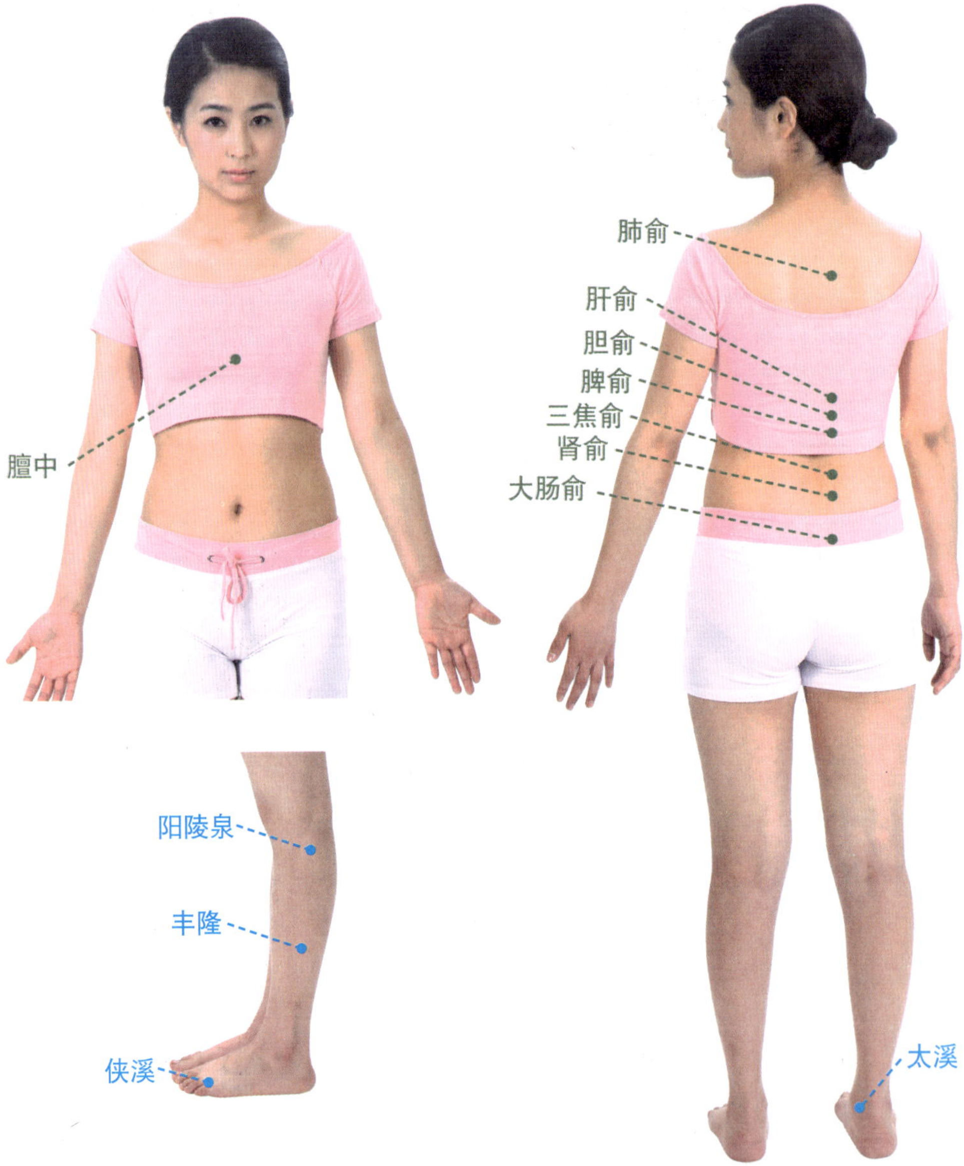

选穴取穴

肺俞、肝俞、胆俞、脾俞、肾俞、大肠俞、三焦俞、膻中、侠溪、阳陵泉、丰隆、太溪等穴。

按摩方法

步骤1 →

以双手拇指点按肺俞、肝俞、胆俞、大肠俞、三焦俞、肾俞等穴各50～100次。在背部施以捏脊法。

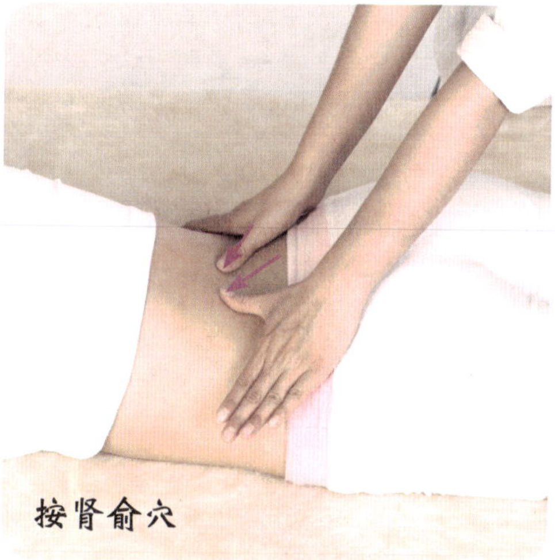

按肾俞穴

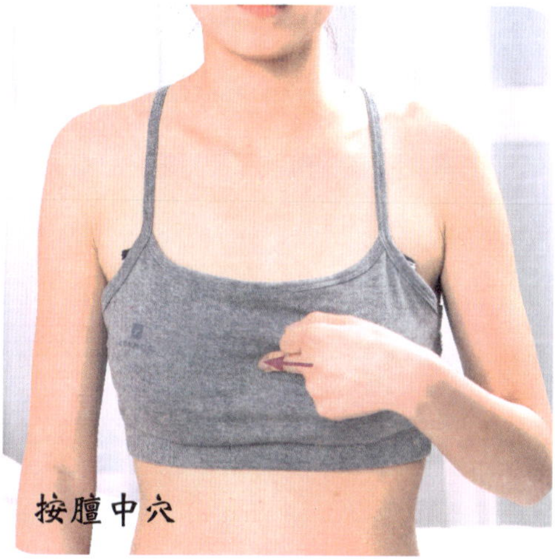

按膻中穴

步骤2 ←

点按膻中穴15～30次，摩腹5分钟。

步骤3 →

点按侠溪、阳陵泉、丰隆、太溪等穴各50次。每日按摩1次，每次20～30分钟。

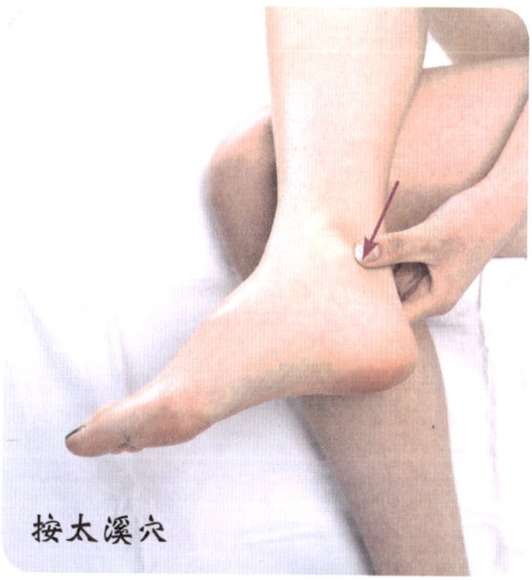

按太溪穴

温馨提示

耳鸣、耳聋的预防要戒除乱掏耳朵的习惯，远离噪音环境，游泳、洗头、洗澡时防止水流入耳内，少吸烟、少喝酒、生活作息有规律，避免击打耳部、过劳和使用耳毒性药物。多吃含锌、铁、钙丰富的食物，经常锻炼身体，保持平和心态。

第十七节 鼻出血

鼻出血中医称其为鼻衄，是一种较为常见病症，表现为偶尔出血，或如注不已，或时作时止。中医认为其多因肺有伏热、外感风热、饮酒过度、过食辛辣之物、阴虚火旺、外伤鼻部所致。

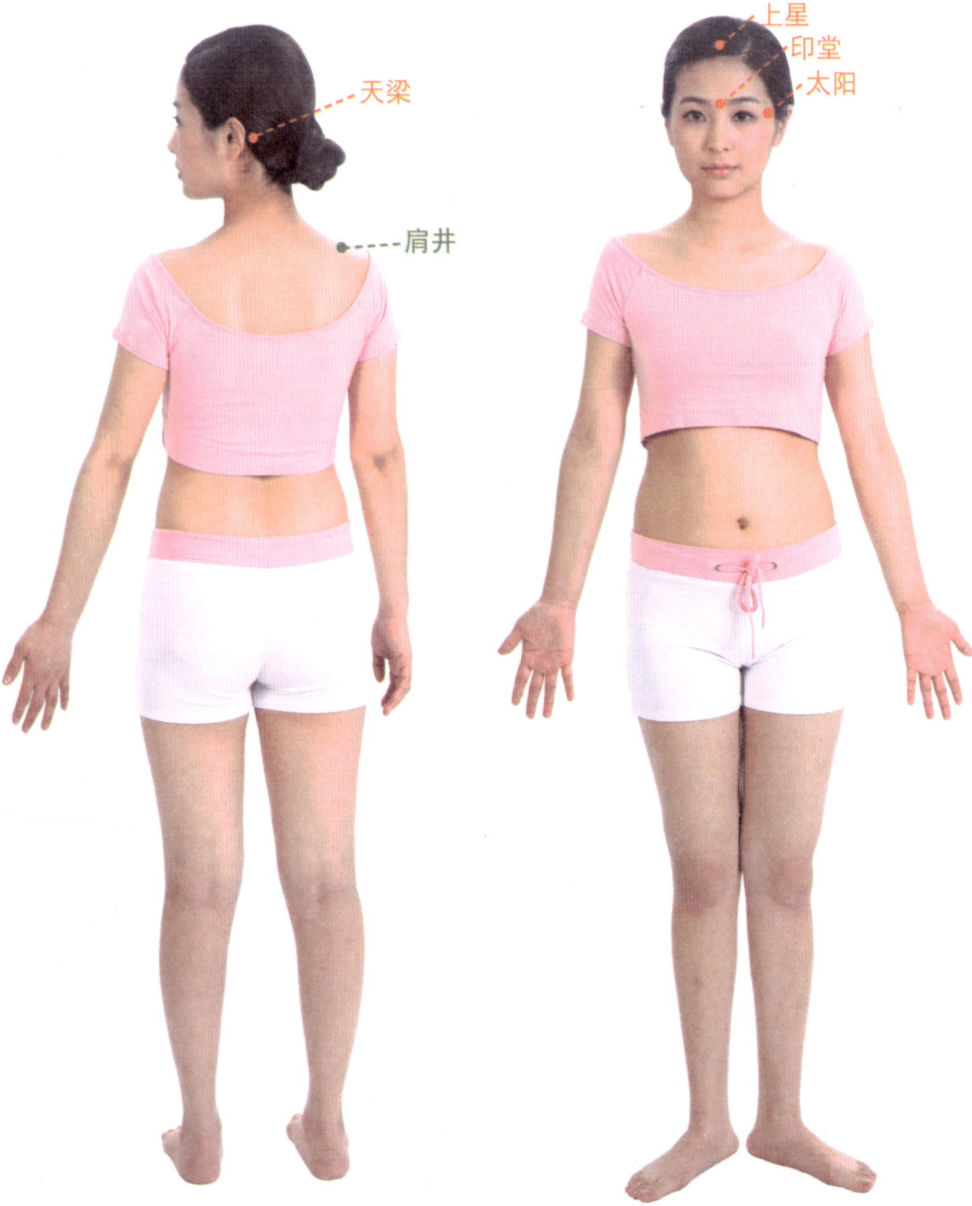

选穴取穴

太阳、上星、印堂、天梁、肩井等穴。

按摩方法

步骤1 →

按揉太阳、上星、印堂、天梁（风池穴斜上、枕骨边缘凹中取之）等穴，按摩所取穴位至有酸重、胀感传导于鼻腔为止。

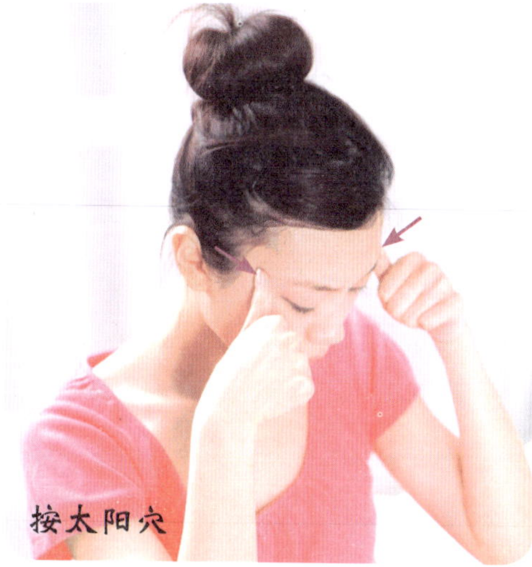

按太阳穴

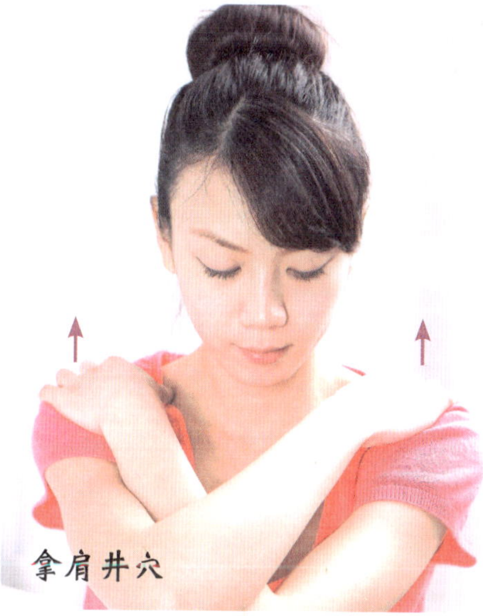

拿肩井穴

步骤2 ←

拿捏、按揉肩井穴处肌肉，以肩井穴局部有酸麻胀重感，甚者全身毛孔耸立、有不寒而栗之感为止。

温馨提示

预防鼻出血应保持室内清洁，温度、湿度适宜，勿用力擤鼻涕，纠正挖鼻、揉鼻等易导致鼻黏膜损伤的不良习惯。饮食宜清淡，多吃水果、蔬菜，忌辛辣刺激性饮食，保持大便通畅，保持心情舒畅。

第十八节 鼻炎

鼻炎多因外感风寒、风热所致，属中医“伤风”“鼻窒”范畴，是常见多发病，有急、慢性之分。急性鼻炎以鼻塞、流涕、喷嚏为主要症状，严重者鼻塞加重、脓性黏稠分泌物较多；慢性鼻炎以鼻塞为主，涕多、色黄稠或稀、嗅觉减退，常伴有头痛症状。

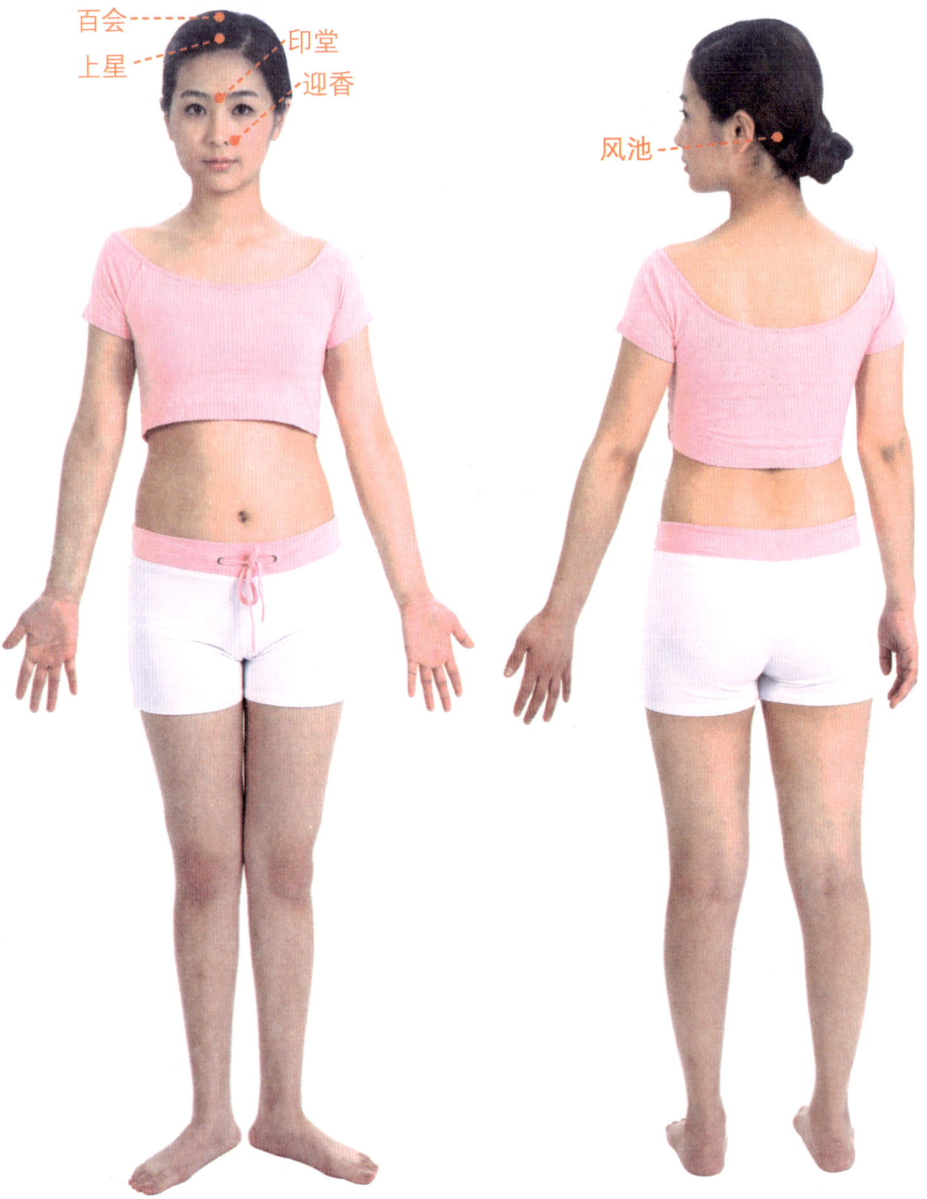

选穴取穴

印堂、上星、迎香、百会、风池等穴。

按摩方法

步骤1 →

揉印堂、上星、迎香等穴2分钟。

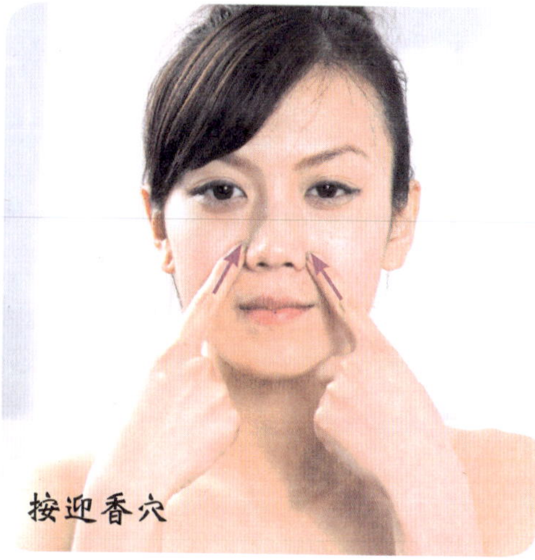

按迎香穴

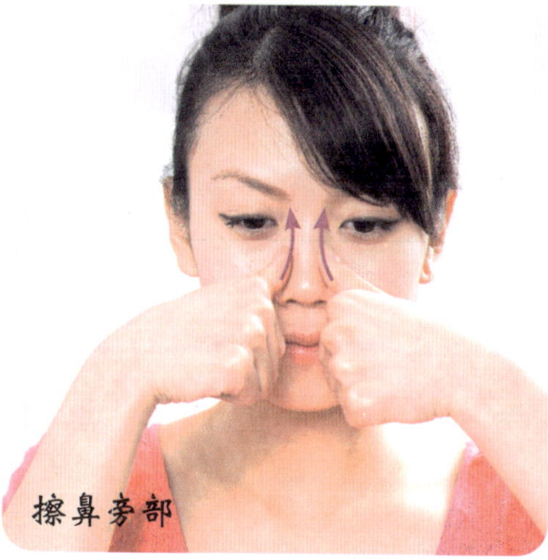

擦鼻旁部

步骤2 ←

分推前额、擦鼻旁部各2分钟。

步骤3 →

按揉百会、风池、天柱等穴2分钟。以上方法每日按摩1次，至愈为止。

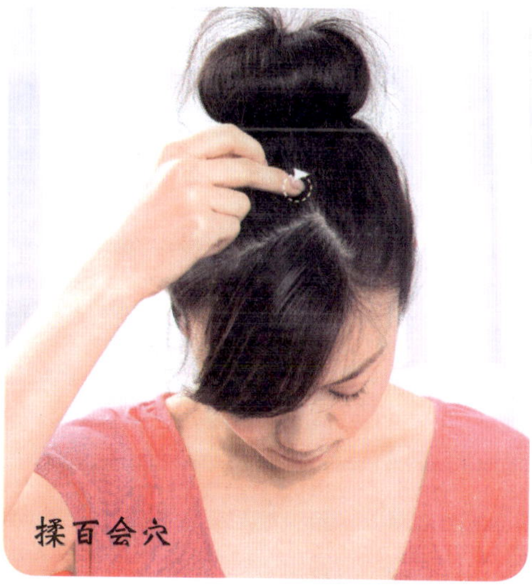

揉百会穴

温馨提示

鼻炎的预防应避免工作、生活环境的不良刺激，不要用手挖鼻，鼻塞时不宜强行擤鼻。每日早晨可用冷水洗脸，以增强鼻腔黏膜的抗病能力。注意气候变化，及时增减衣服。平时应注意锻炼身体，参加适当的体育活动，保持心情愉快。

第十九节 鼻窦炎

鼻窦炎中医称为“鼻渊”，多因风邪外袭、寒闭腠理、肺气不和，或阳明经火上客鼻窍，或胆移热于脑，或风寒上扰，郁滞鼻窍所致。经年累月不止鼻流浊涕，常伴头痛头晕。感冒后鼻塞、流涕、头痛加重。

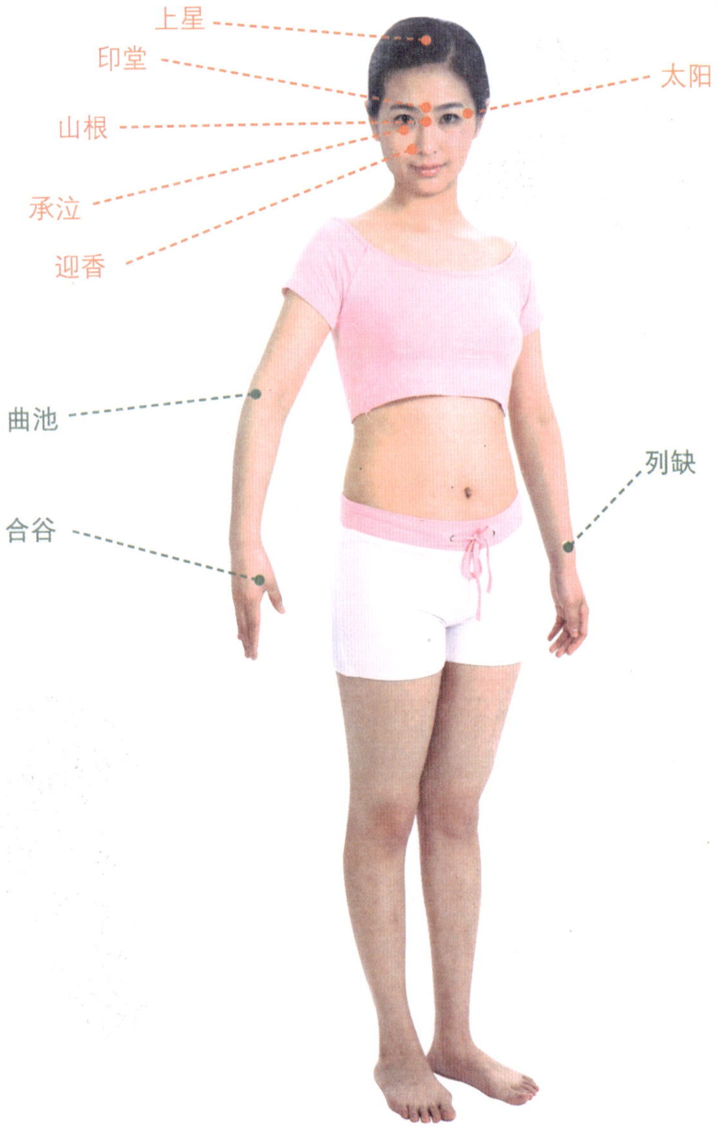

选穴取穴

迎香、山根、印堂、承泣、太阳、上星、曲池、合谷、列缺等穴。

按摩方法

步骤1 →

用拇指点按或按揉上星、印堂、迎香、承泣穴各1～2分钟，刮推前额及上眼眶，自印堂至双侧太阳穴10～20遍。

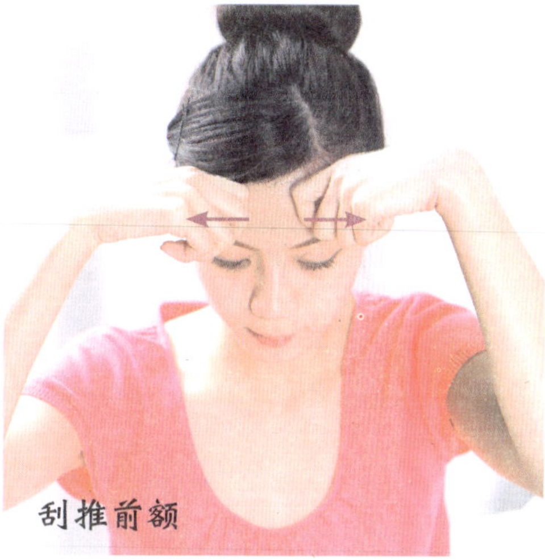

刮推前额

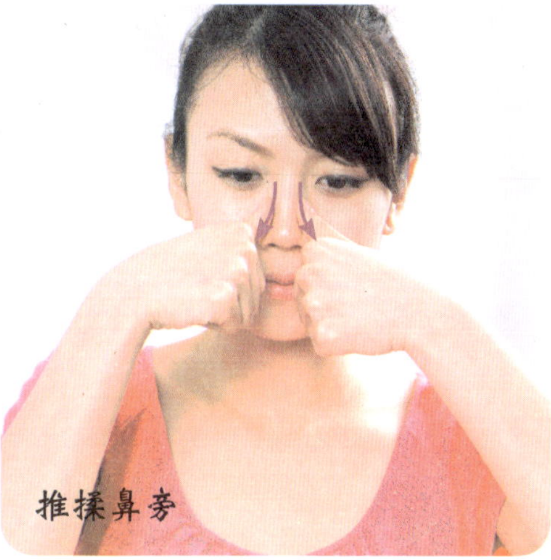

推揉鼻旁

步骤2 ←

用两拇指以推揉法从鼻上的山根穴沿鼻的两侧向下至迎香穴5～10遍。

步骤3 →

按揉曲池、合谷、列缺等穴各1～2分钟。每日1次，至愈为止。

温馨提示

加强体育锻炼，增强体质，以预防感冒，鼻腔有分泌物时不要用力擤鼻，避免呛水。

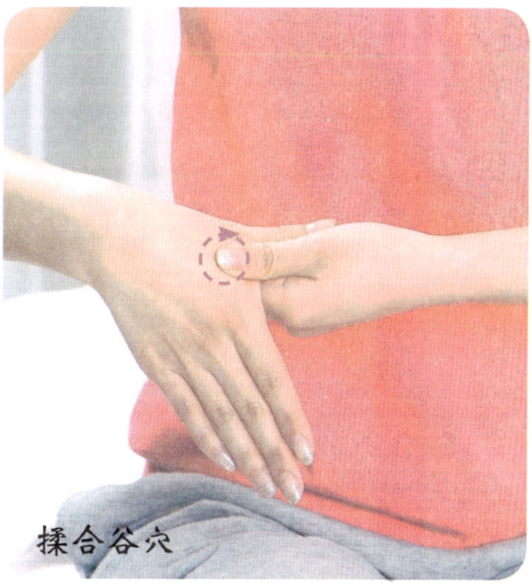

揉合谷穴

第二十节 慢性咽炎

慢性咽炎属中医“喉痹”范畴，多反复发作，经久不愈，是一种较为常见的疾病。中医认为此病多由急性咽炎失治转化而成，或因肺肾阴虚、虚火上炎、灼伤津液、咽失濡养所致，一般表现为咽部干燥灼热、伴有异物梗阻感、时痛时止、吞咽不适等症。

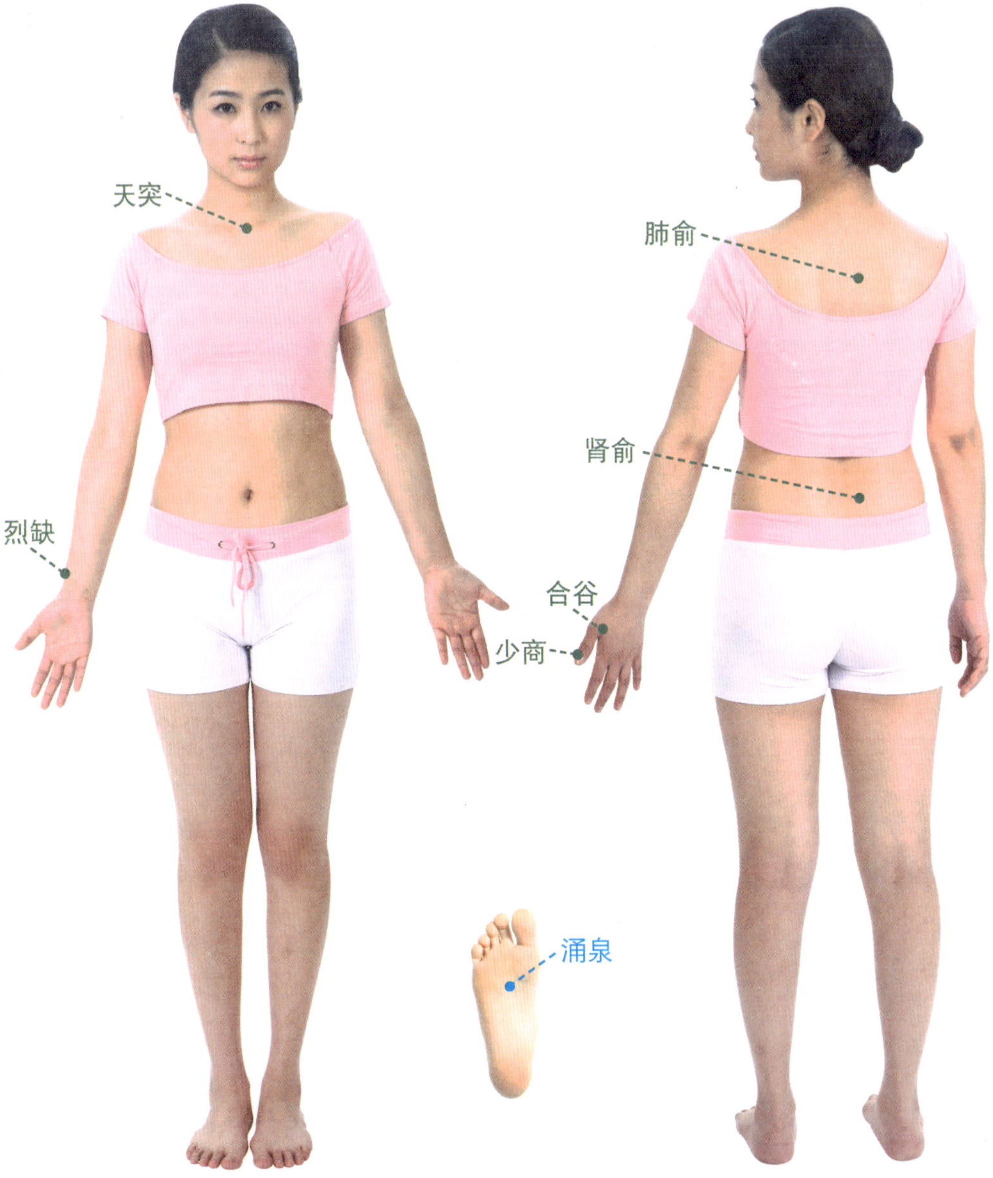

选穴取穴

天突、涌泉、肾俞、肺俞、合谷、列缺、少商等穴。

按摩方法

步骤1 →

按揉天突穴3分钟，背部肺俞、肾俞等穴各5分钟。

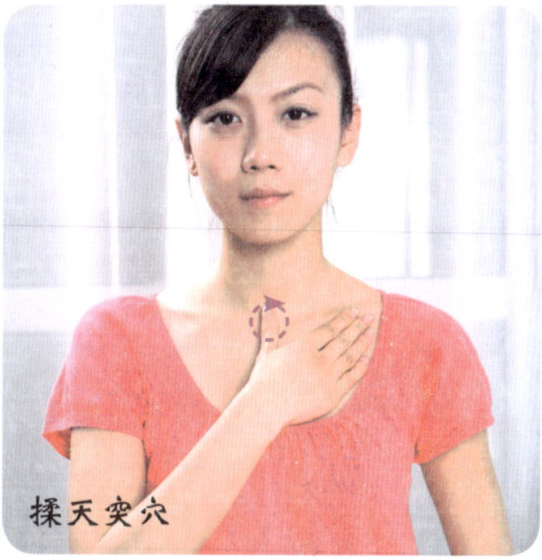

揉天突穴

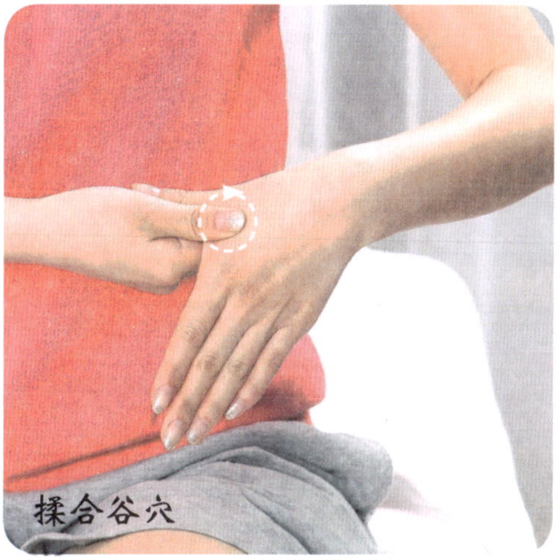

揉合谷穴

步骤2 ←

掐揉合谷、列缺、少商等穴各2分钟。

步骤3 →

擦涌泉穴100次。每日或隔日1次，至愈为止。

温馨提示

本方法可以配合按揉足拇趾背侧根部的扁桃体反射区，用拇、示指对合按揉可以起到更佳的治疗效果。本病患者应避免接触粉尘、有害气体、刺激性食物等对咽黏膜不利的刺激因素，避免长期过度用声，保持健康作息规律，宜清淡饮食，进行适当体育锻炼、保持良好的心态从而提高自身免疫力。

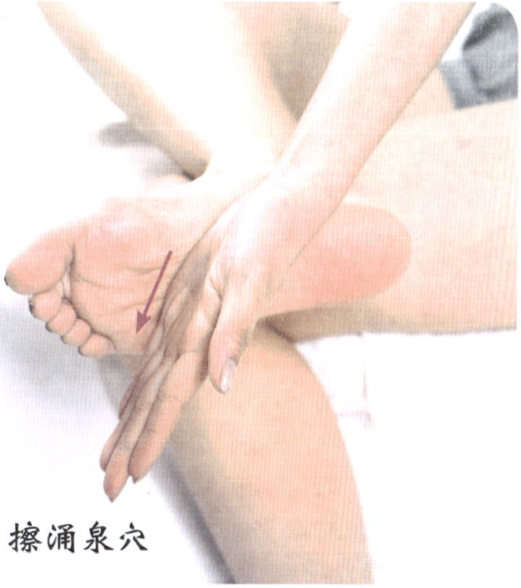

擦涌泉穴

第二十一节 扁桃体炎

扁桃体炎为常见多发病，中医称之为乳蛾、喉蛾，无论男女均可发生。发病时扁桃体一侧或两侧红肿疼痛、咽喉梗阻、吞咽不适，甚至有化脓现象。急性多伴有发热、头痛、咳嗽。慢性多由急性失治或治不得法转化而成，且多反复发作。

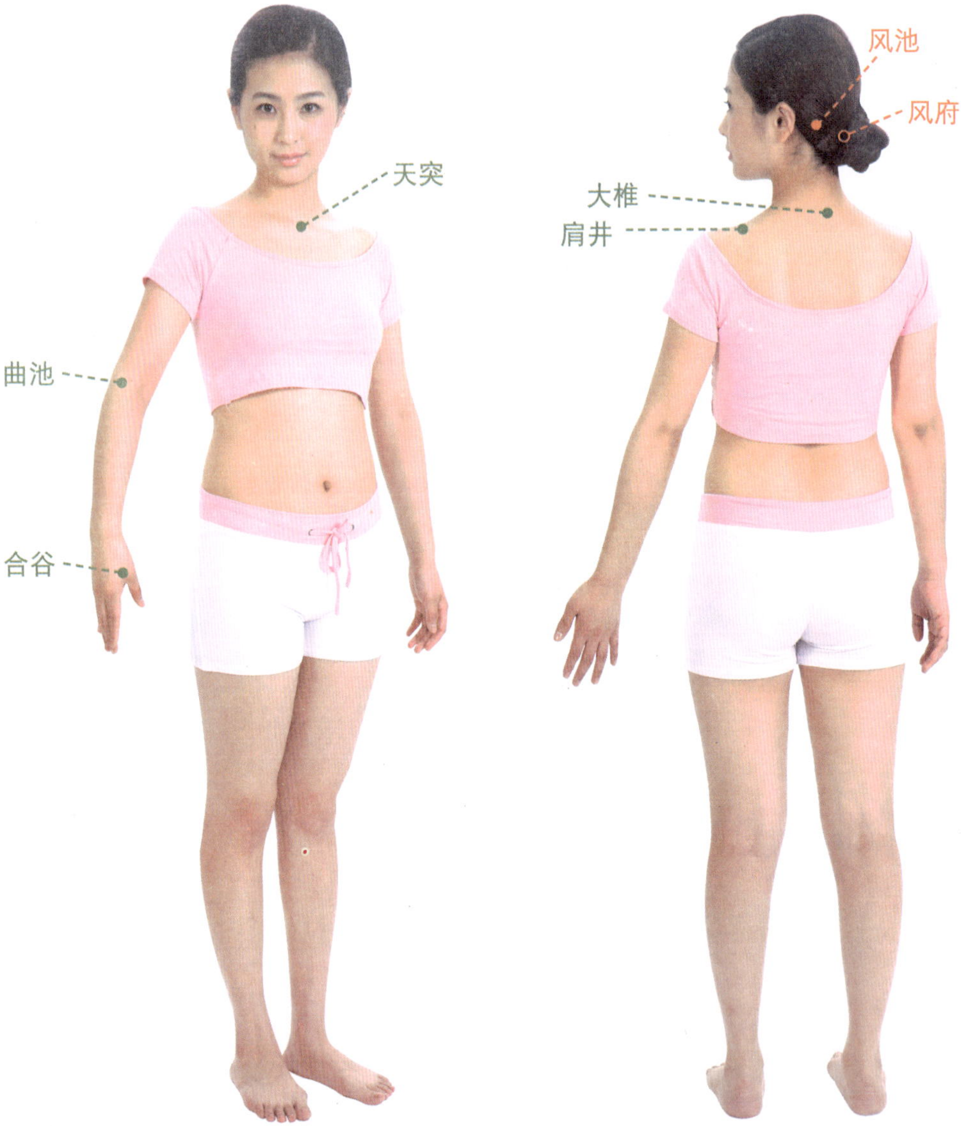

选穴取穴

大椎、风池、风府、天突、肩井、曲池、合谷等穴。

按摩方法

步骤1

拇指按揉大椎、风府等穴各3～5分钟，按揉风池穴3～5分钟。

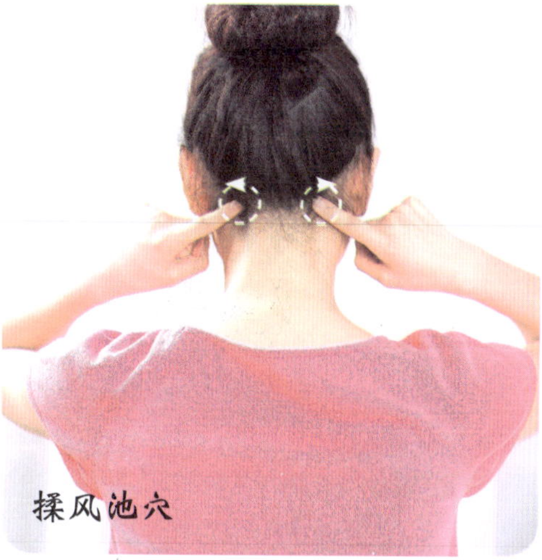

揉风池穴

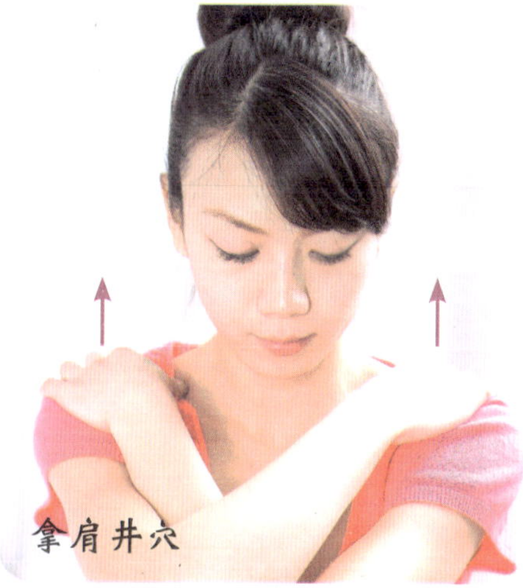

拿肩井穴

步骤2

点按天突穴2～3分钟，拿捏肩井穴部位10～20次。

步骤3

按揉曲池、合谷等穴1～3分钟。

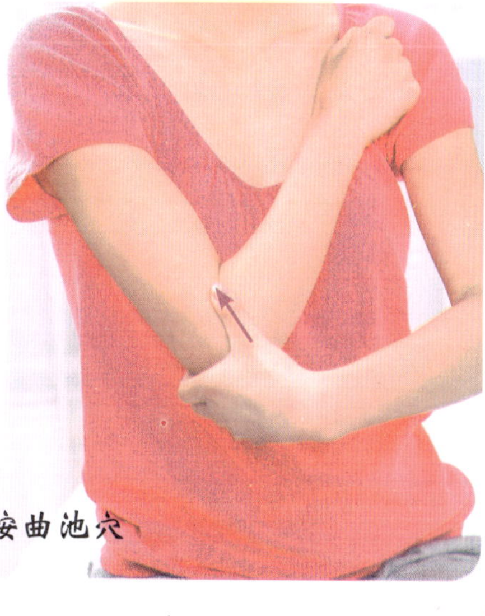

按曲池穴

温馨提示

慢性扁桃体炎的患者应养成良好的生活习惯，保证充足的睡眠时间，随天气变化及时增减衣服，去除室内潮湿的空气，都是重要的。坚持锻炼身体，提高机体抵抗疾病的能力，不过度操劳，若劳累后应及时调整休息，宜戒烟忌酒。

第二十二节 哮喘

哮喘是机体由于外在或内在的过敏原或非过敏原等因素，通过神经体液而导致气道可逆性的痉挛，表现为反复发作的阵发性胸闷，伴哮鸣音并以呼气为主的呼吸困难或兼有咳嗽等症状。

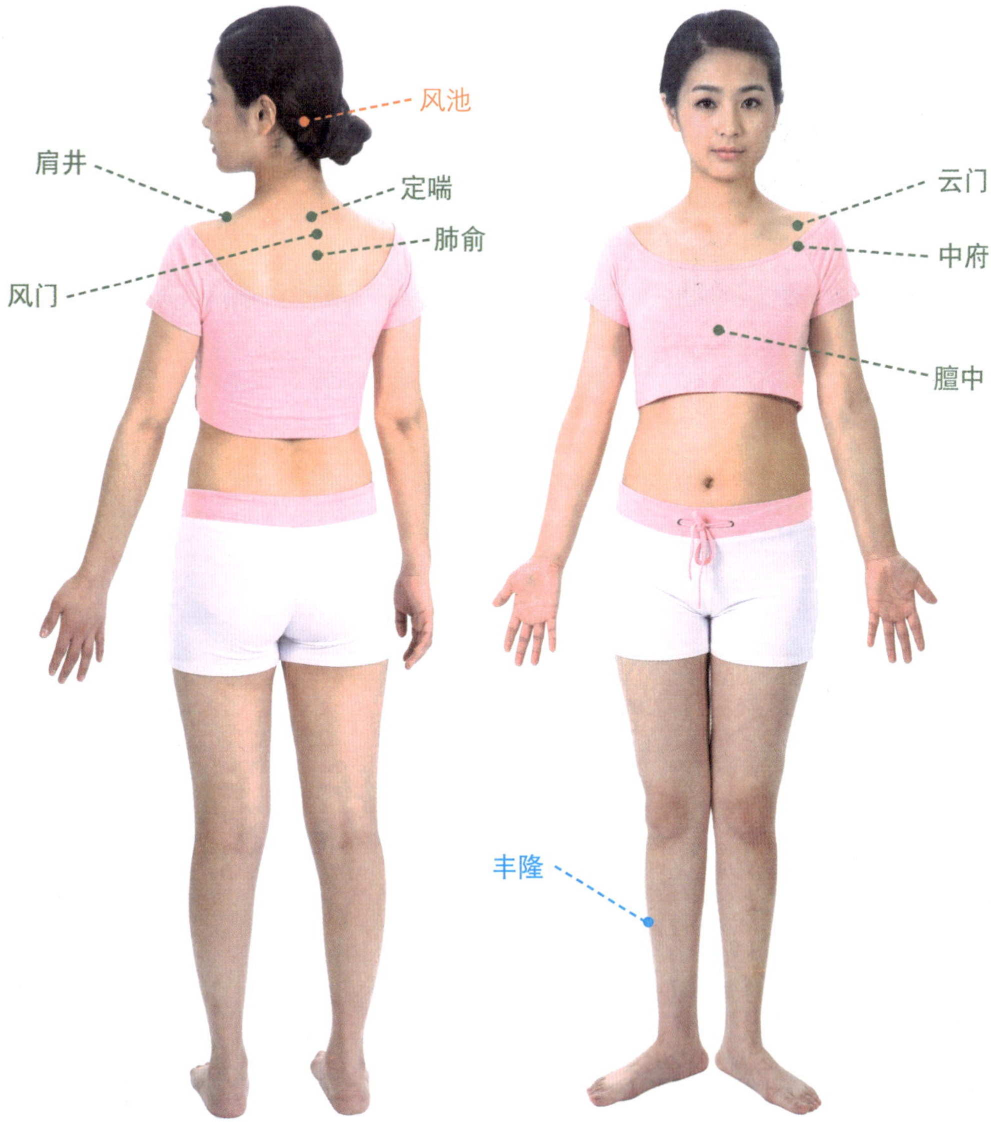

选穴取穴

风池、肩井、肺俞、风门、定喘、丰隆、膻中、中府、云门等穴。

按摩方法

步骤1

分推头面部5～10分钟，拿风池、肩井等穴各1～3分钟。

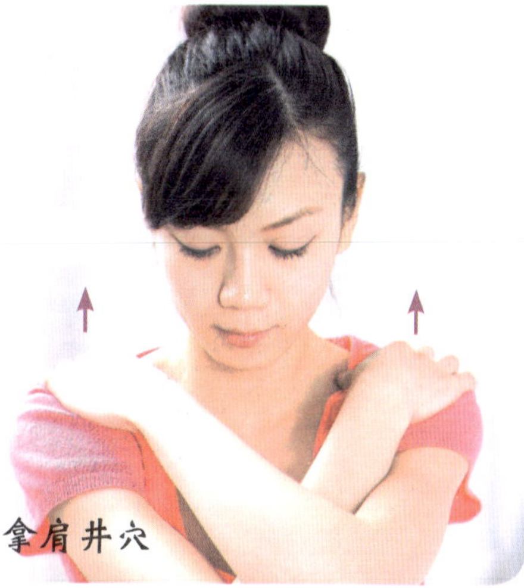

拿肩井穴

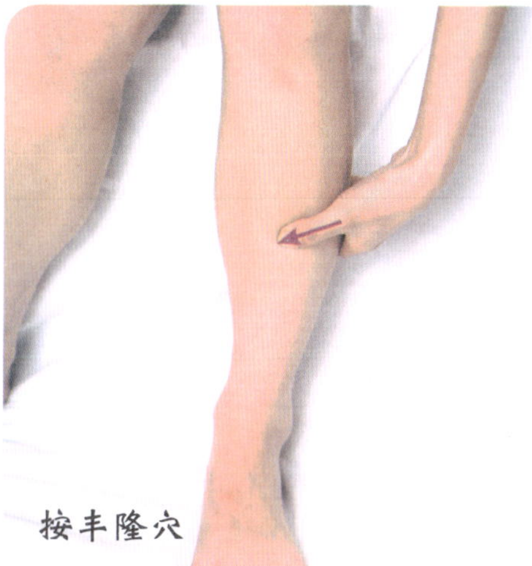

按丰隆穴

步骤2

按揉肺俞、风门、定喘、丰隆等穴各1分钟。

步骤3

按揉膻中、中府、云门等穴各1分钟，横擦前胸部1～3分钟。

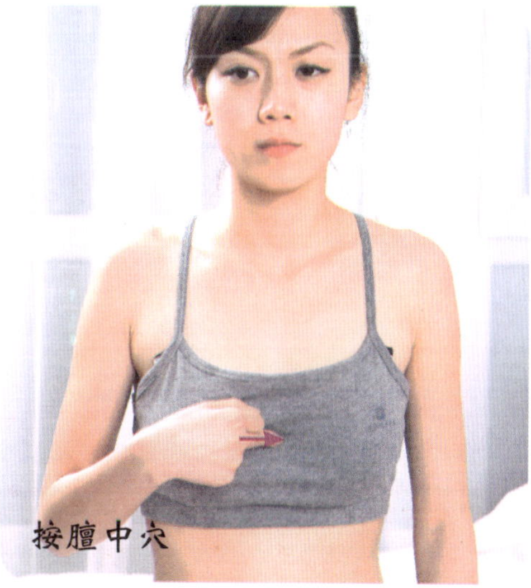

按膻中穴

温馨提示

加强体育锻炼，提高抗病能力；避免烟雾、粉尘、有害气体对呼吸道的刺激；寒冷季节应注意防寒保暖，节制房事，做到劳逸结合，保持充足的睡眠。

第二十三节 慢性支气管炎

慢性支气管炎，属中医“咳嗽”“痰饮”等病范围，为常见多发病。无论外感与内伤皆可诱发本病，多因脏腑有病或脏腑功能失调，累及于肺所致。以咳嗽、咳痰或干咳为特征，早晚咳嗽加重，痰多呈白色、稀薄或为黏性痰，反复发作。

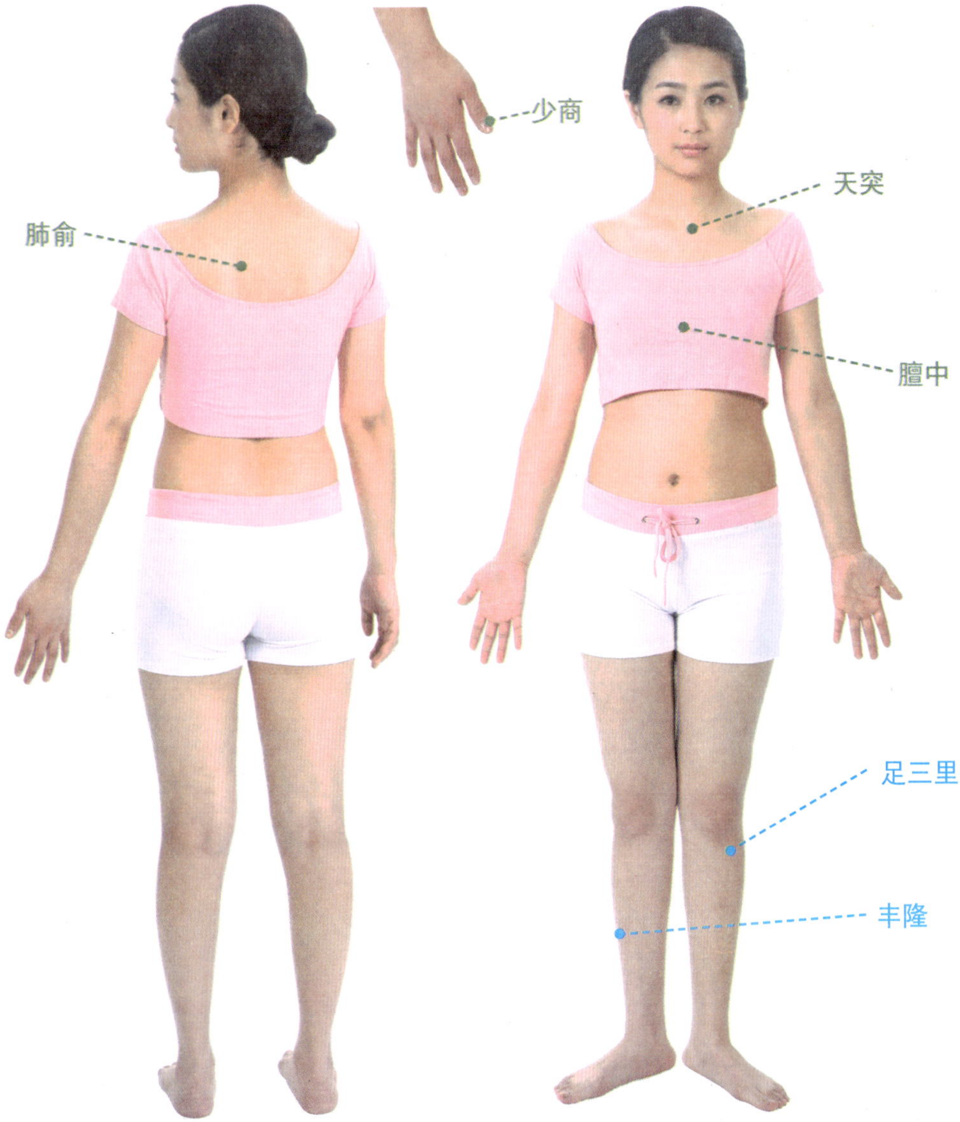

选穴取穴

天突、膻中、肺俞、足三里、丰隆、少商等穴。

按摩方法

步骤1 →

按揉天突、膻中等穴各3分钟。

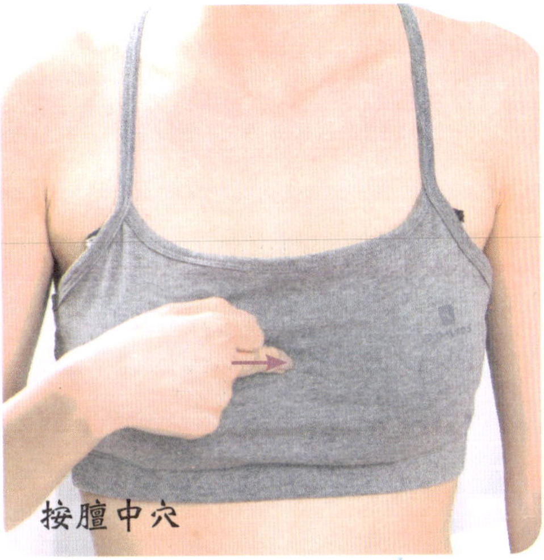

按膻中穴

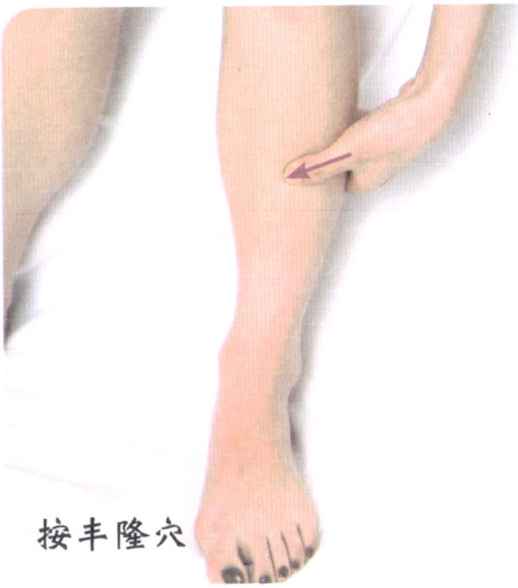

按丰隆穴

步骤2 ←

按揉肺俞、足三里、丰隆等穴各3～5分钟。

步骤3 →

切压少商穴1分钟，擦足底3～5分钟。每日1次，至愈为度。

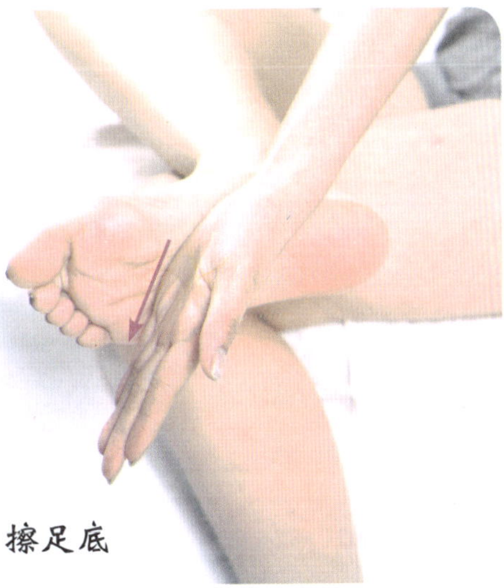

擦足底

温馨提示

慢性支气管炎多发于冬春季，由于免疫力低下，感冒频繁，诱发发作，所以主要提高机体免疫力，预防感冒。应加强体育锻炼，季节变化要注意保暖，就可以预防再次发作。

第二十四节 肺结核

肺结核是由结核杆菌引起的一种慢性传染病。中医认为，此病多因肺津不足、气阴两亏或阴虚火旺所致，称肺痨。一般表现为咳嗽少痰、咯血、痰中带血、咽喉干痒、潮热，或五心烦热、盗汗、疲乏消瘦、腰膝酸软、食欲不振。

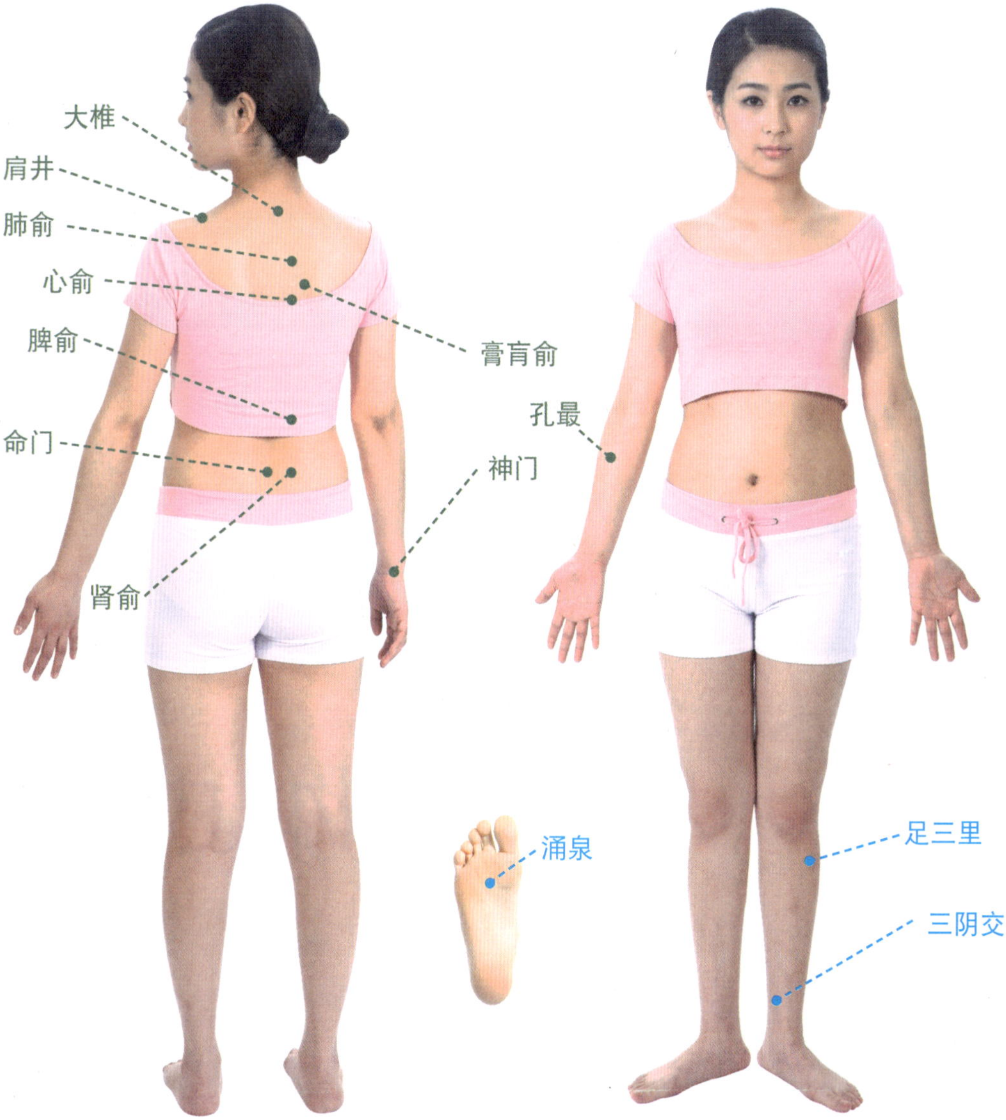

选穴取穴

大椎、心俞、肺俞、脾俞、肾俞、膏肓俞、神门、孔最、三阴交、足三里、肩井、命门、涌泉等穴。

按摩方法

步骤1

背部捏脊，在心俞、肺俞、脾俞、肾俞、膏肓俞、命门等穴重点按揉，每穴1～2分钟。

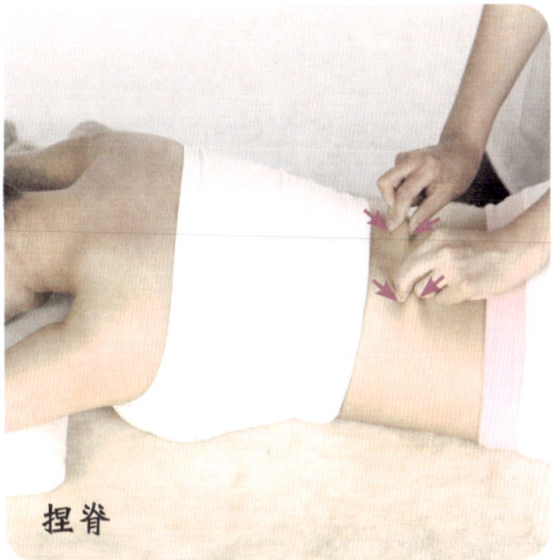

捏脊

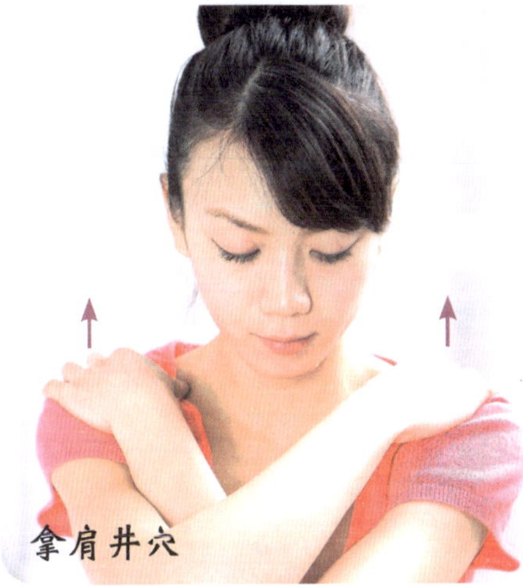

拿肩井穴

步骤2

点按神门、孔最、三阴交、足三里等穴1～2分钟，以有酸胀为度，拿肩井穴2～3分钟。

步骤3

从大椎穴开始擦摩至腰骶部，每次2～3分钟，擦3～5次。擦涌泉穴3分钟。每日1次，至愈为止。

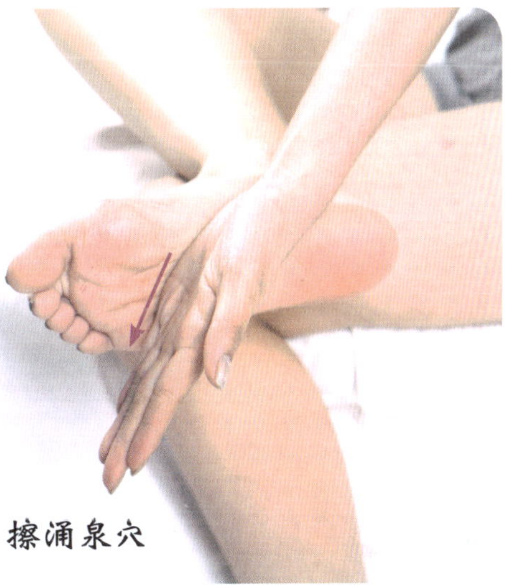

擦涌泉穴

温馨提示

肺结核患者的合理饮食的原则是多吃富含蛋白质的食物，如鱼、蛋、瘦肉、牛奶、豆制品，多吃富含维生素的新鲜蔬菜、瓜果，少吃或不吃含脂肪高的油腻食品；更要严格戒烟，节制饮酒。

第二十五节 慢性胃炎

慢性胃炎属中医胃脘痛范畴，而胃脘痛又是多种胃病常出现的一个共同症状，是常见多发病，男女皆可发生，尤以中年人居多。本病多因长期饮食不规律，或精神刺激、情志不畅而气机逆乱、肝邪犯胃，或过度劳累、气候变化而外邪内侵、客犯脾胃等所致。

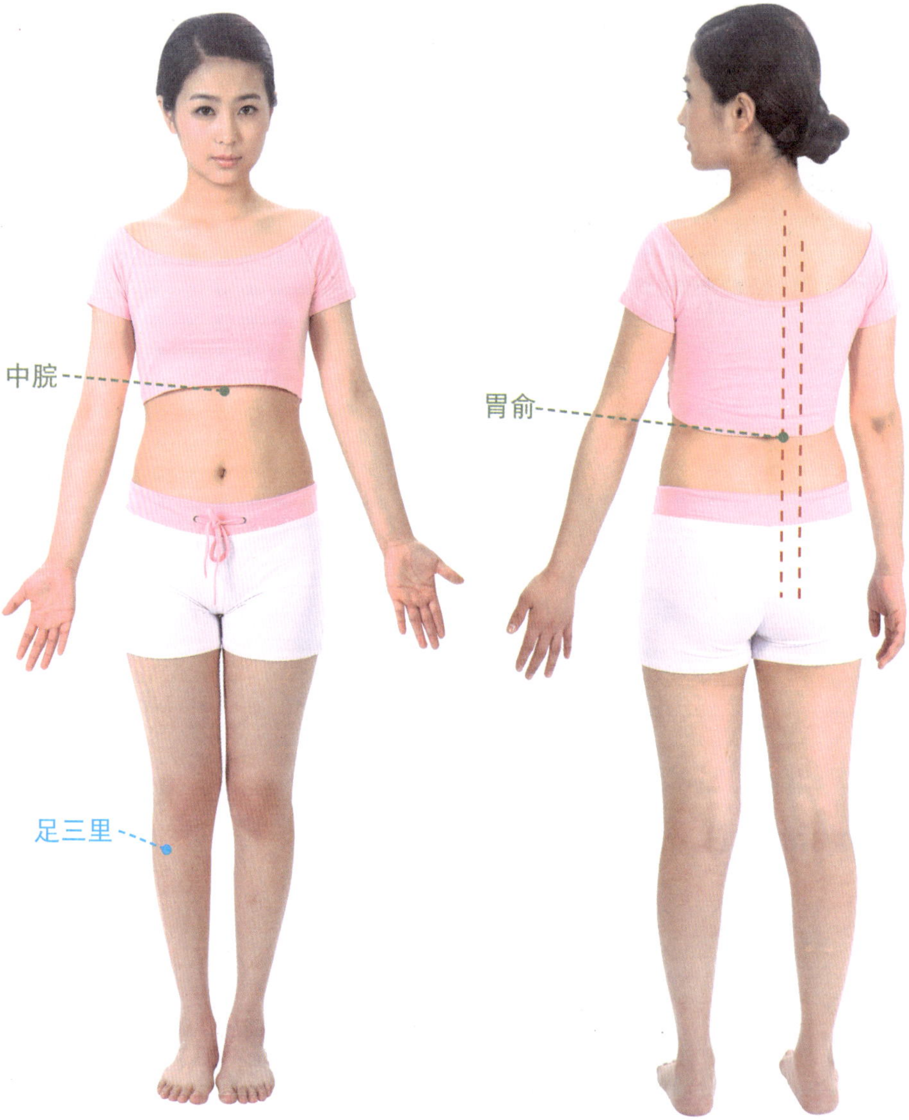

选穴取穴

中脘、足三里、胃俞等穴及背部膀胱经循行路线。

按摩方法

步骤1 →

以中脘穴为中心在上腹部进行摩腹10～15分钟。

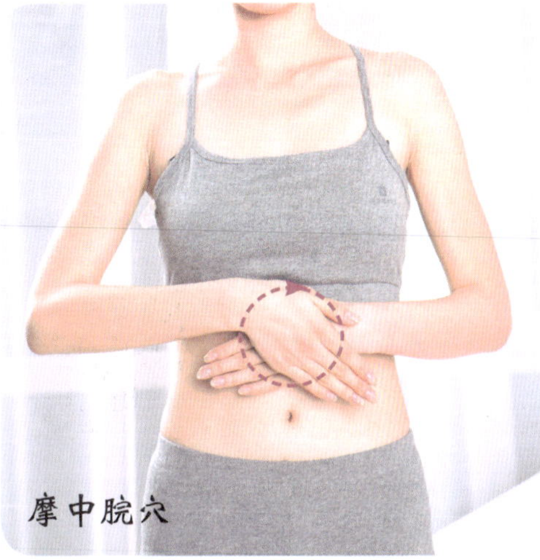
摩中脘穴

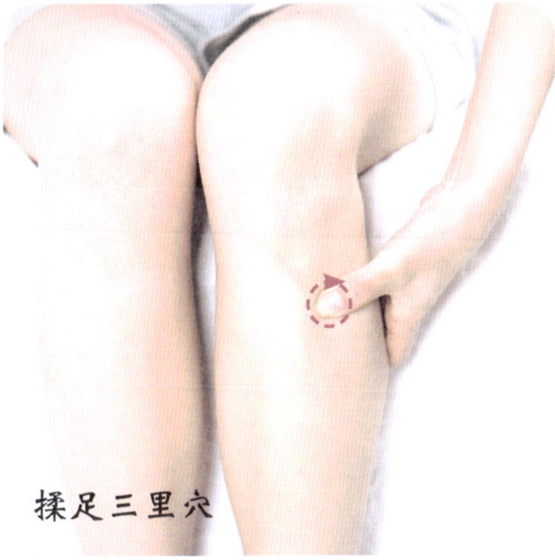
揉足三里穴

步骤2 ←

按揉足三里穴约3分钟。

步骤3 →

在背部膀胱经循行路线用推法按摩3～5分钟，重点按揉胃俞穴1～2分钟。每日1～2次，至愈为止。

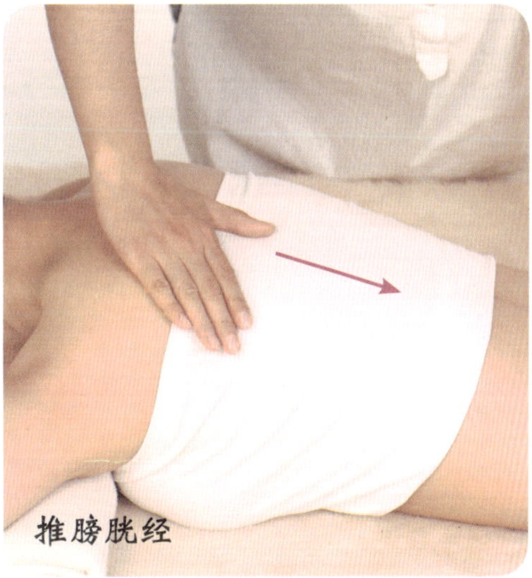
推膀胱经

温馨提示

胃炎患者应保持精神愉悦，戒烟忌酒，忌过酸、过辣等刺激性食物，保持生活规律，劳逸结合，气候变化及时增加衣物。

第二十六节 胃及十二指肠溃疡

胃及十二指肠溃疡的形成可能与中枢神经系统功能紊乱和胃液中胃酸和胃蛋白酶的消化作用有关，故亦称消化性溃疡。属中医“胃脘痛”范畴，多因情志不舒、饮食失调、气滞血瘀、络脉受损所致，或由慢性胃炎失治转化而成。

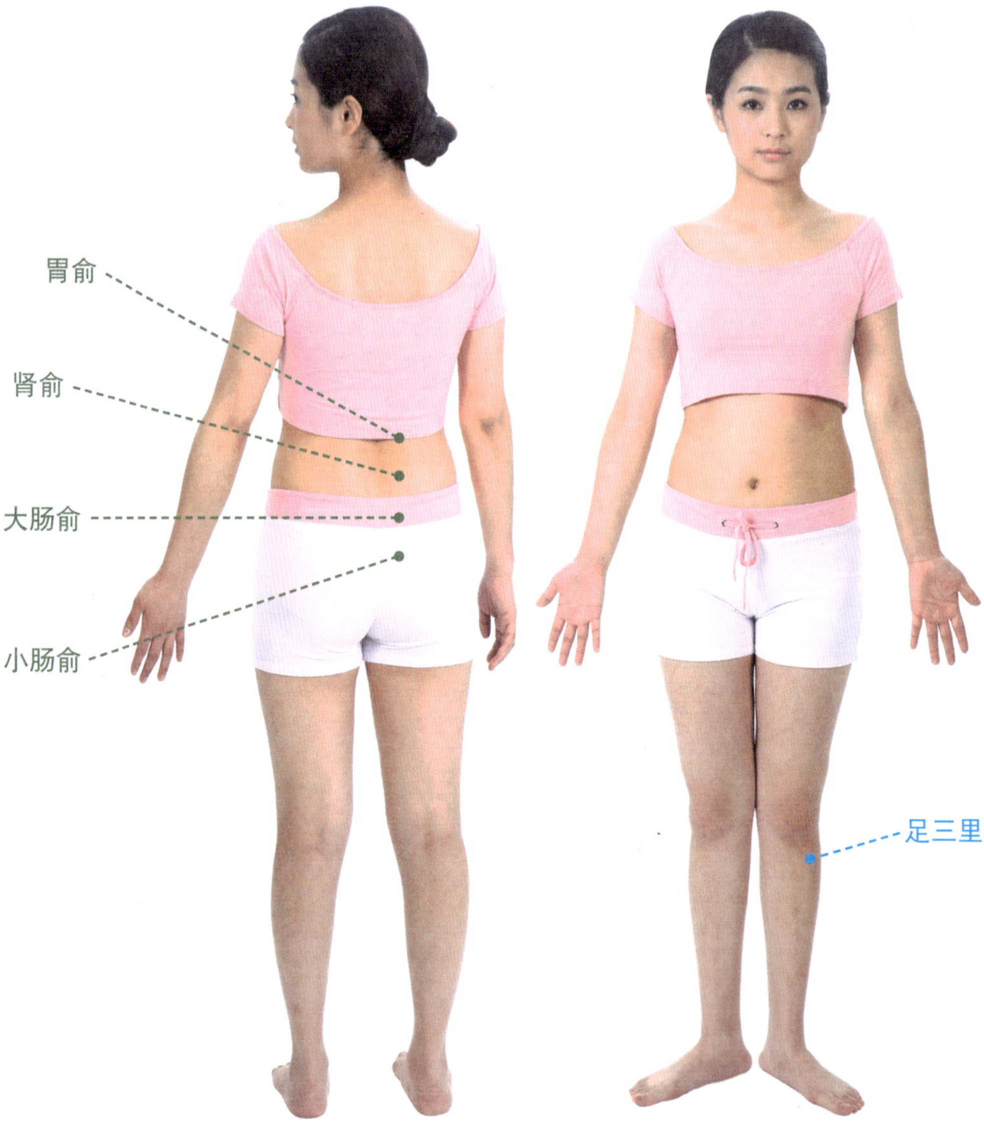

选穴取穴

胃俞、小肠俞、肾俞、大肠俞、足三里等穴。

按摩方法

步骤1

按揉胃俞、小肠俞等穴各1～3分钟。

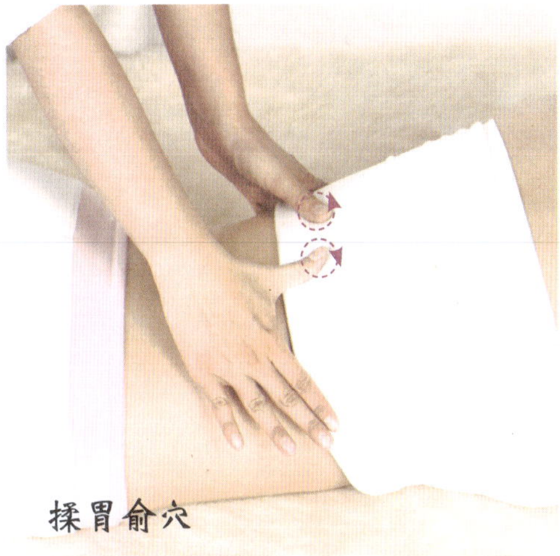

揉胃俞穴

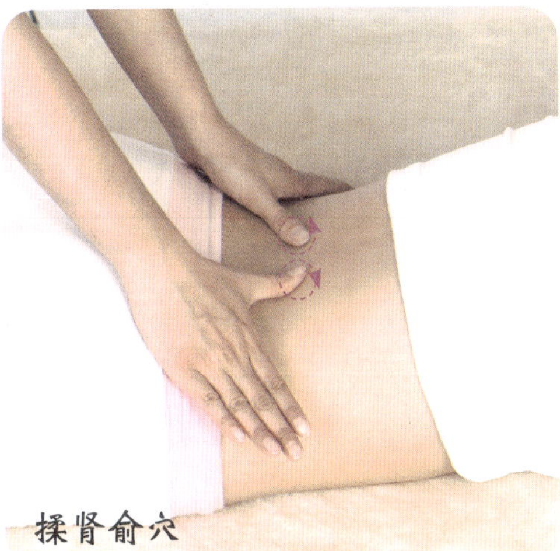

揉肾俞穴

步骤2

按揉肾俞、大肠俞等穴各1～3分钟。

步骤3

按揉足三里1～3分钟。用力从轻到重，每日1次，至愈为度。

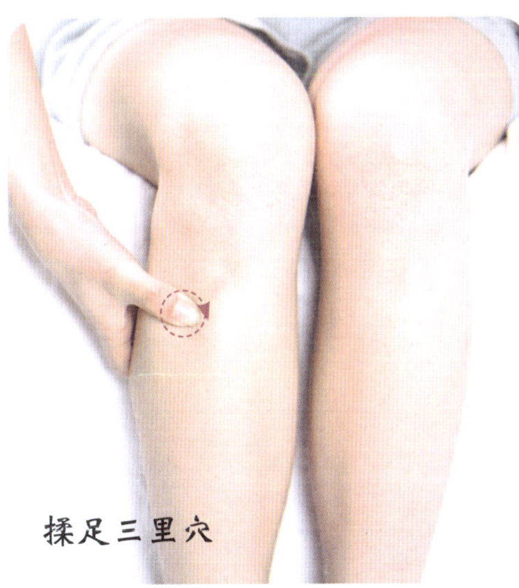

揉足三里穴

温馨提示

应注意保持乐观的心态，养成良好的生活习惯，合理饮食，避免食用刺激性食物，少食易胀气、过甜及过酸的食物及水果。注意休息，避免过度焦虑与劳累，戒烟戒酒。

第二十七节 膈肌痉挛

中医称“呃逆”，俗称“打呃”。是以气逆上冲、喉间呃逆连声、声短而频，令人不能自主的一种症状。引起呃逆的原因很多，如进食过快，吃刺激性食物和吸入冷空气等，轻者间断打嗝，重者可连续呃逆或呕逆，腹胀、腹痛，甚至引起小便失禁。

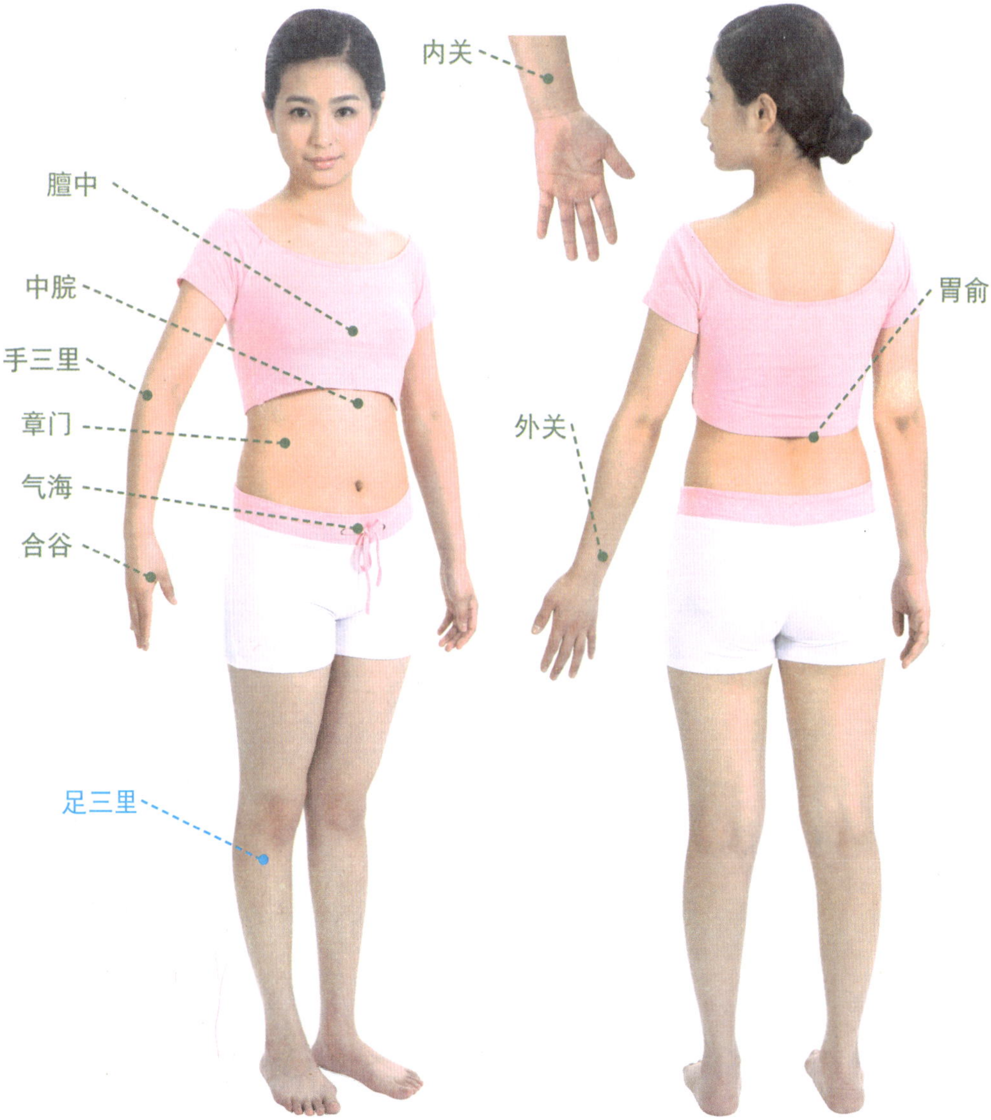

选穴取穴

胃俞、手三里、足三里、合谷、气海、中脘、膻中、内关、外关、章门等穴。

按摩方法

步骤1 →

按揉手三里、足三里、合谷等穴各2～3分钟。

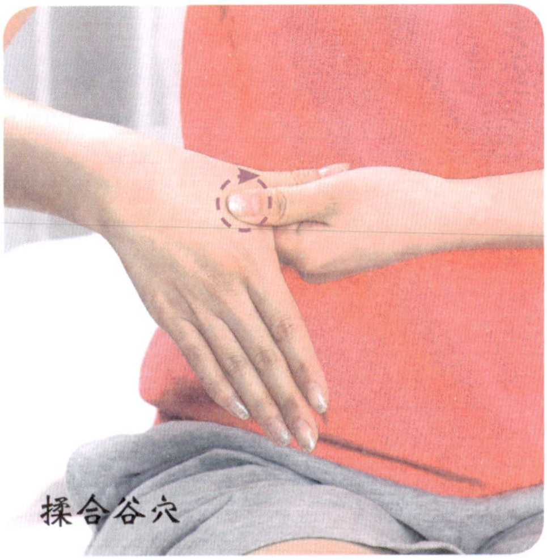
揉合谷穴

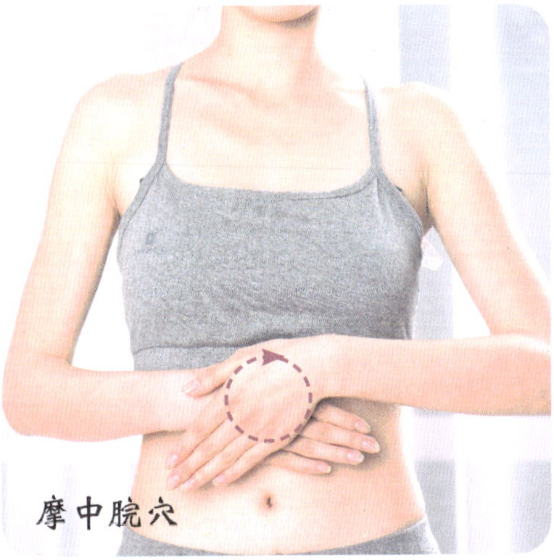
摩中脘穴

步骤2 ←

按揉胃俞、章门、气海等穴3分钟，摩中脘穴5分钟，擦膻中穴3分钟。

步骤3 →

拿揉内关、外关等穴各3次。

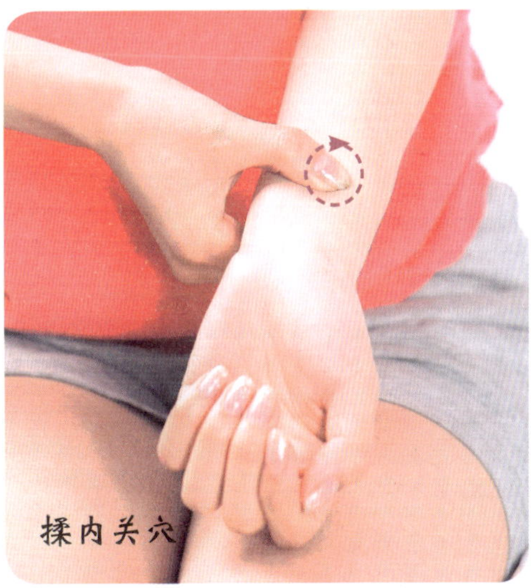
揉内关穴

温馨提示

保持心情舒畅，适量食用生冷食品，煎炸难消化的食品不宜多吃，不宜食用易胀气的食物，保持大便通畅。

第二十八节 慢性肾炎

慢性肾小球肾炎简称为慢性肾炎，一般表现为蛋白尿、血尿、高血压、水肿等症状，起病方式各有不同，病变进展缓慢，可以不同程度肾功能减退，最终可发展为慢性肾衰竭，属中医“水肿”范畴。

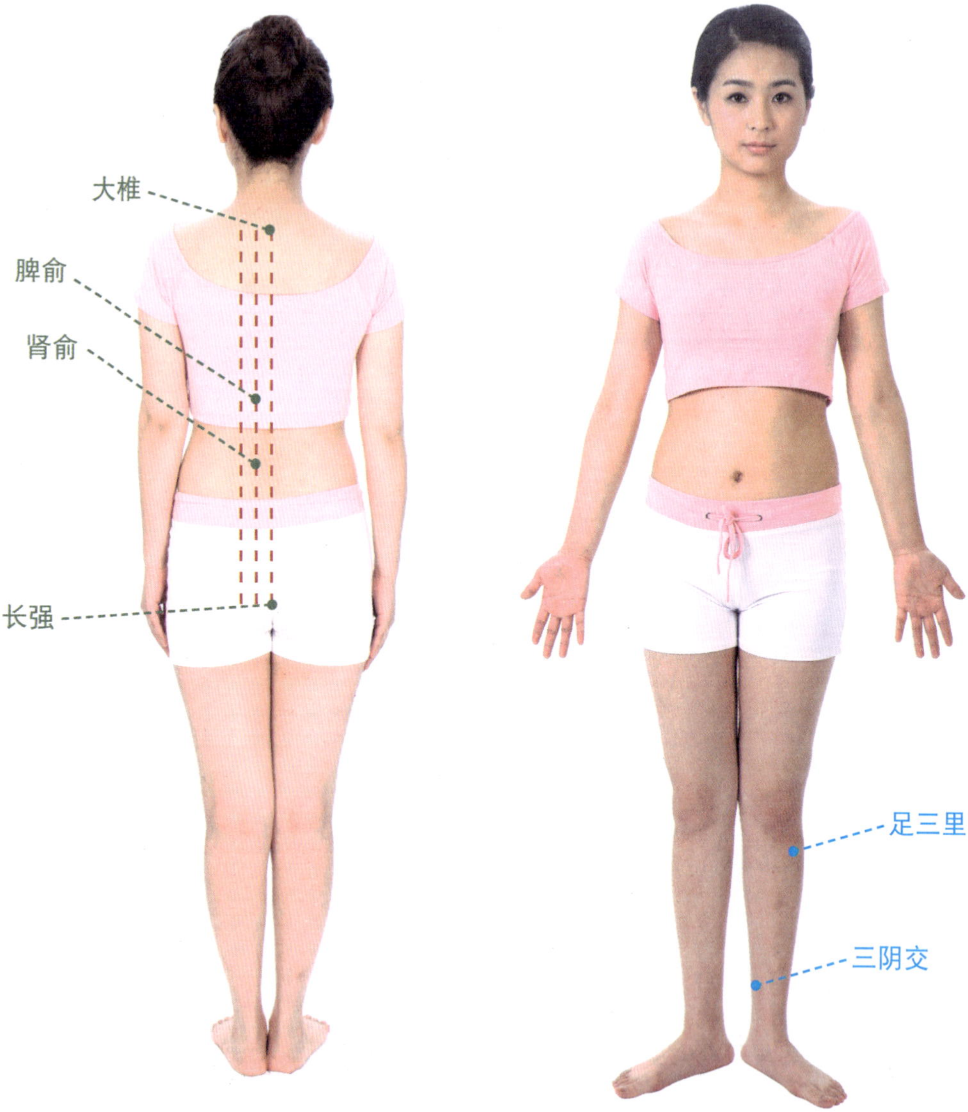

选穴取穴

肾俞、脾俞、足三里、三阴交等穴，脊柱督脉（大椎穴至长强穴）及两侧膀胱经。

按摩方法

步骤1

按揉肾俞、脾俞等穴各5分钟。

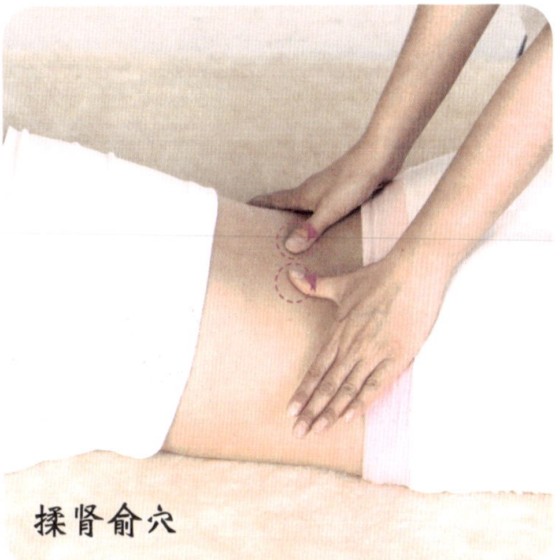
揉肾俞穴

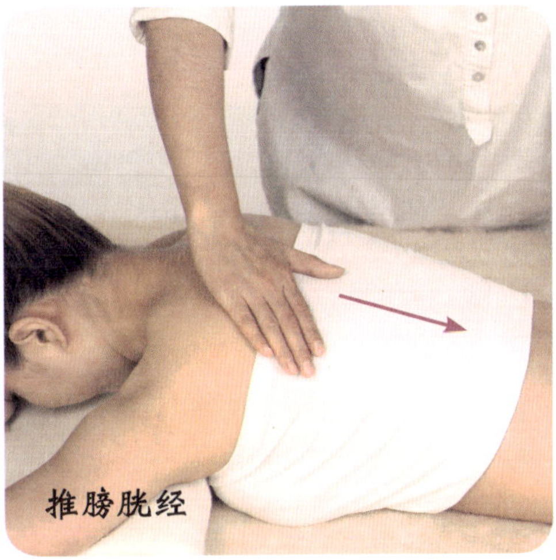
推膀胱经

步骤2

从大椎穴沿脊椎按推至长强穴及推两侧膀胱经。如此重复15～30分钟。

步骤3

点按足三里、三阴交等穴各8～10分钟。每日1次，至愈为止。

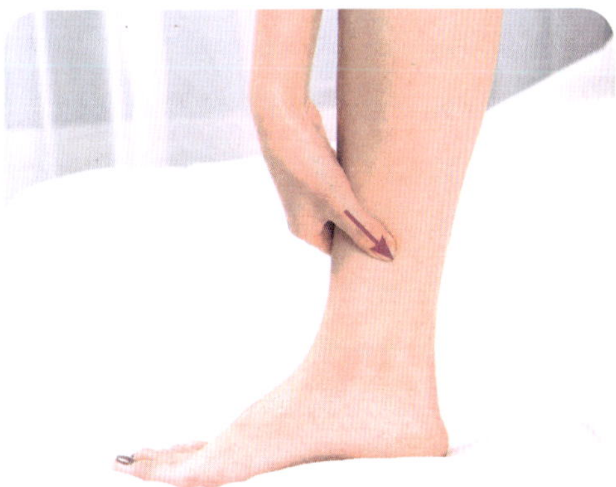
按三阴交穴

温馨提示

慢性肾炎患者饮食要保持低盐、低脂肪、优蛋白、高维生素、高碳水化合物，忌肥腻、辛辣刺激性食物及各种海产品，宜戒烟忌酒，少喝咖啡，补充粗纤维食物。

第二十九节 尿失禁

膀胱和尿道括约肌失去随意控制而产生的尿液不自主流出的现象。尿失禁，古称“溺沥”，妇女患者为多。尿失禁可以发生在任何年龄段及性别，尤其以女性及老年人为多。中医认为其多因肾虚失固所致。

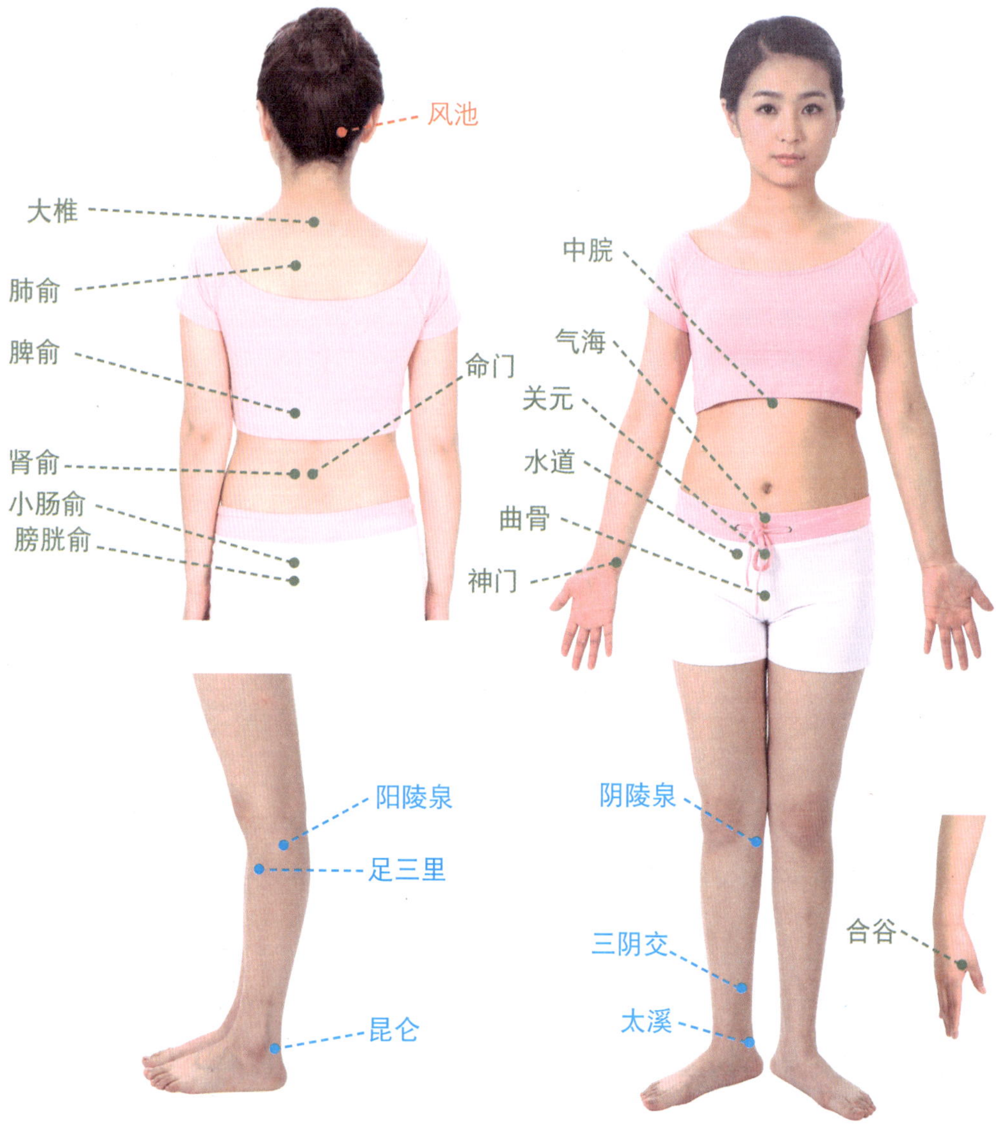

选穴取穴

肾俞、命门、脾俞、膀胱俞、小肠俞、大椎、肺俞、风池、神门、合谷、中脘、气海、关元、曲骨、水道、阴陵泉、阳陵泉、足三里、三阴交、太溪、昆仑等穴。

按摩方法

步骤1 →

按揉大椎、肺俞、脾俞、肾俞、命门、膀胱俞、小肠俞等穴各2～3分钟。

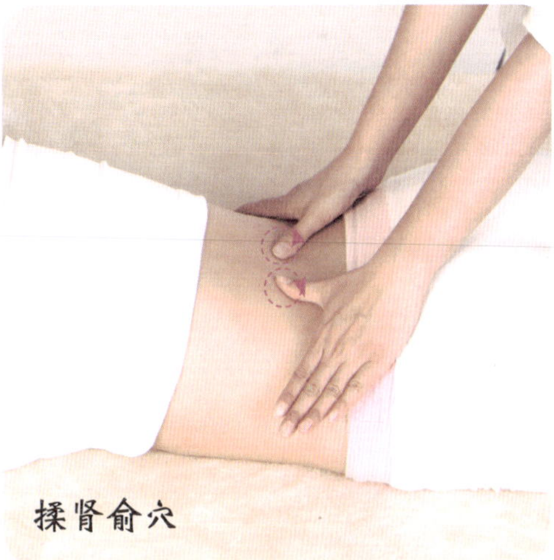

揉肾俞穴

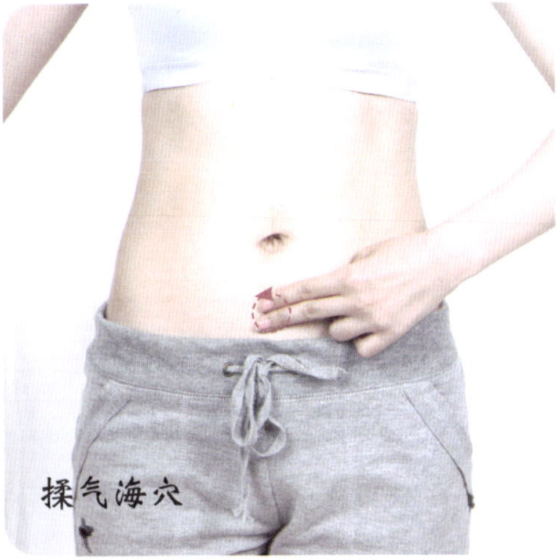

揉气海穴

步骤2 ←

按摩中脘穴3分钟，按揉气海、关元、曲骨、水道等穴各2～3分钟。

步骤3 →

按揉风池、神门、合谷、阴陵泉、阳陵泉、足三里、三阴交、太溪、昆仑等穴各2～3分钟。每日1次，至愈为止。

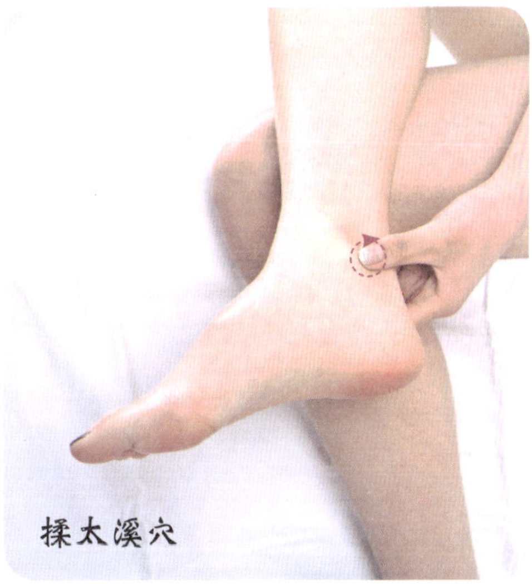

揉太溪穴

温馨提示

本病的预防要做到饮食清淡，多食含纤维素丰富的食物，防止因便秘而引起的腹压增高，有规律的性生活，防止尿道感染，加强体育锻炼，保持乐观、豁达的心情，积极平和的心态。

第三十节 消化不良

消化不良是指消化系统本身的疾病或其他疾病所引起消化功能紊乱的症候群，多因肝郁气滞，饮食不节所致。如暴饮暴食、时饥时饱、偏食辛辣肥甘，或食过冷、过热、过硬之物损伤脾胃，或久病体虚、脾胃消化功能减弱而致。

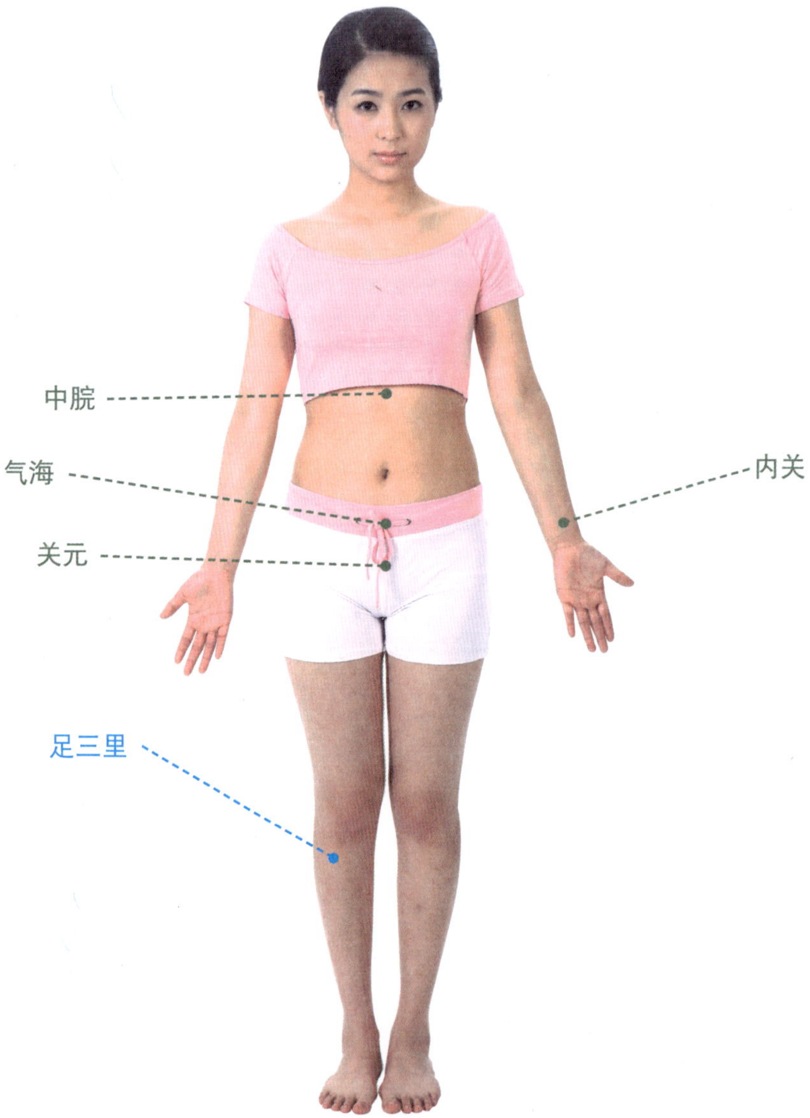

选穴取穴

中脘、气海、关元、内关、足三里等穴。

按摩方法

步骤1

在中脘、气海、关元等穴处用掌揉法顺时针与逆时针各按揉1～2分钟。

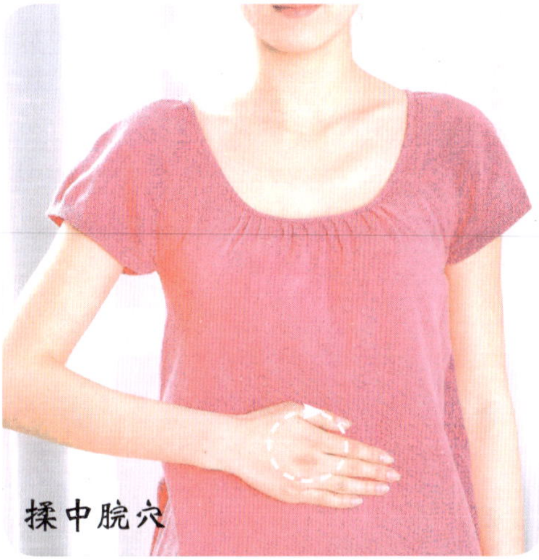

揉中脘穴

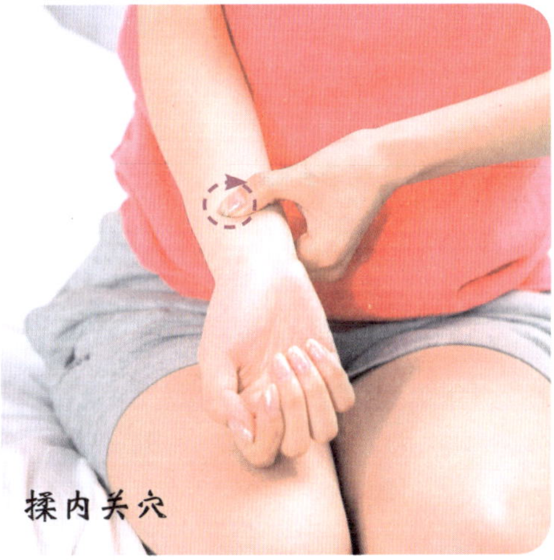

揉内关穴

步骤2

在双侧内关、足三里等穴处用拇指推揉1～2分钟，使局部有酸、胀、麻的感觉为止。每日按摩1次，至愈为止。

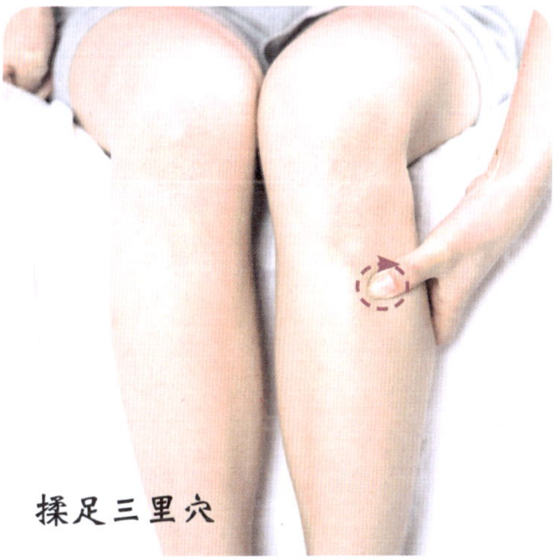

揉足三里穴

温馨提示

预防本病应养成良好的生活习惯，不暴饮暴食，避免吃不易消化的食物及饮用各种易产气的饮料，宜戒烟酒，避免食用生冷、辛辣刺激性的食物，经常进行锻炼以保持健康体态。

第三十一节 肠炎

肠炎属中医“泄泻”“腹泻”范畴，是一年四季、男女老幼皆可发生的常见多发病。中医认为其多因湿邪侵袭、寒凉为犯、饮食所伤、情志失调、脾胃虚弱等因所致，病在肠胃，但与肝肾有关。表现为腹痛、肠鸣、大便次数增多、稀便甚至泻物如水样。

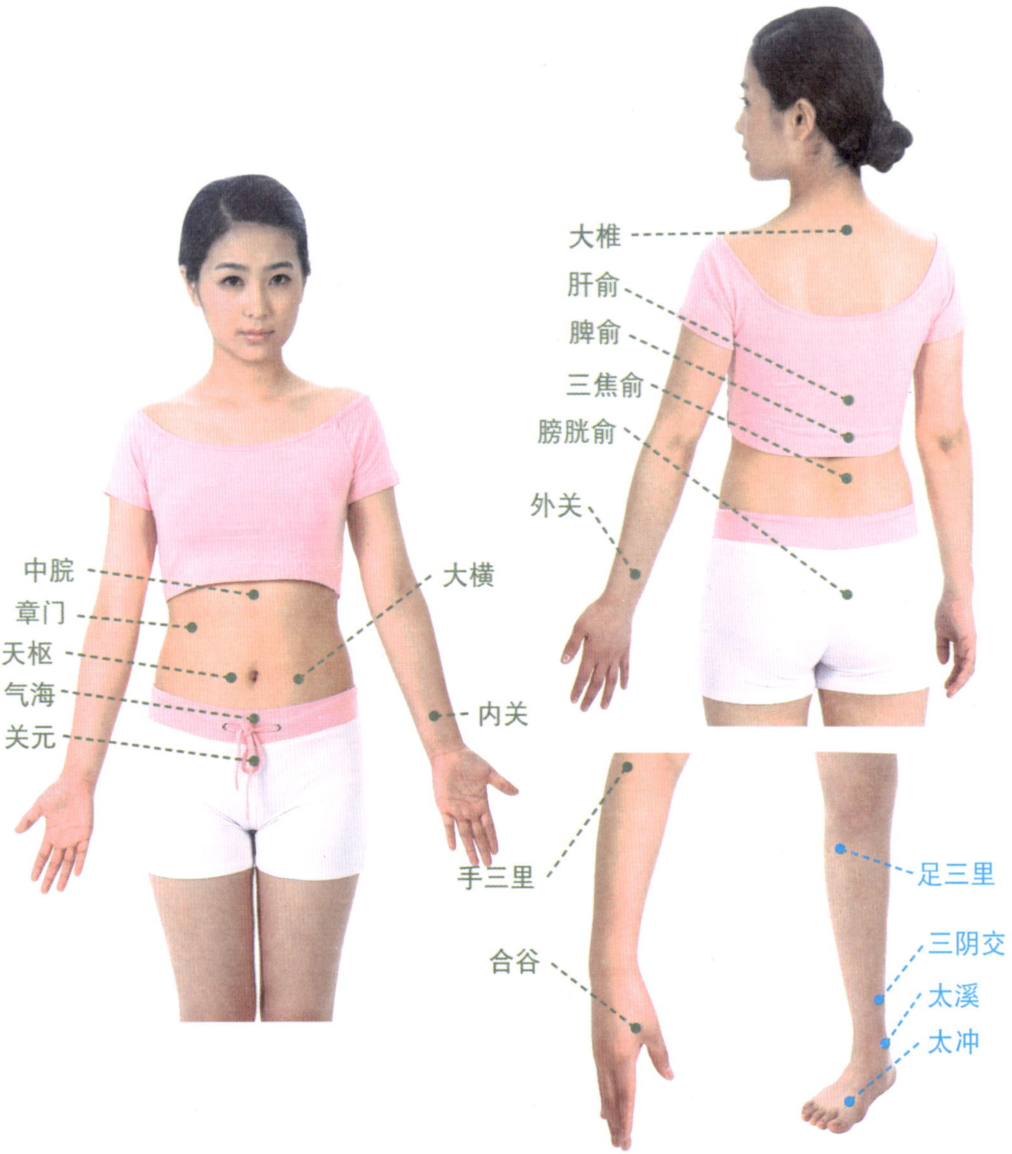

选穴取穴

大椎、肝俞、脾俞、三焦俞、膀胱俞、合谷、内关、外关、手三里、中脘、章门、天枢、大横、气海、关元、足三里、三阴交、太溪、太冲等穴。

按摩方法

步骤1 →

按揉大椎穴，擦双侧肝俞、脾俞、三焦俞、肾俞、膀胱俞等穴各2～3分钟。

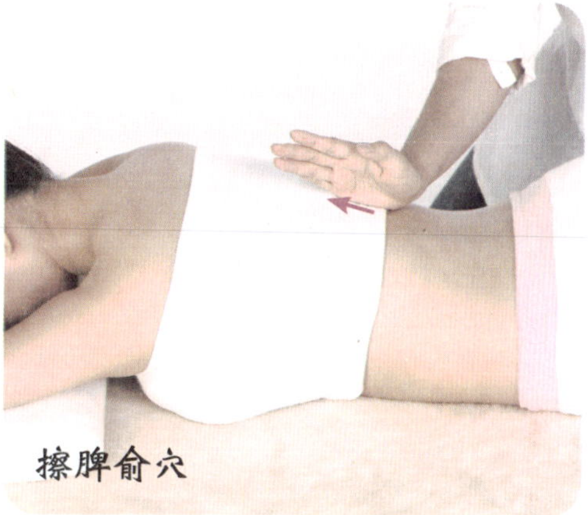

擦脾俞穴

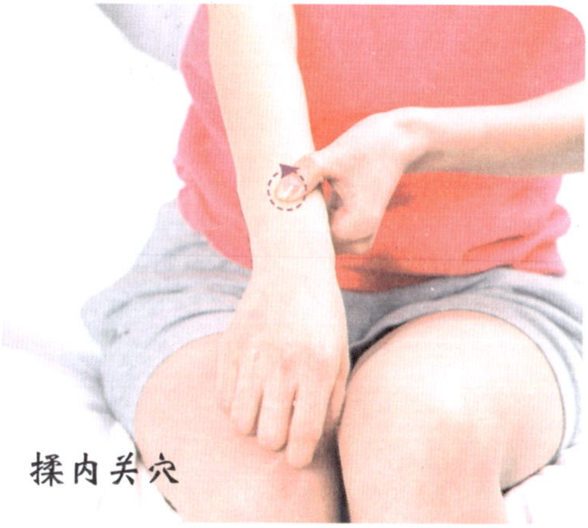

揉内关穴

步骤2 ←

按揉合谷、内关、外关、手三里等穴各2～3分钟。

步骤3 →

按揉中脘、章门、天枢、大横、气海、关元等穴各2～3分钟。

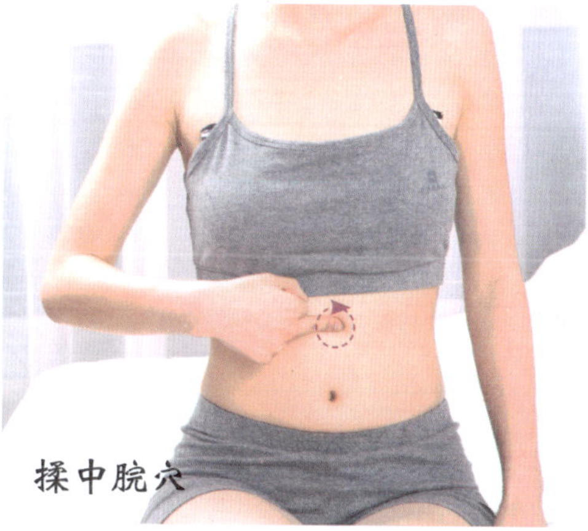

揉中脘穴

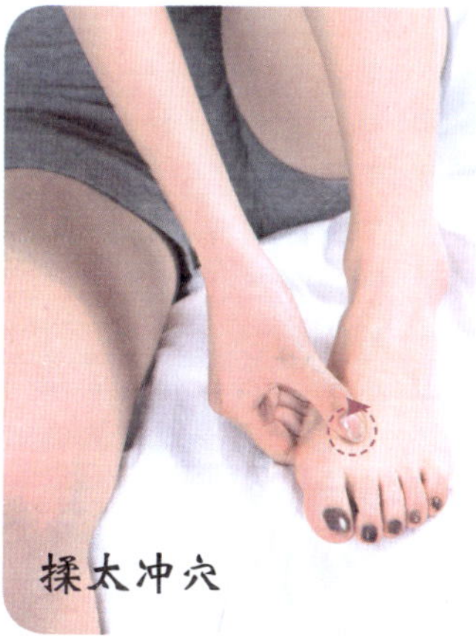

揉太冲穴

步骤4 ←

按揉足三里、三阴交、太溪、太冲等穴各2～3分钟。每日1次，至愈为止。

第三十二节 便 秘

便秘是一种常见的复杂症状，多因排便动力缺乏或津液枯燥所致，主要表现为排便次数减少、粪便量减少、粪便干结、排便费力等症。

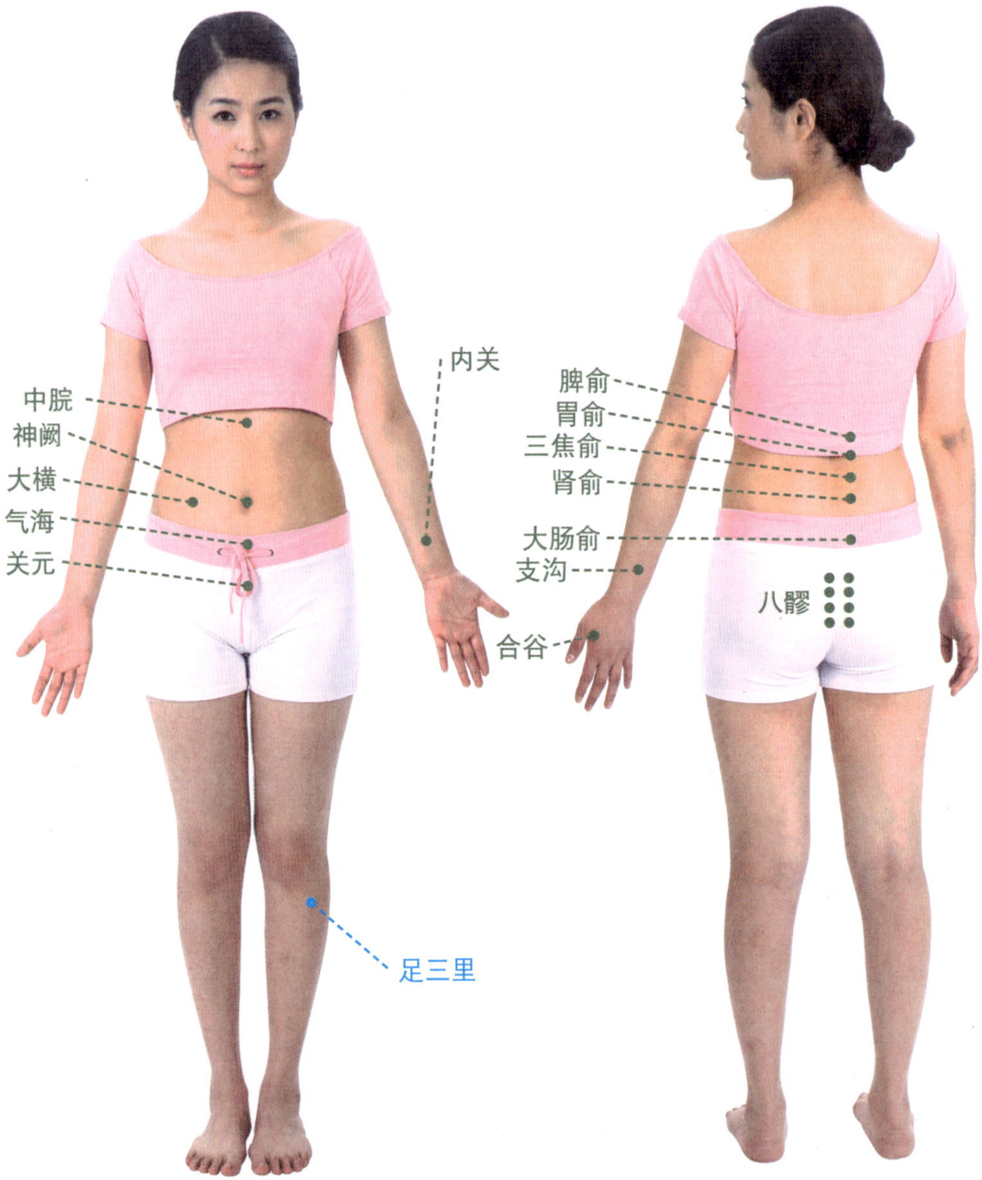

选穴取穴

中脘、神阙、关元、气海、大横、脾俞、胃俞、肾俞、大肠俞、三焦俞、八髎、合谷、支沟、足三里等穴。

按摩方法

步骤1 →

按揉中脘、神阙、关元、气海、大横等穴各1分钟，然后用掌根以神阙穴为中心顺时针摩腹5分钟，再逆时针摩腹5分钟。

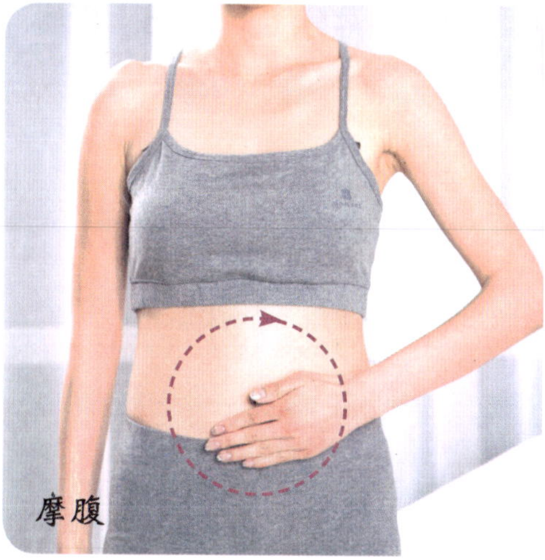

摩腹

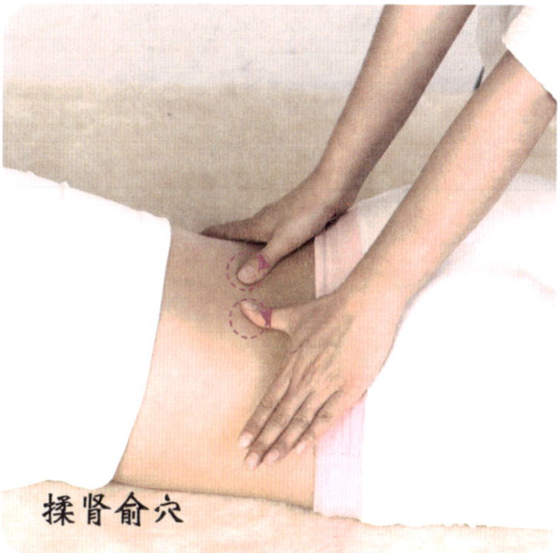

揉肾俞穴

步骤2 ←

用双手拇指按揉脾俞、胃俞、肾俞、大肠俞、三焦俞、八髎等穴各1分钟，然后用掌根揉腰骶部3～5分钟。

步骤3 →

按揉合谷、支沟、足三里等穴各1分钟。每日1次，至愈为止。

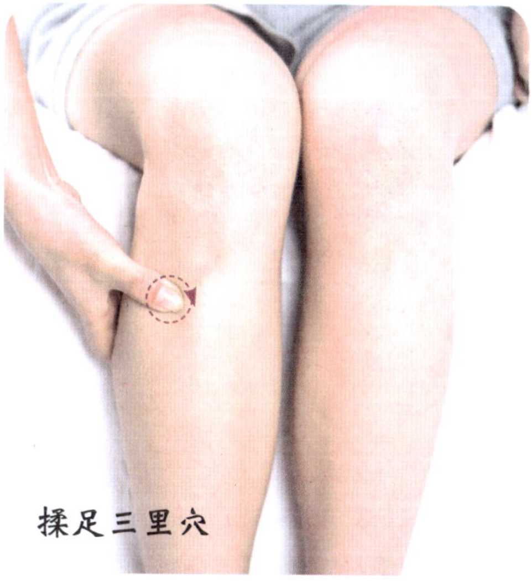

揉足三里穴

温馨提示

按摩腹部时如感觉腹部有硬块，可用手指轻按硬块处，使其下行。便秘的预防应养成良好的饮食习惯，多吃蔬菜、水果，少食辛辣刺激性食物，养成定时排便的习惯。

第三十三节 落枕

落枕多因睡眠时头颈部位置不当或枕头不适等使颈部肌肉长时间维持在过度伸展位或紧张状态，引起颈部肌肉损伤或痉挛；或因风寒湿邪侵袭，使肌肉气血凝滞、经脉瘀阻；或者患者事前未有准备，致使颈部突然扭转等导致落枕的发生。

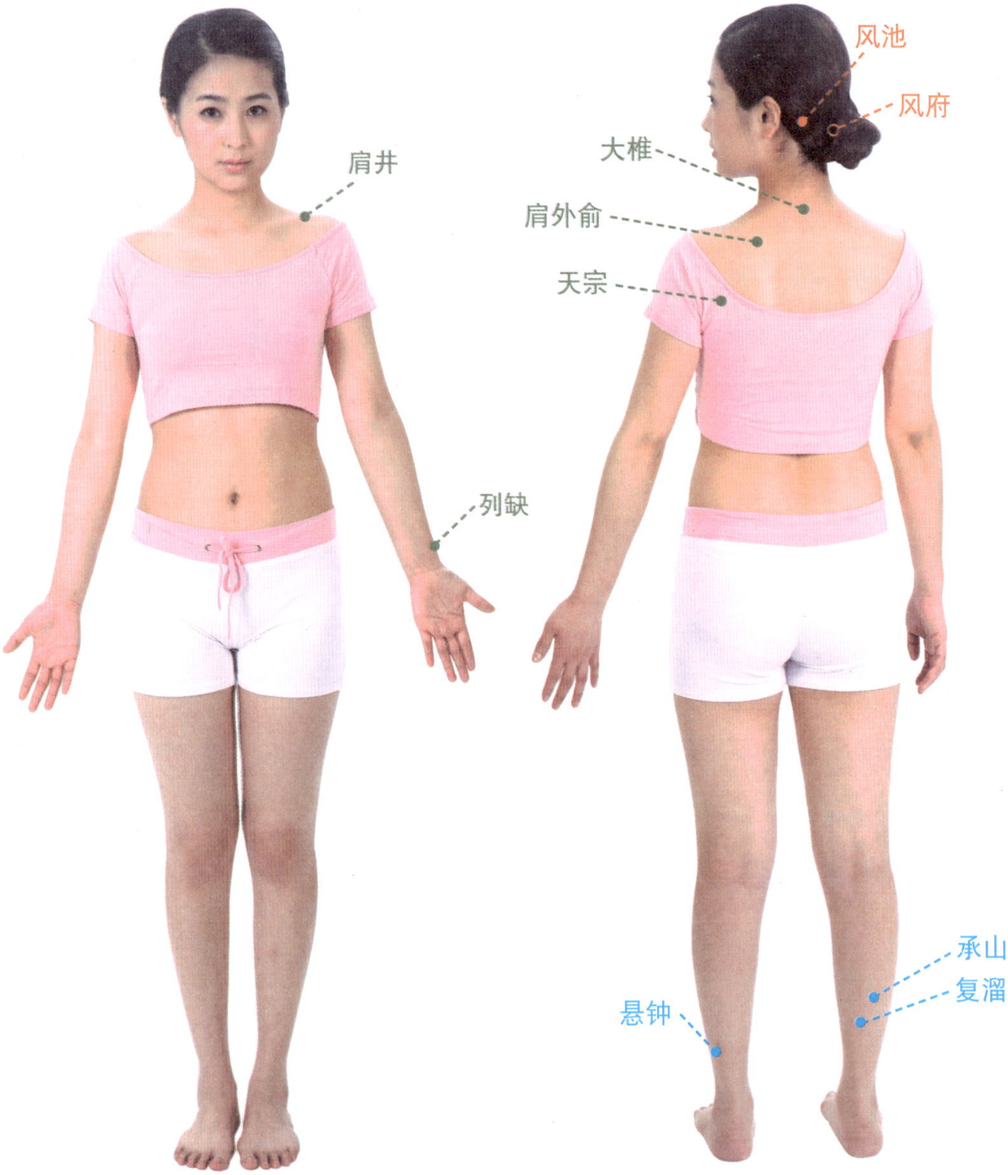

选穴取穴

风池、肩井、大椎、列缺、天宗、风府、复溜、承山、悬钟、肩外俞等穴。

按摩方法

步骤1

先做颈部屈伸、旋转活动，再按揉风池、肩井、大椎、列缺、天宗、风府等穴各2～3分钟，另按揉疼痛点即阿是穴2～3分钟。

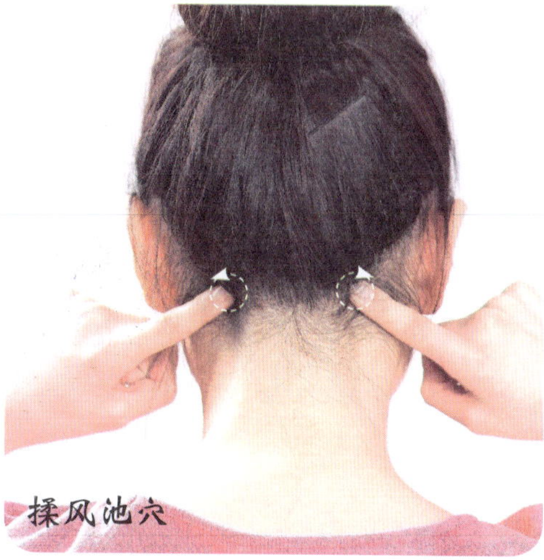
揉风池穴

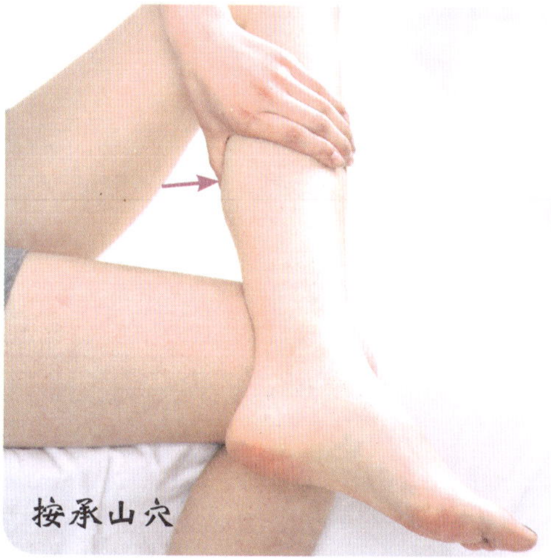
按承山穴

步骤2

点按复溜、承山、悬钟等穴1～2分钟。

步骤3

用右肘窝夹住患者下颌，左手扶于后枕部，缓慢向上牵引1～2分钟。再用掌根揉按肩外俞穴及拿提颈背部肌肉至有发热感为宜。

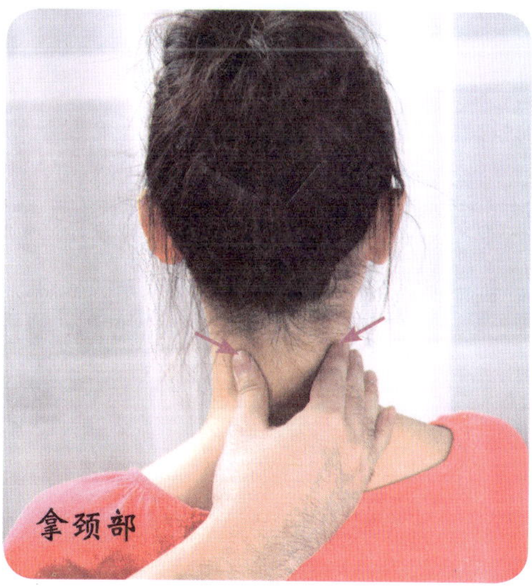
拿颈部

温馨提示

落枕的预防首先应选择高低、软硬适宜的枕头睡觉，而且平时应做好颈肩部保暖防止受凉，在工作、看书、看电视时应保持姿势正确，注意休息。如落枕反复发作可能是颈椎病的前兆应及时诊治。

第三十四节 颈椎病

颈椎病是因颈椎退行性变引起颈椎管或椎间孔变形、狭窄，刺激、压迫颈部脊髓、神经根，并引起相应临床症状的疾病。一般表现为头、颈、肩、臂麻木疼痛，若病变累及椎动脉及交感神经时，则可出现头晕、心慌等症，好发于40岁以上的成年人。

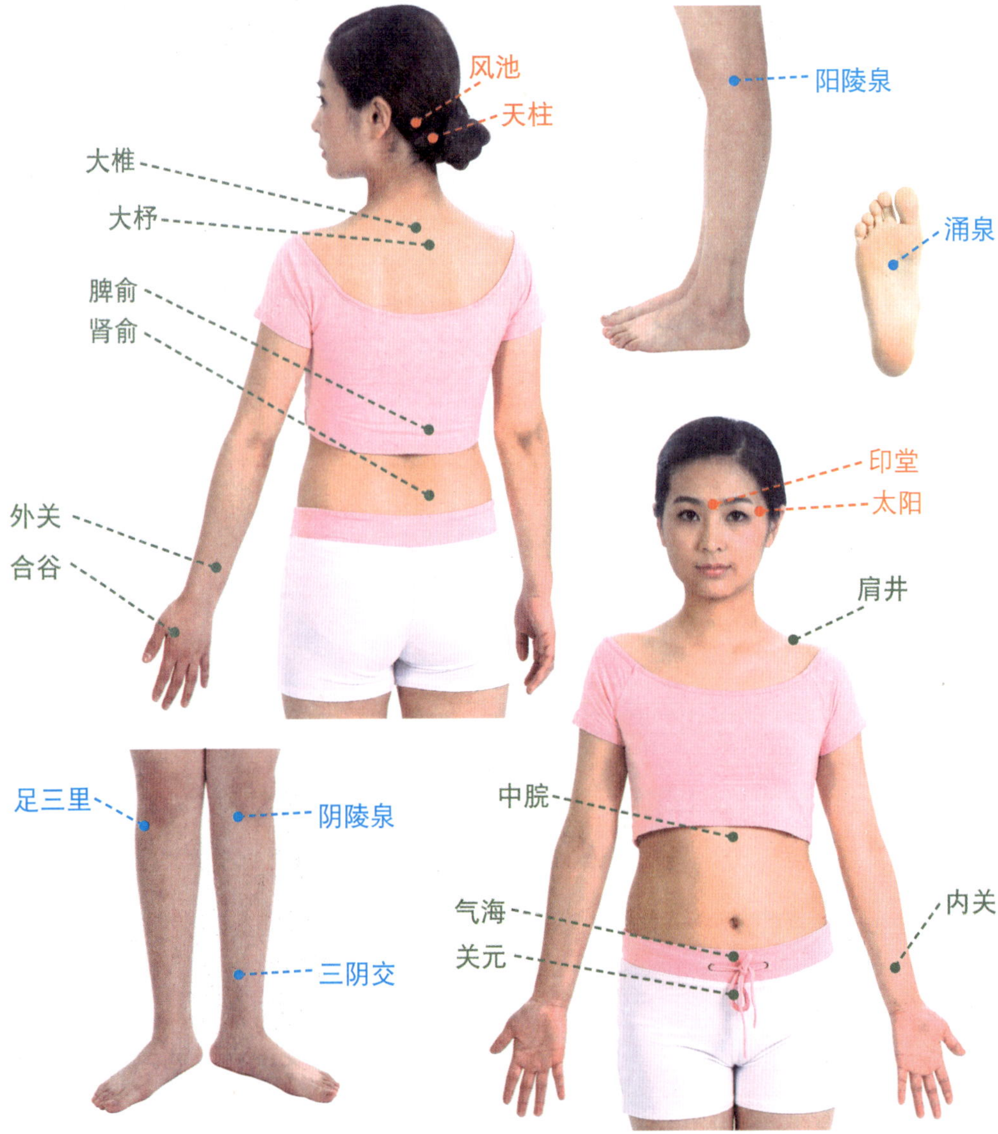

选穴取穴

印堂、太阳、风池、天柱、大椎、大杼、肩井、脾俞、肾俞、内关、外关、合谷、中脘、关元、气海、足三里、阴陵泉、阳陵泉、三阴交、涌泉等穴。

按摩方法

步骤1 →

按揉风池、天柱、大椎、大杼、印堂、太阳等穴各1～2分钟，拿肩井穴2分钟。

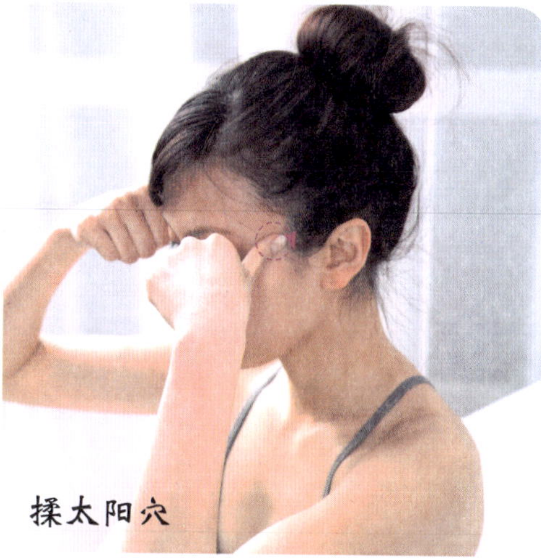

揉太阳穴

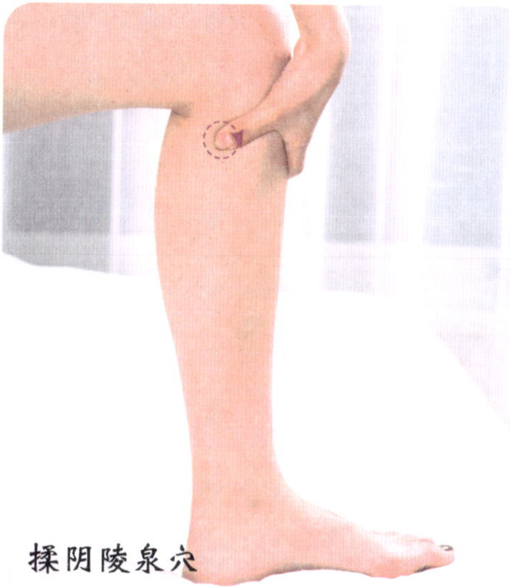

揉阴陵泉穴

步骤2 ←

按揉内关、外关、合谷、足三里、阴陵泉、阳陵泉、三阴交等穴各2分钟。

步骤3 →

揉中脘、气海、关元等各2分钟，擦脾俞、肾俞、涌泉等穴各2分钟。

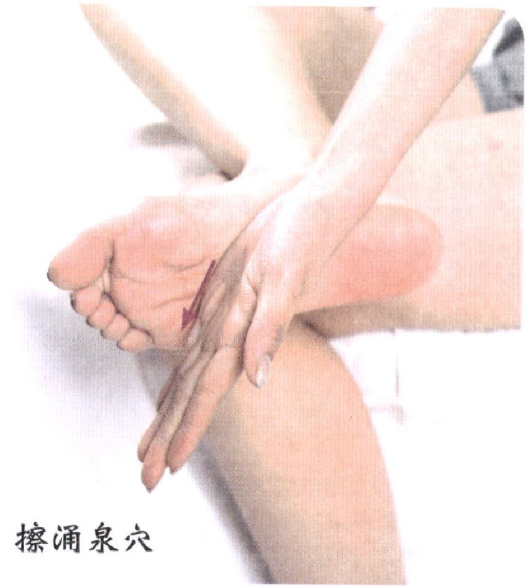

擦涌泉穴

温馨提示

颈椎病的预防应加强颈肩部肌肉的锻炼，工作空闲时做头及上肢的前屈、后伸及旋转运动，纠正不良姿势和习惯，避免高枕睡眠，注意颈肩部保暖。

第三十五节 关节炎

关节炎以痛、酸、麻、重为主要症状，表现为屈伸不利、活动受限、红肿灼热、关节变形，其痛多游走不定，肢体沉重胀麻，关节伸展受限。本病属中医“痹证”范畴，为常见多发病。

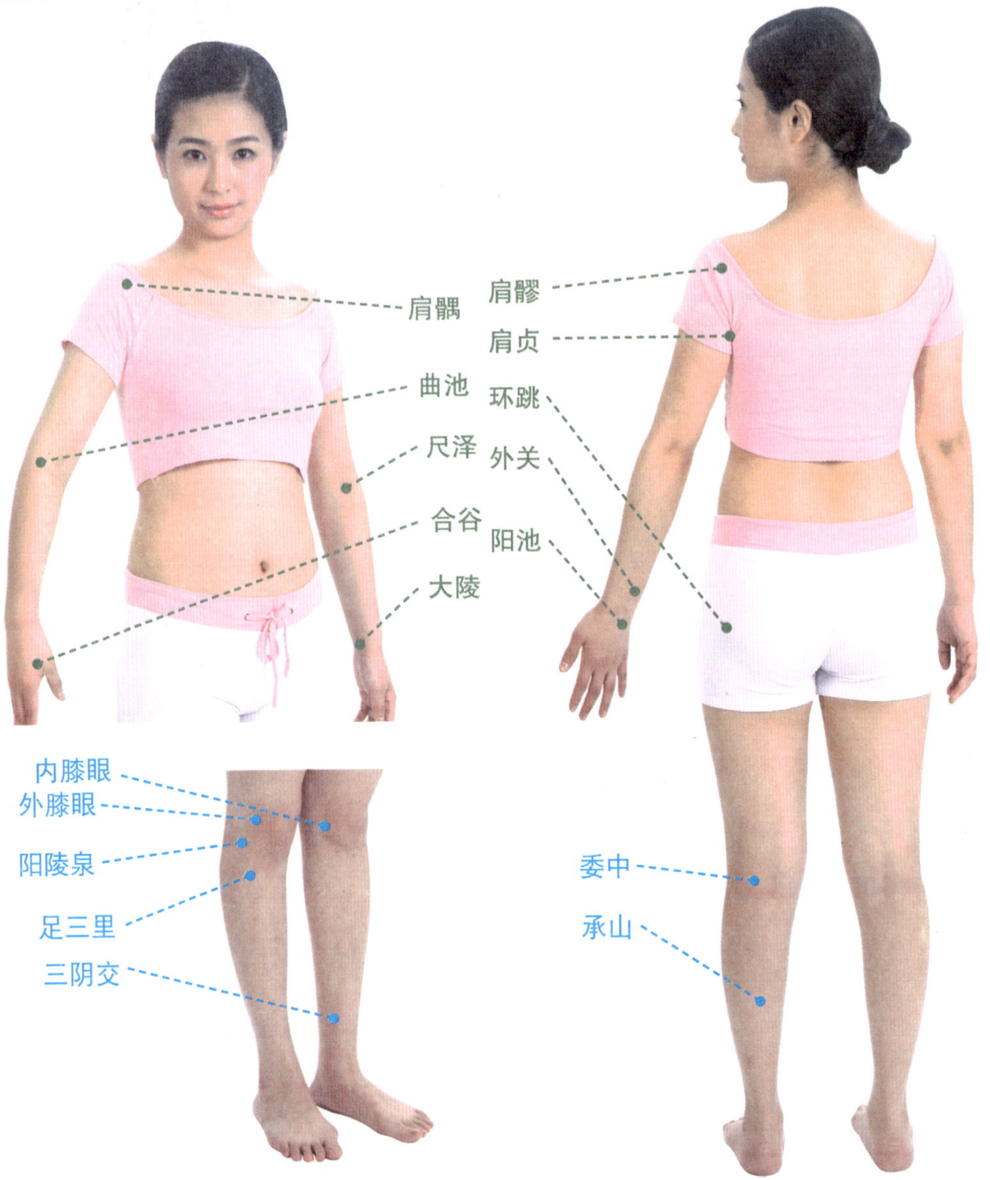

选穴取穴

肩髃、肩髎、肩贞、曲池、尺泽、外关、大陵、阳池、合谷、环跳、内外膝眼、阳陵泉、足三里、三阴交、承山、委中等穴。

按摩方法

步骤1 →

从肩部到腕部，上下往返用拿法，重点在肩、肘、腕等关节部，配合按揉肩髎、肩贞、肩髎、曲池、尺泽、外关、合谷、阳池、大陵等穴各3分钟。

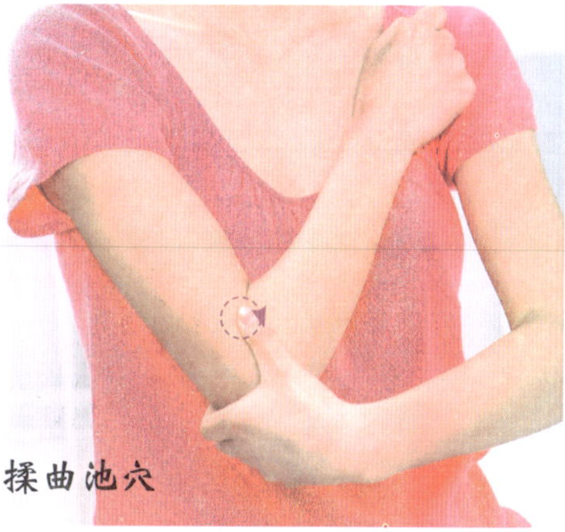

揉曲池穴

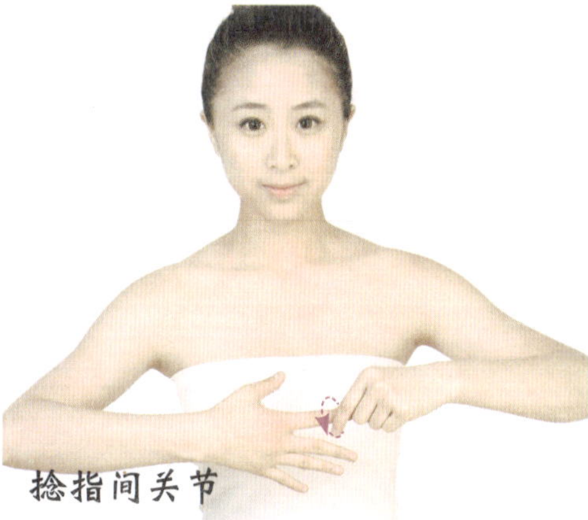

捻指间关节

步骤2 ←

捻、揉腕部及各掌指和指间关节，然后再摇肩、肘关节，搓上肢4～5次。

步骤3 →

进行髋关节后伸、外展及膝关节的伸屈被动活动，按揉环跳、承山、足三里、阳陵泉、内外膝眼、委中等穴各3分钟。

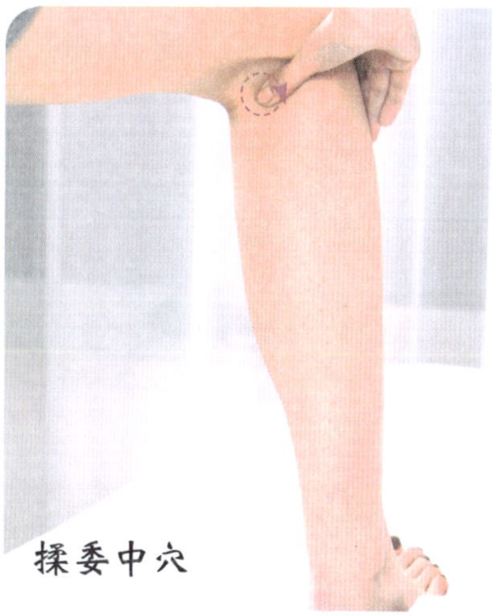

揉委中穴

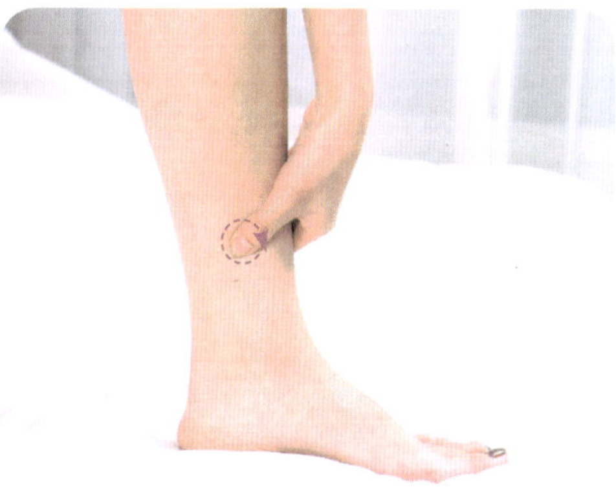

揉三阴交穴

步骤4 ←

做踝关节屈伸及内外翻活动，再捻摇足趾和摇踝关节，按揉三阴交穴3分钟，最后搓下肢。

第三十六节 腰肌劳损

主要症状表现为腰部酸痛，日间劳累加重，休息后可减轻。长期积累可使肌纤维变性，甚而少量撕裂形成疤痕或纤维索条或粘连，致使长期慢性腰背痛。且与天气变化有关，阴雨天疼痛加重，晴天缓解。

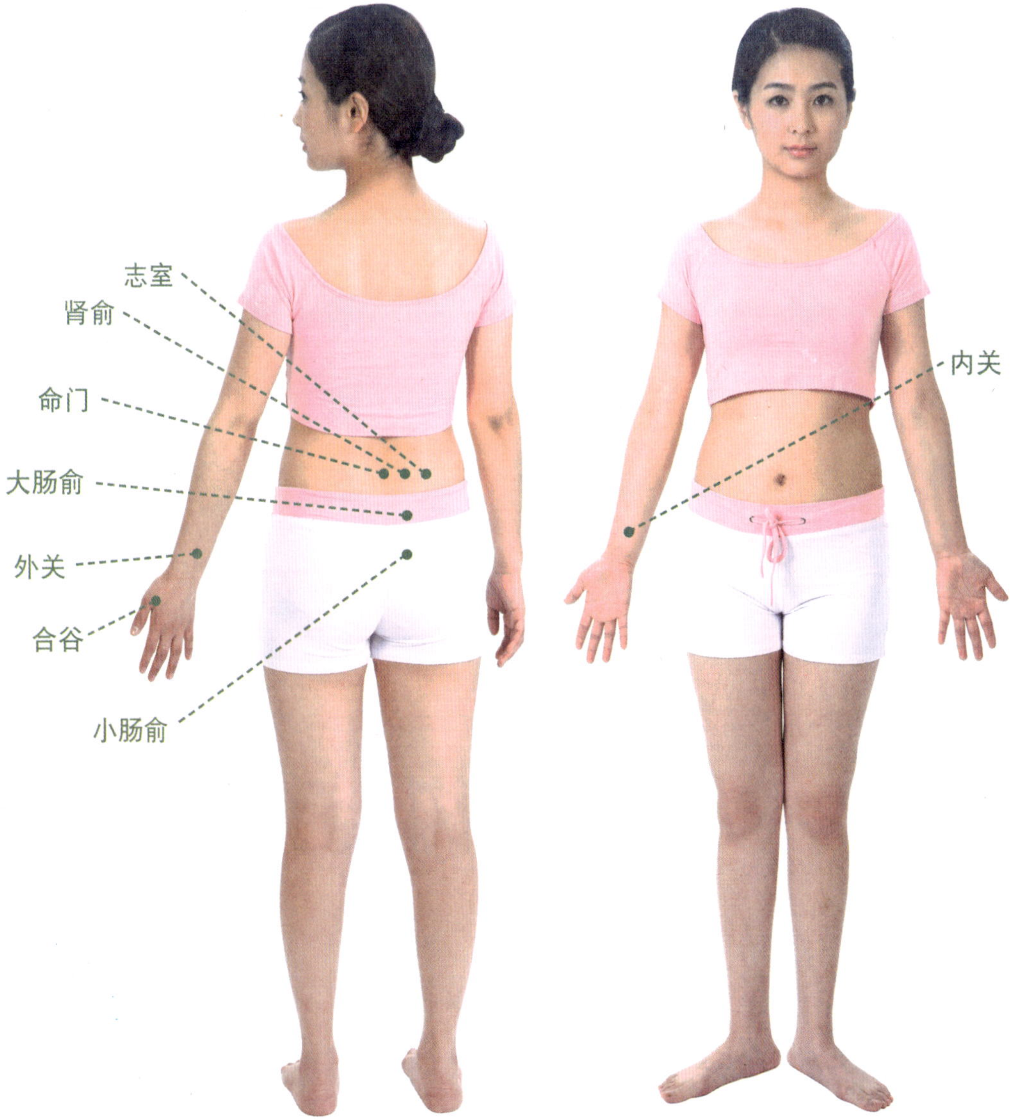

选穴取穴

命门、肾俞、志室、大肠俞、小肠俞、内关、外关、合谷等穴。

按摩方法

步骤1 →

按揉命门、肾俞、志室、大肠俞、小肠俞等穴各2～3分钟。

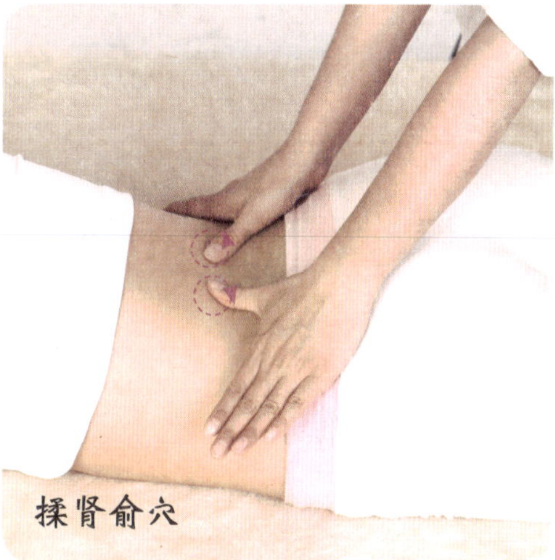

揉肾俞穴

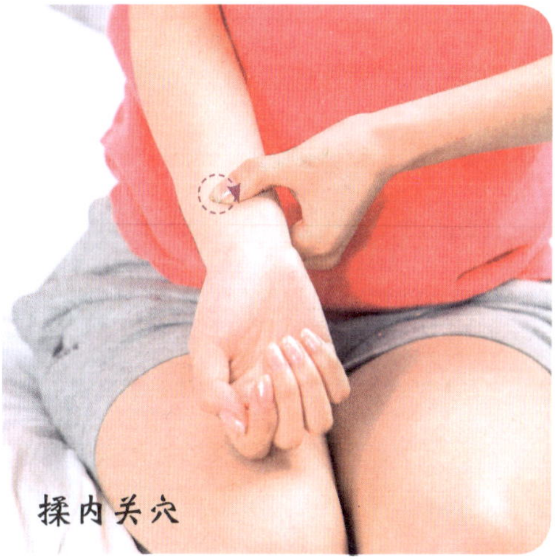

揉内关穴

步骤2 ←

按揉内关、外关、合谷等穴及腰部的阿是穴各2～3分钟。

步骤3 →

擦腰背部及腰骶部3分钟，每日1次，至愈为止。

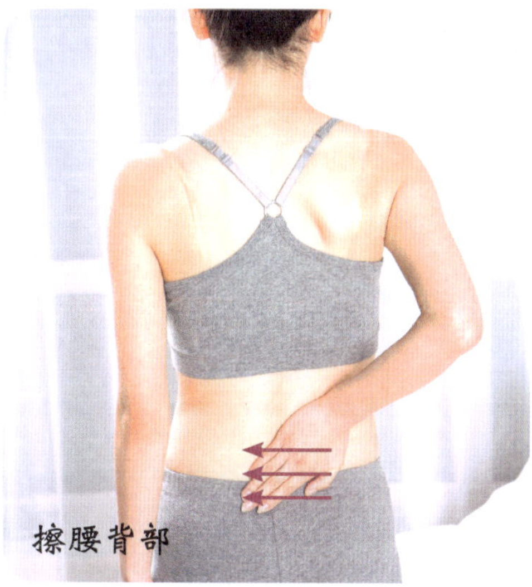

擦腰背部

温馨提示

本病的预防首先要加强锻炼，如做一些前屈、后伸、左右腰部侧弯、回旋以及仰卧起坐的动作，避免腰部受潮和受寒，睡稍硬的床，以保持人的正常生理曲度。

第三十七节 急性腰扭伤

负荷过重或劳动、运动时姿势不当等造成的腰部软组织损伤。外伤后可突然感到腰部有响声，剧烈腰痛。也有当时无明显症状，迟发腰痛、活动受限者，局部肌痉挛，严重者不能起床，可有明显压痛点。

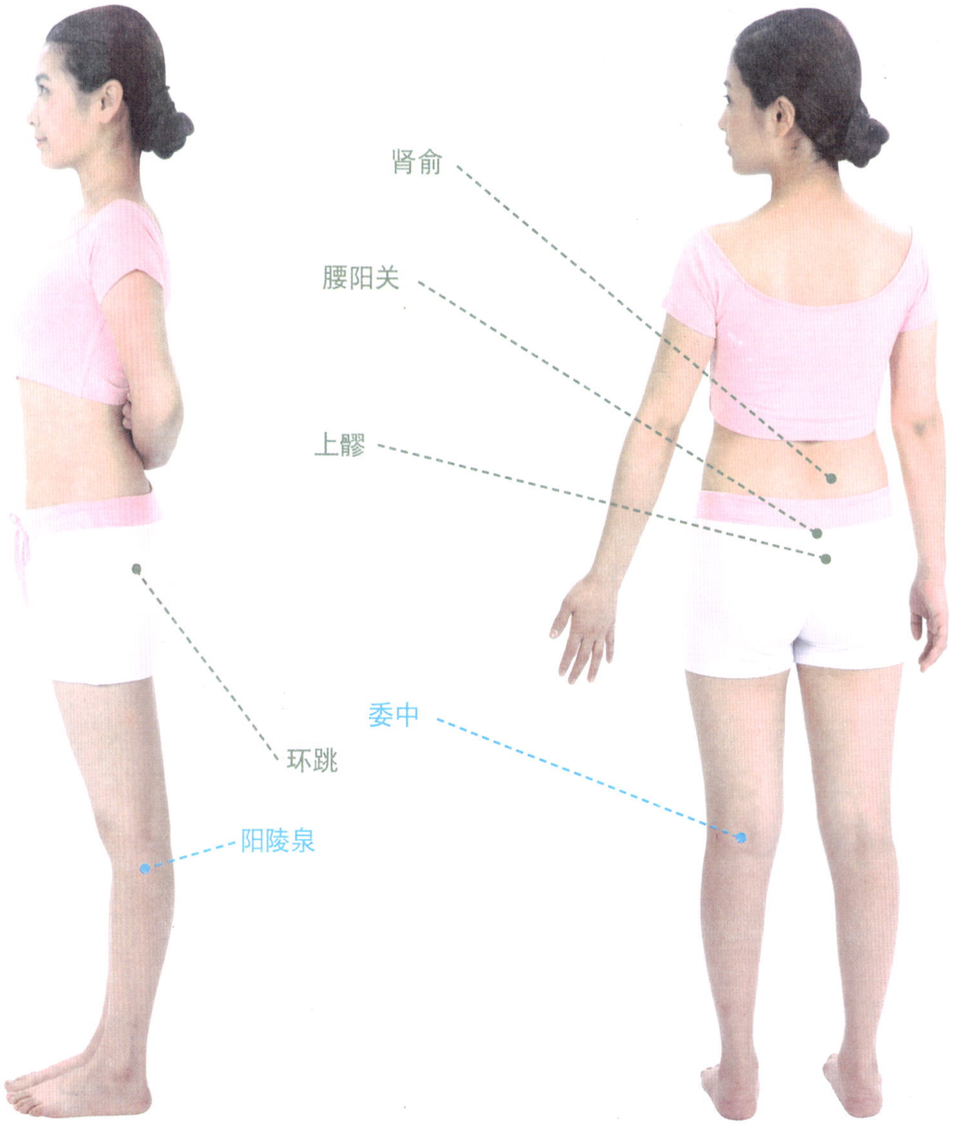

选穴取穴

腰阳关、肾俞、上髎、环跳、委中、阳陵泉等穴及腰部阿是穴。

按摩方法

步骤1 →

推脊柱两侧5～10分，重点按揉肾俞、腰阳关等穴。

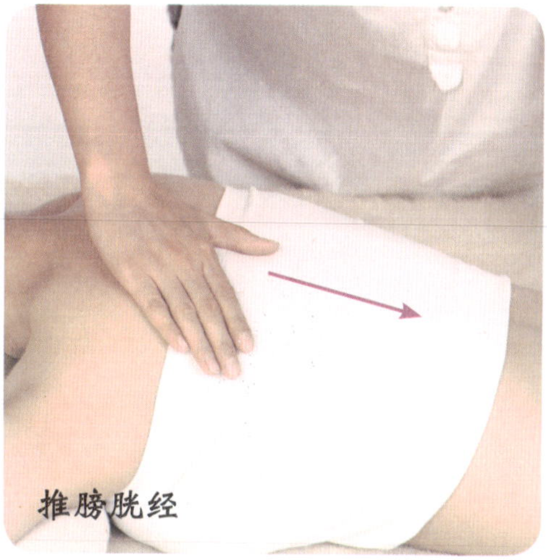

推膀胱经

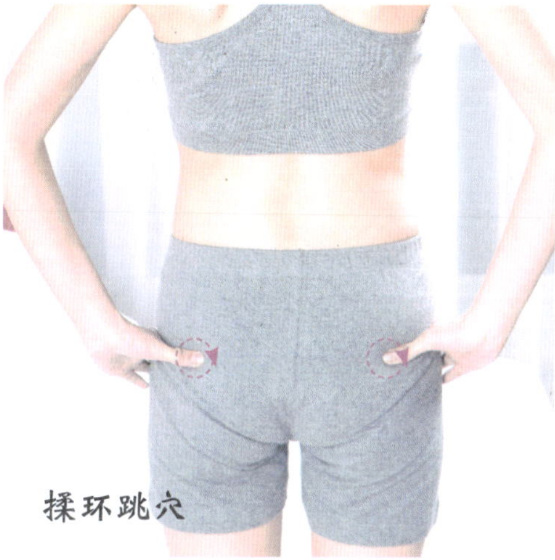

揉环跳穴

步骤2 ←

按揉上髎、环跳等穴及阿是穴即腰痛点各3～5分钟。

步骤3 →

按揉委中、阳陵泉等穴各3～5分钟。

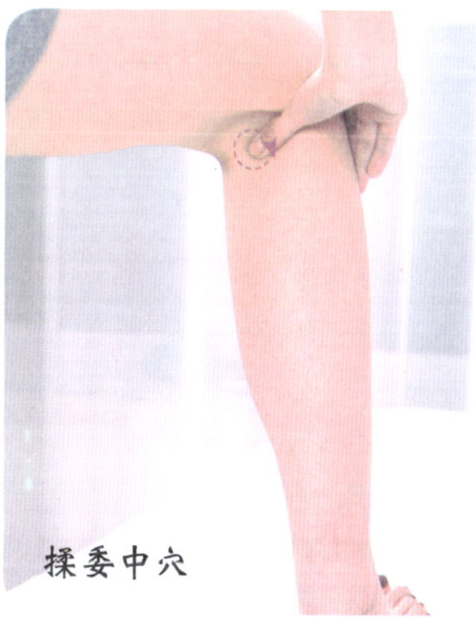

揉委中穴

温馨提示

预防急性腰扭伤的发生要在平常做剧烈活动之前做好充分的准备活动，长期弯腰工作、久坐、久蹲或坐过矮的椅子时不要突然站起或直腰，还要注意腰部的保暖。

第三十八节 腰椎间盘突出症

腰椎间盘突出症是因为腰椎经常受挤压、扭转等外力所致损伤而逐渐致腰椎间盘突出的一种退行性变慢性疾病，可压迫神经根引起的股神经痛或坐骨神经痛的一种病症，尤以中老年人患者为多。

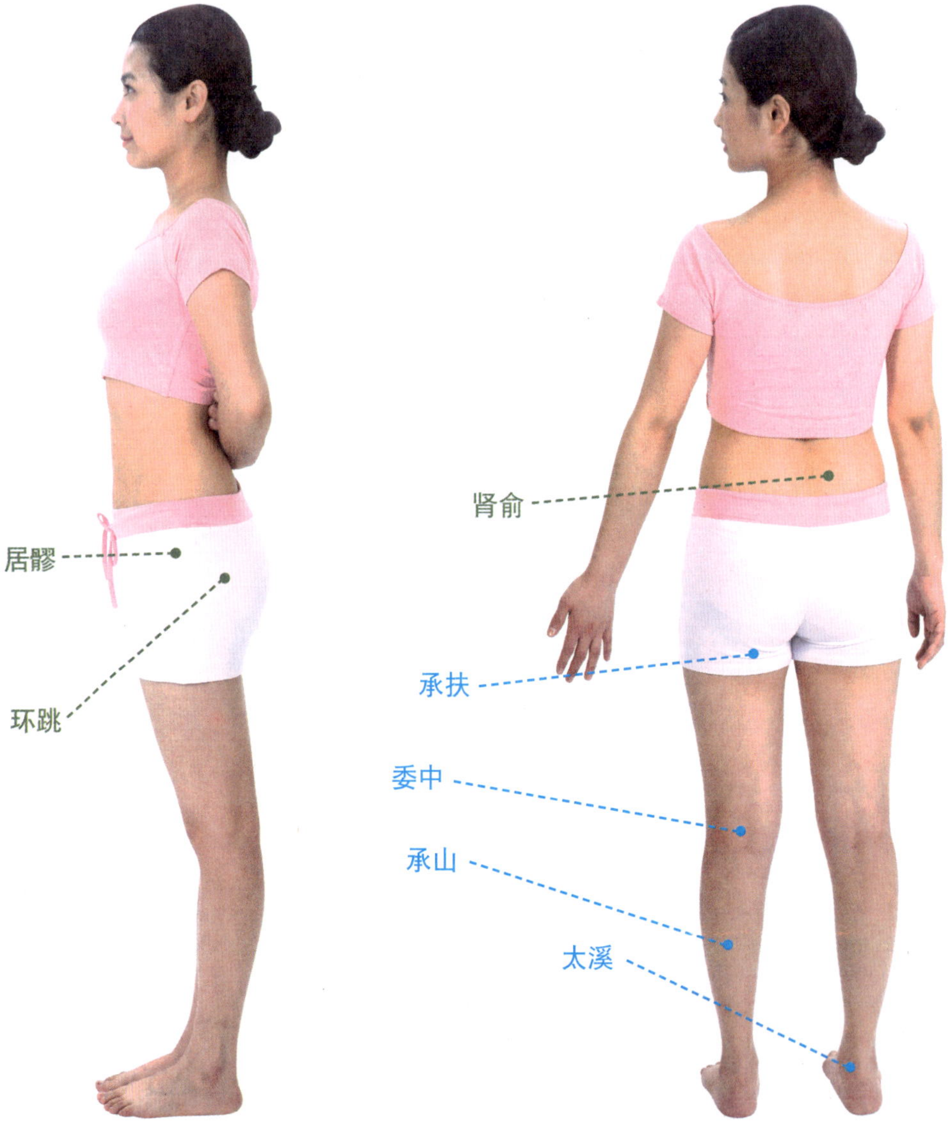

选穴取穴

肾俞、居髎、环跳、承扶、委中、承山、太溪等穴及腰骶部。

按摩方法

步骤1 →

按揉肾俞、居髎、环跳等穴各3～5分钟。

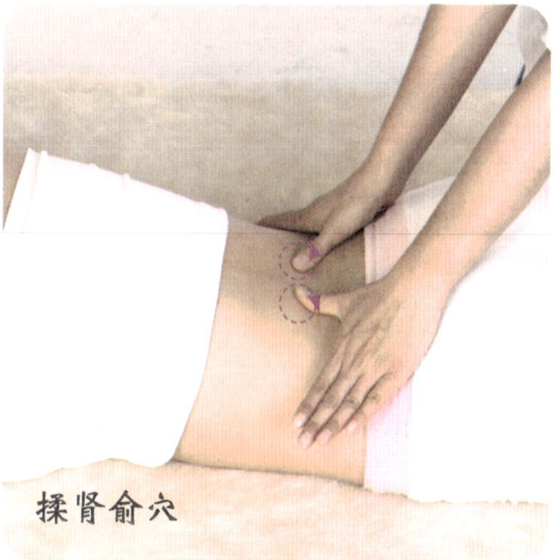

揉肾俞穴

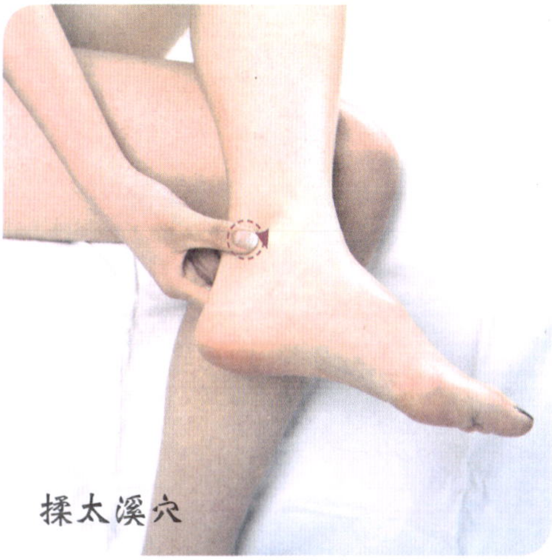

揉太溪穴

步骤2 ←

按揉承扶、委中、承山、太溪等穴各3～5分钟。

步骤3 →

擦腰骶部及脊柱两侧膀胱经5～10分钟。

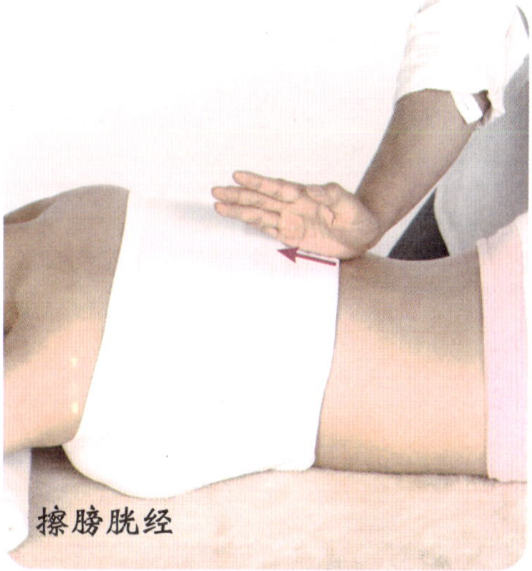

擦膀胱经

温馨提示

本病的预防要注意平时保持良好的坐姿，睡眠时的床不宜太软，长期伏案工作者需要注意桌、椅高度，应定时做伸腰、挺胸活动，加强腰背肌训练，以防止失用性肌肉萎缩带来不良后果。

第三十九节 腓肠肌痉挛

俗称“小腿抽筋”，多因过度疲劳、站立时间过久、寒冷刺激等致腓肠肌呈强直性痉挛，伸缩转动则疼痛加剧，多在午夜发作。

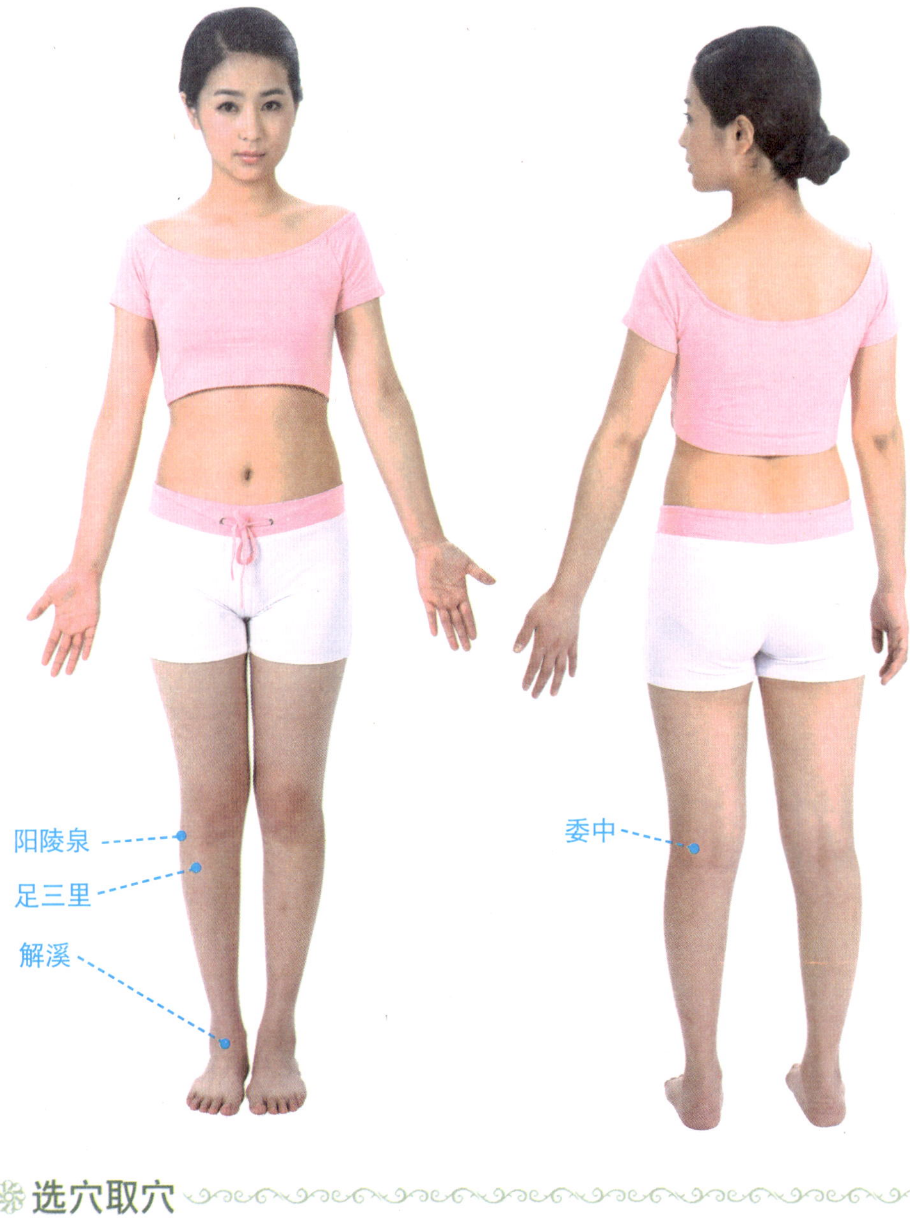

选穴取穴

解溪、委中、阳陵泉、足三里等穴。

按摩方法

步骤1 →

术者双手握住患者足跟牵引2～3分钟，然后将足背尽量屈曲，并按压解溪穴1～2分钟，致下肢有酸胀感。

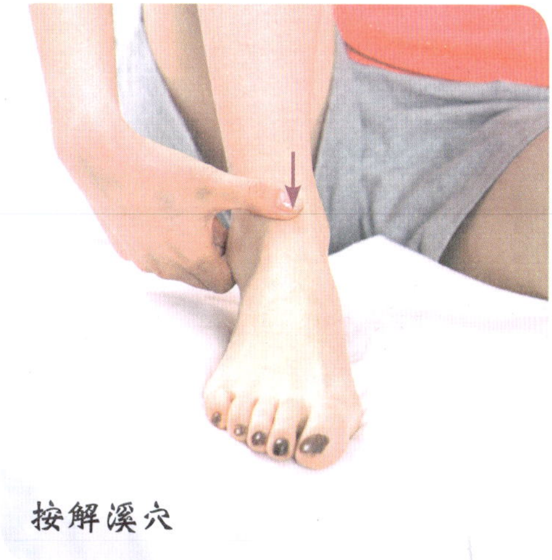

按解溪穴

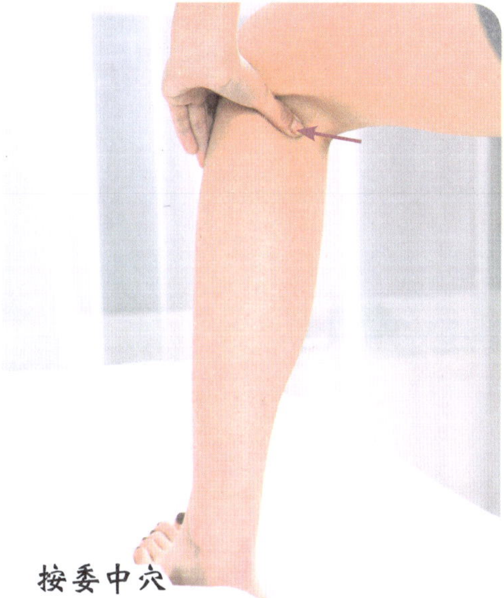

按委中穴

步骤2 ← ↙

拿捏小腿，并点按委中、阳陵泉、足三里等穴2～3分钟。

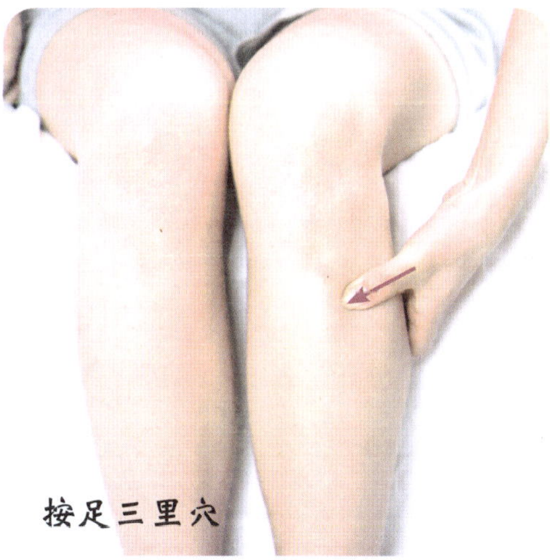

按足三里穴

温馨提示

注意当腓肠肌痉挛解除后，不要马上做剧烈活动。平时预防应做好腿部保暖，避免冷刺激，进行各项运动前应做准备活动。

第四十节 踝关节扭伤

踝关节扭伤又称为踝扭伤，是指在外力作用下，踝关节骤然向一侧活动而超过其正常活动度时，引起关节周围软组织如关节囊、韧带、肌腱等发生撕裂伤。本病可发于任何年龄，以年轻人多见，尤其是运动损伤中发生率最高。

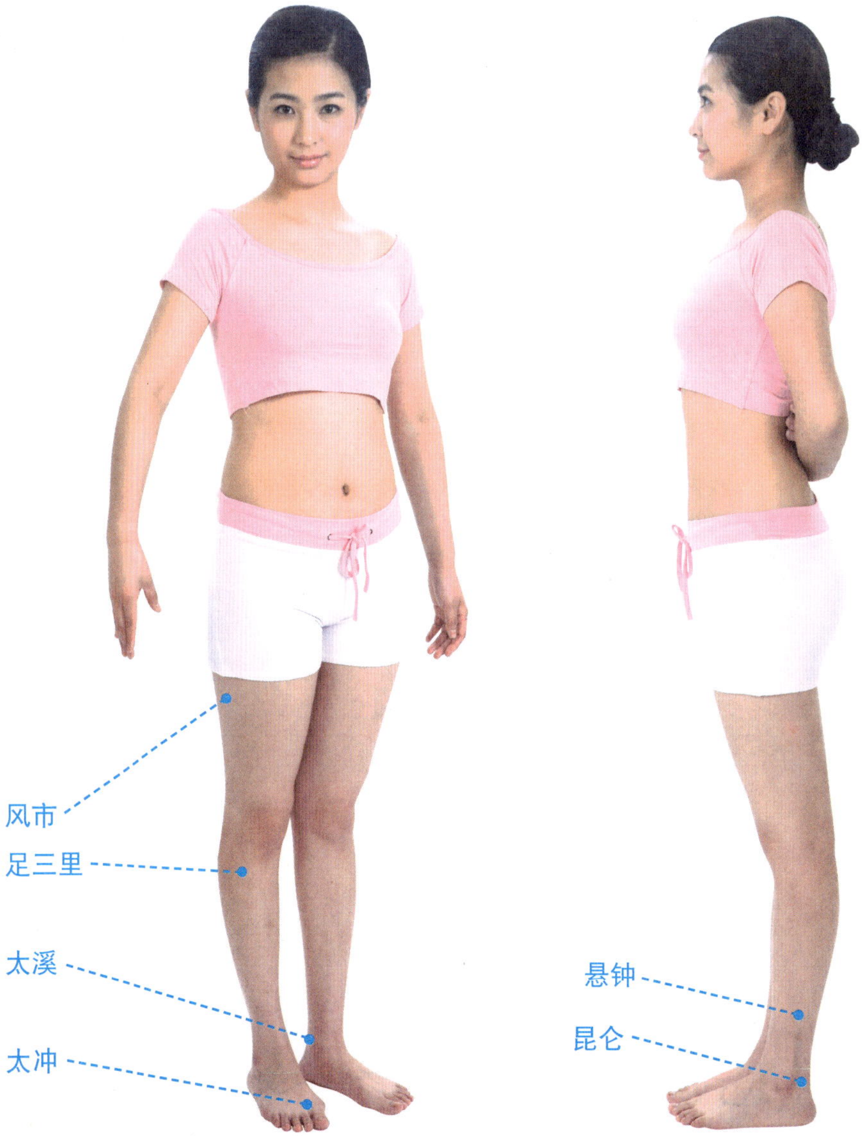

选穴取穴

风市、足三里、太溪、昆仑、悬钟、太冲等穴。

按摩方法

步骤1

点按风市、足三里、太溪、昆仑、悬钟等穴各2分钟，按揉小腿2分钟。

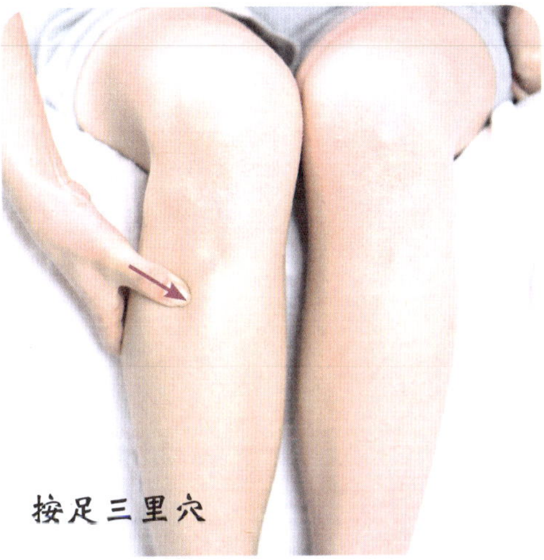

按足三里穴

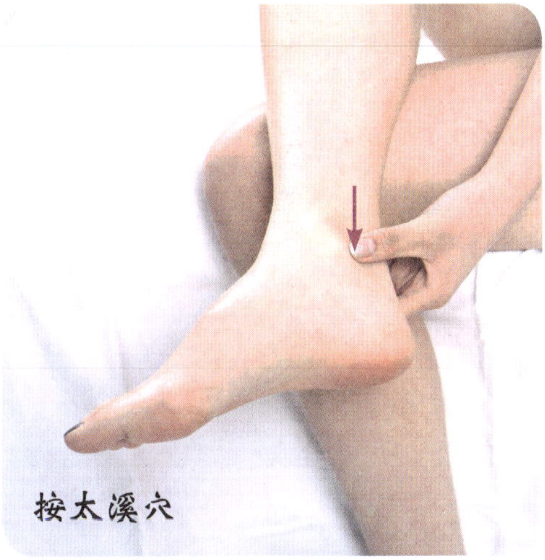

按太溪穴

步骤2

点按太冲穴2分钟，用双手帮助足踝关节做环转、屈伸等动作3分钟。

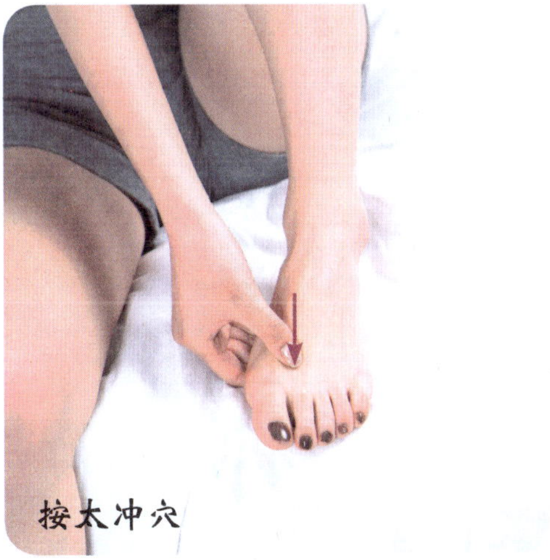

按太冲穴

温馨提示

早期踝关节扭伤可抬高患肢，冷敷以缓解疼痛和减少出血、肿胀等症状，适当休息，并注意保护踝部，按摩后可敷外用药以加强治疗效果。

随着年龄的增长，身体慢慢由强壮转为衰老，一些中老年常见病因身体正气不足、脏器逐渐虚弱、机体抵抗力下降等因素而出现。虽然说衰老是自然规律，但是我们可以通过按摩疗法来起到防病治病、延缓衰老的目的，让健康长伴我们身边。

第三章

中老年病的按摩

第一节 肩周炎

肩周炎是指肩关节及其周围软组织的急、慢性损伤或退行性变而产生的无菌性炎症，从而引起肩部疼痛和功能障碍为主症的一种疾病。本病又名“五十肩”“冻结肩”，从这些名称就不难看出发病年龄、病因等，本病在体力劳动者中多见，女性略多于男性。

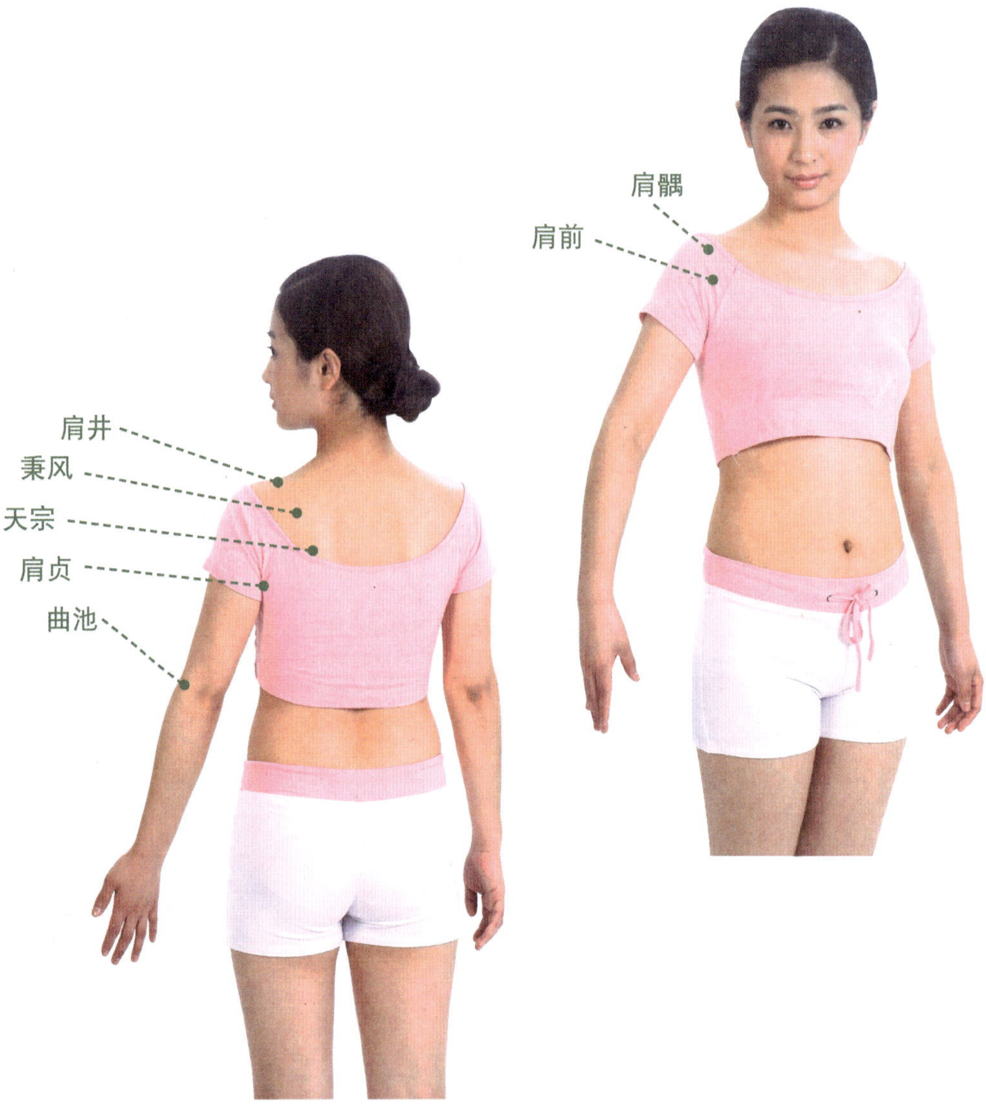

选穴取穴

肩井、秉风、天宗、肩贞、肩前、肩髃、曲池等穴及阿是穴。

按摩方法

步骤1

拿揉肩关节周围肌肉，按揉肩井、秉风、天宗、肩前、肩贞、肩髃等穴各3～5分钟。

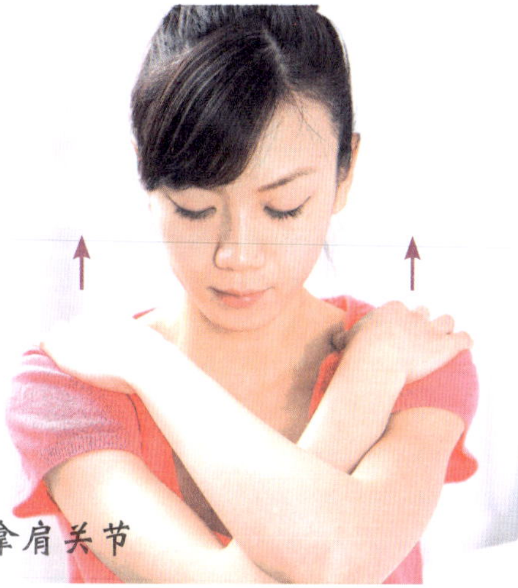

拿肩关节

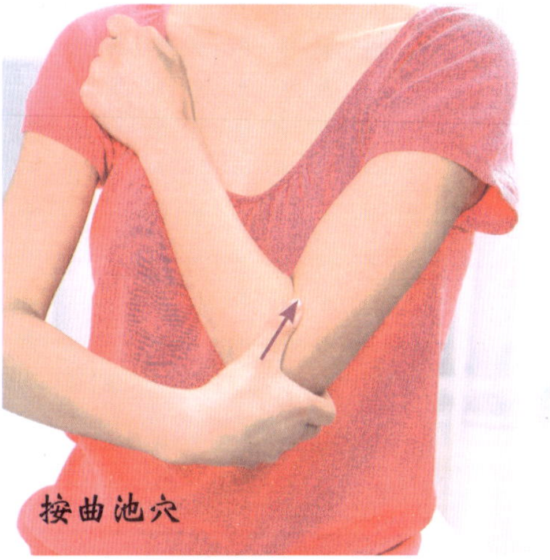

按曲池穴

步骤2

配合肩关节做内收、外展、后伸及内旋等动作，按揉曲池穴3～5分钟，从肩部到前臂反复上下搓动3～5遍。

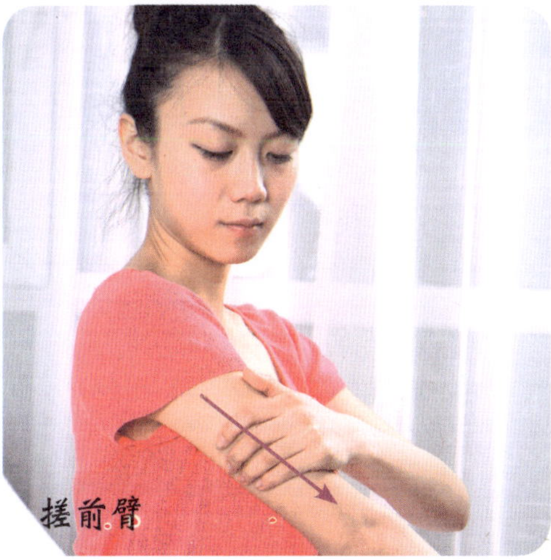

搓前臂

温馨提示

肩部平时注意保暖，避免寒风直吹，减少负重。患者除进行积极的治疗外，必须坚持功能锻炼，有利于肩关节周围炎较快的恢复，减少后遗症的发生。

第二节 腰肌劳损

腰肌劳损是由于长期的积累性创伤所致，如长期保持坐姿、弯腰工作等均可使腰部肌肉失调、韧带受到牵扯而致病。多表现为腰部一侧或两侧疼痛、时轻时重、反复发作，劳累后疼痛加重，休息后可缓解。且本病与天气变化有关，阴雨天疼痛加重，晴天缓解。

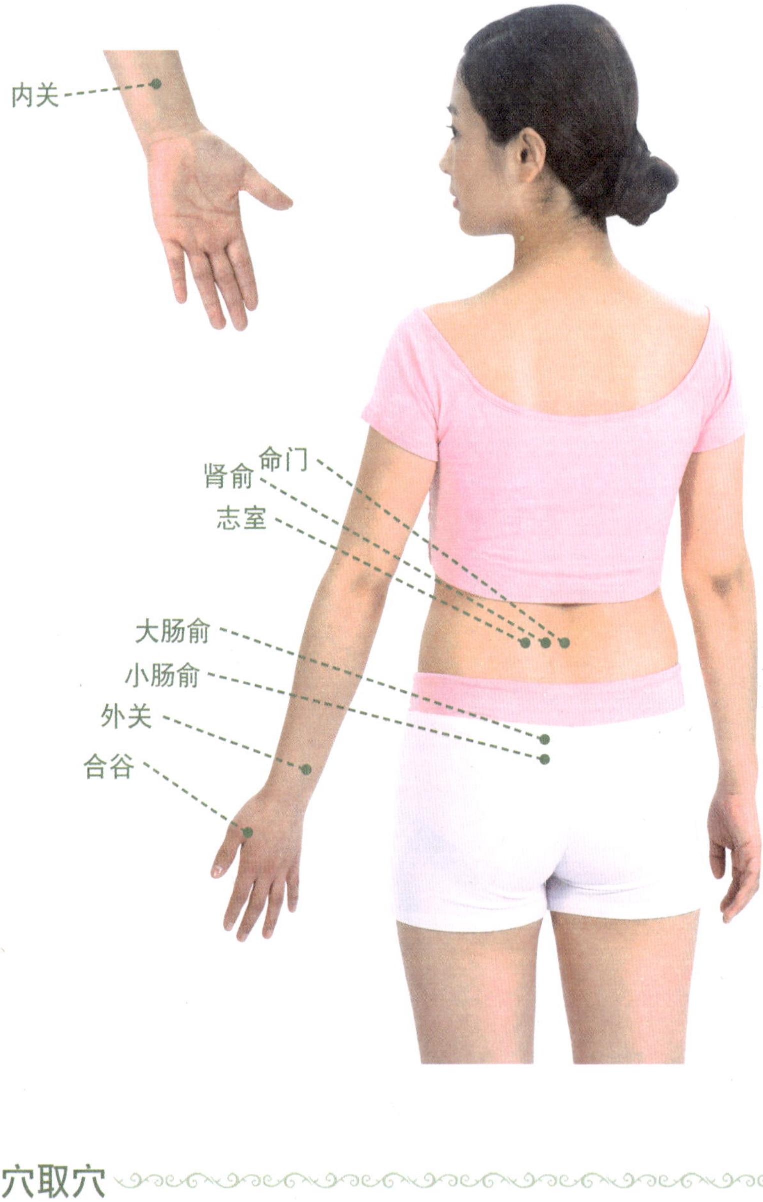

选穴取穴

命门、肾俞、志室、大肠俞、小肠俞、内关、外关、合谷等穴。

按摩方法

步骤1

按揉命门、肾俞、志室、大肠俞、小肠俞等穴各2～3分钟，可横擦腰骶部3分钟。

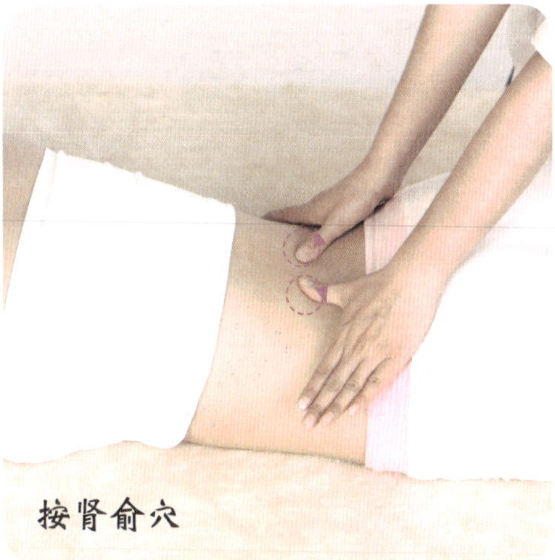

按肾俞穴

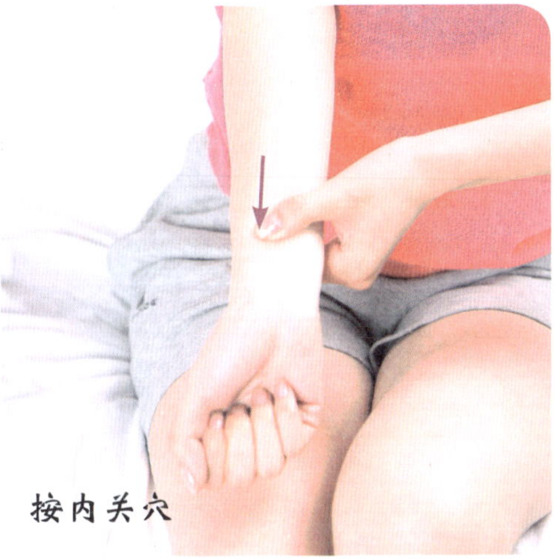

按内关穴

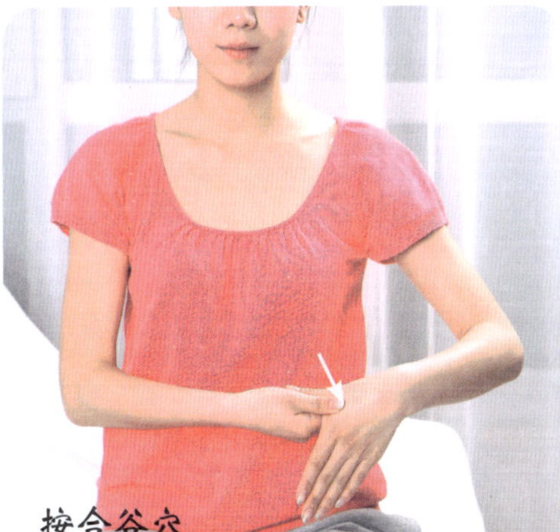

按合谷穴

步骤2

按揉内关、外关、合谷等穴各2分钟，重点按揉腰部阿是穴各2分钟。每日或隔日1次，至伤愈为止。

温馨提示

本方法适用于慢性腰肌劳损，有理气散寒、活血化瘀的功效。腰肌劳损患者最好睡硬一些的床垫，劳逸结合，控制体重，加强锻炼。

第三节 冠心病

冠心病是由于冠状动脉血液循环障碍而引起冠状动脉血流与心肌之间的供需平衡遭到破坏，从而导致心肌受损的疾病。推拿治疗对功能性冠心病的治疗效果比较明显，只作器质性冠心病的辅助疗法。

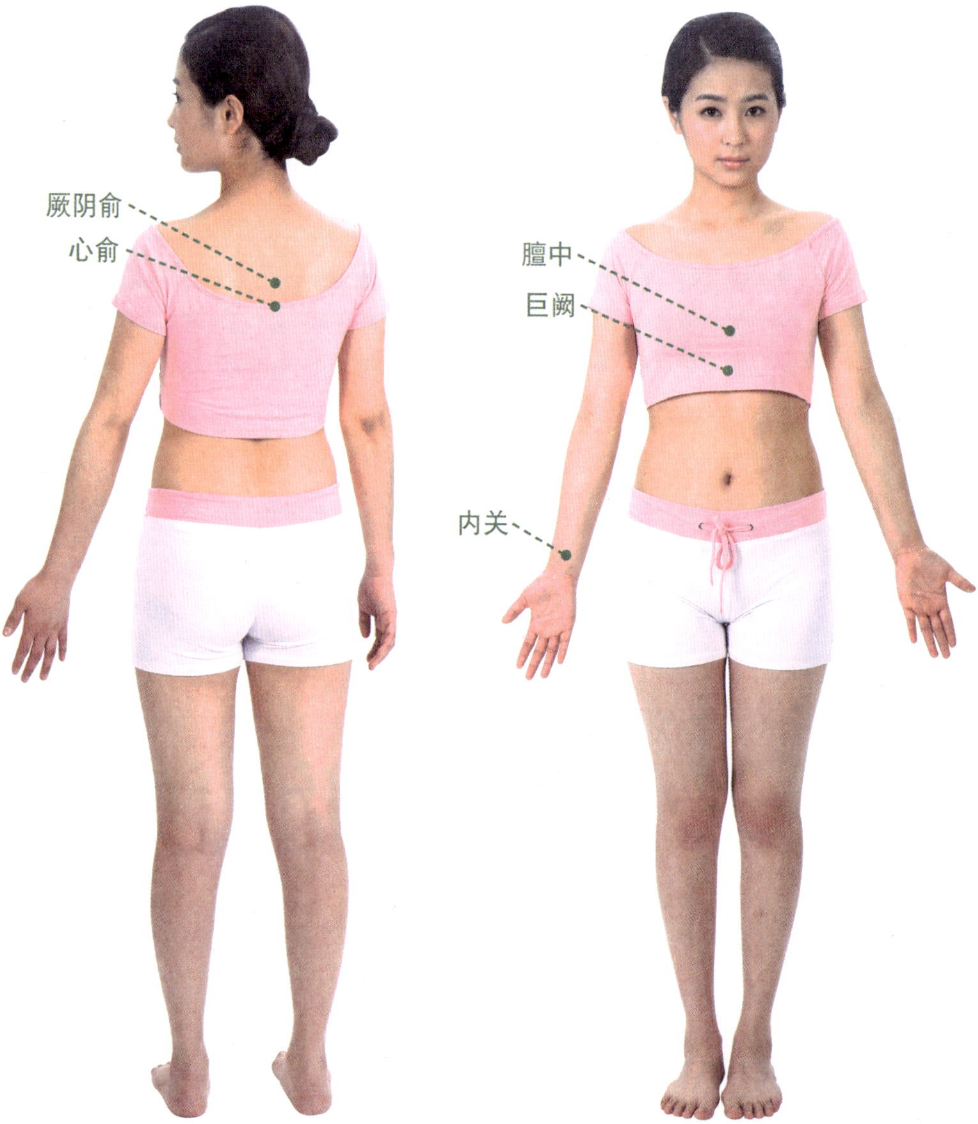

选穴取穴

巨阙、膻中、内关、心俞、厥阴俞等穴。

按摩方法

步骤1 →

按揉膻中、内关等穴各3分钟，横擦胸部以透热为度。

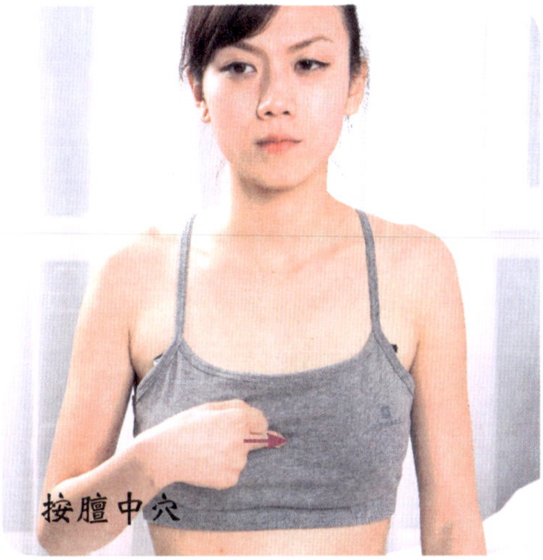

按膻中穴

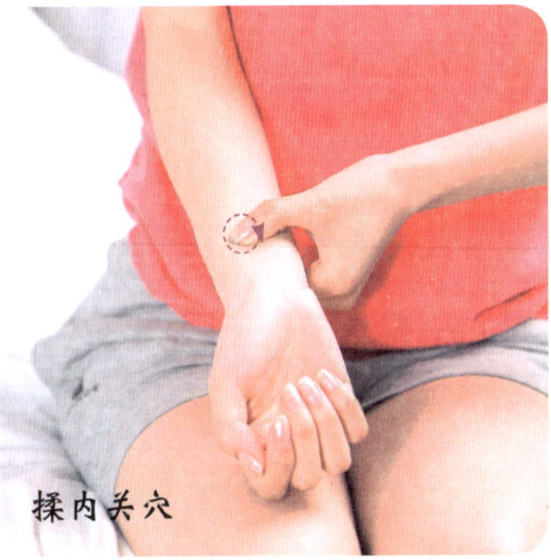

揉内关穴

步骤2 ←

掐揉内关穴同时配合深呼吸5分钟。

步骤3 →

按揉心俞、厥阴俞等穴各3分钟，擦背部以透热为度。

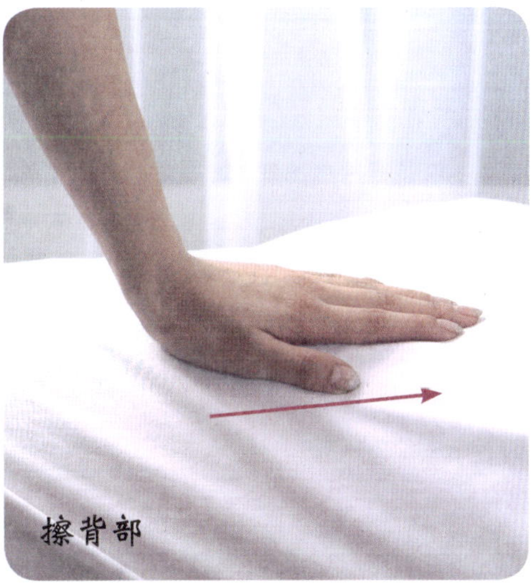

擦背部

温馨提示

注意情志方面的调养，避免精神紧张。平时要注意保暖，预防感冒。注意生活规律和饮食习惯，饮食宜低盐、低脂、低胆固醇，宜少量多餐，避免剧烈运动。适当加强体育锻炼，增强体质可改善心脏功能，调整脂质代谢，防止肥胖。定期检查心脏，注意心脏的养护。

第四节 高血压

高血压是最常见的心血管疾病之一，尤其在中老年人群。其最主要的特点是体循环动脉压升高，可表现为收缩压升高、舒张压升高或两者均升高。长期高血压可影响体内脏器尤其是心、脑、肾的功能，甚至导致脏器衰竭造成患者的病残或死亡。

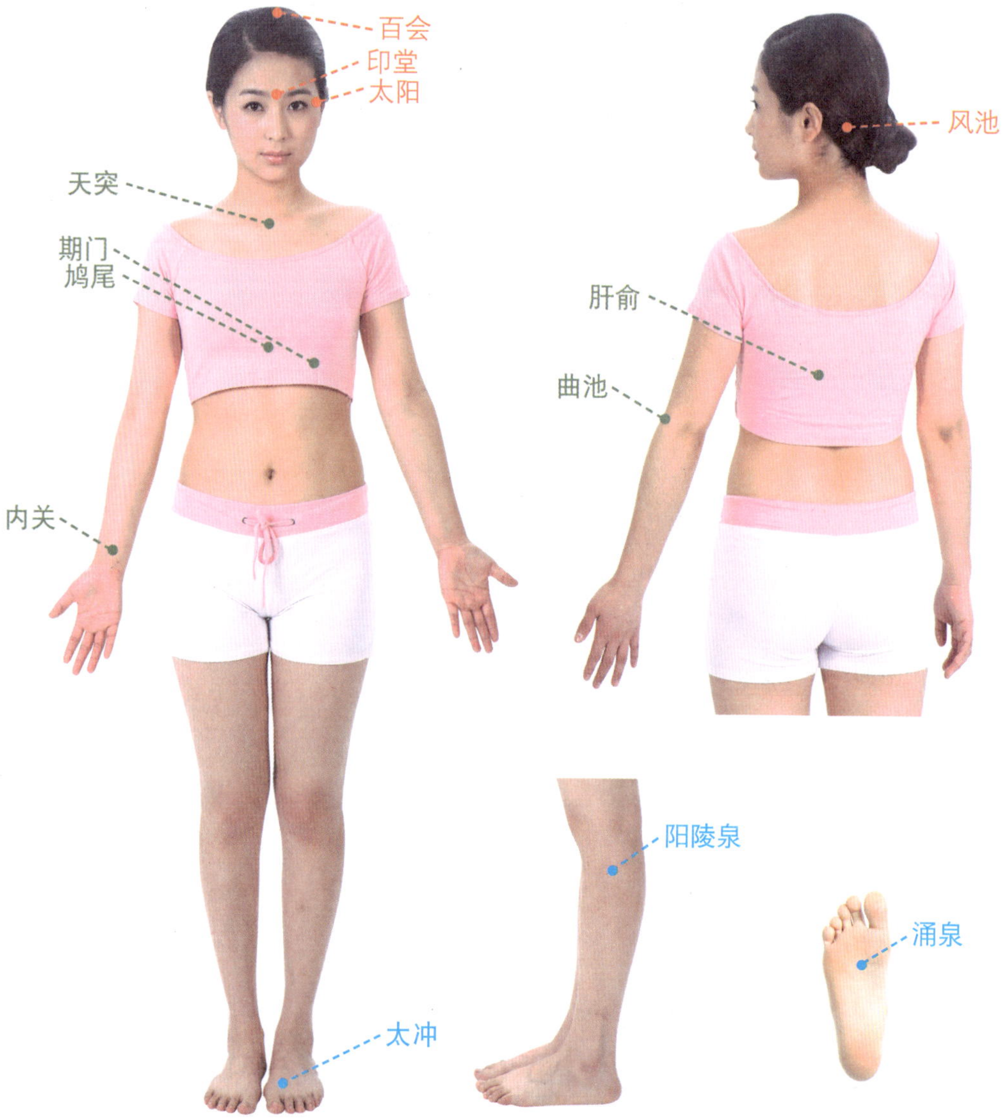

选穴取穴

百会、印堂、风池、太阳、天突、鸠尾、曲池、期门、肝俞、阳陵泉、太冲、涌泉等穴。

按摩方法

步骤1 →

双手自印堂穴沿眉弓向外侧分推1～3分钟，并按揉百会、风池、太阳等穴各1分钟。

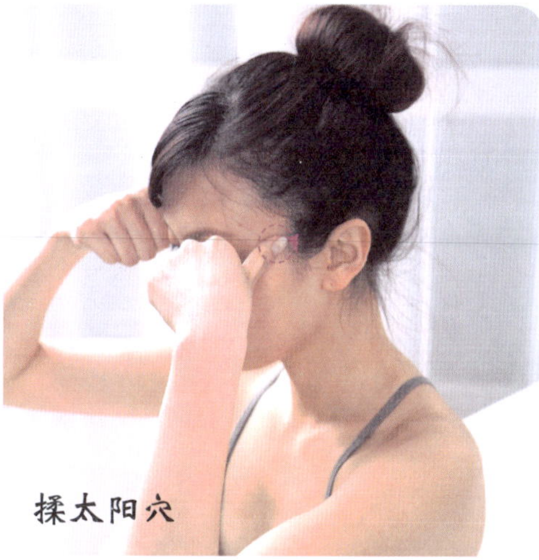

揉太阳穴

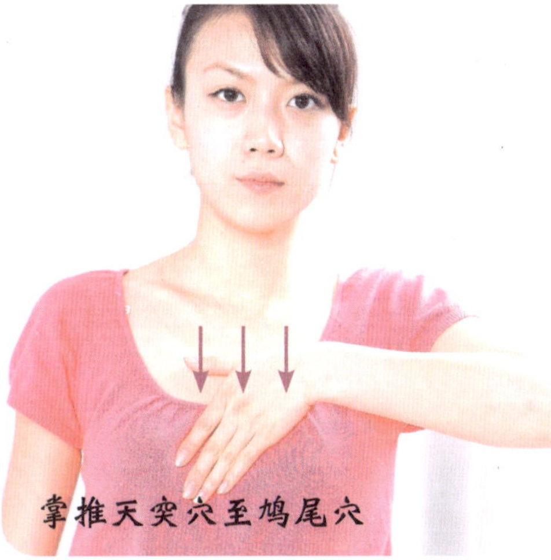

掌推天突穴至鸠尾穴

步骤2 ←

用推法在天突穴至鸠尾穴往返操作，并按揉双侧期门、曲池等穴1～3分钟，以掌摩腹部，摩动的方向以顺时针为宜。

步骤3 →

点揉双侧的肝俞、阳陵泉、太冲、涌泉等穴各1～2分钟。

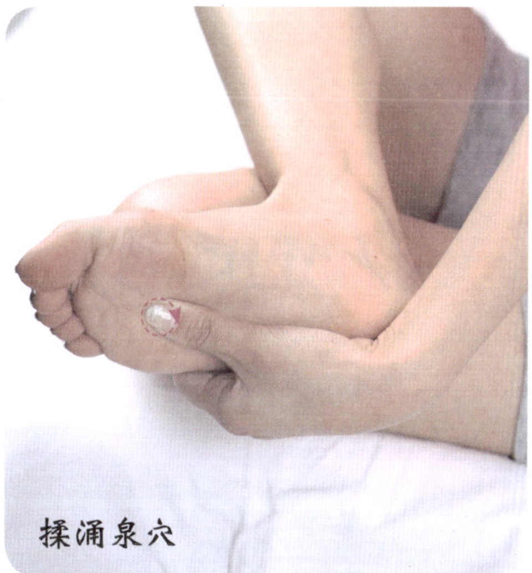

揉涌泉穴

温馨提示

患者应避免过度紧张，保持开朗、乐观的情绪，保证足够的睡眠时间。科学锻炼，运动量适当，防止肥胖，戒烟酒，宜低脂、低盐饮食。

第五节 高脂血症

高脂血症是指由于脂肪代谢或运转异常使一种或多种血浆脂质浓度超过正常范围。中医认为其多因肝阳偏亢、化风内动、上扰清窍，或脾虚生化不足致五脏失养等致病，可表现为头晕、头痛、耳鸣、心烦、盗汗、肢体发麻、口干咽燥等症。

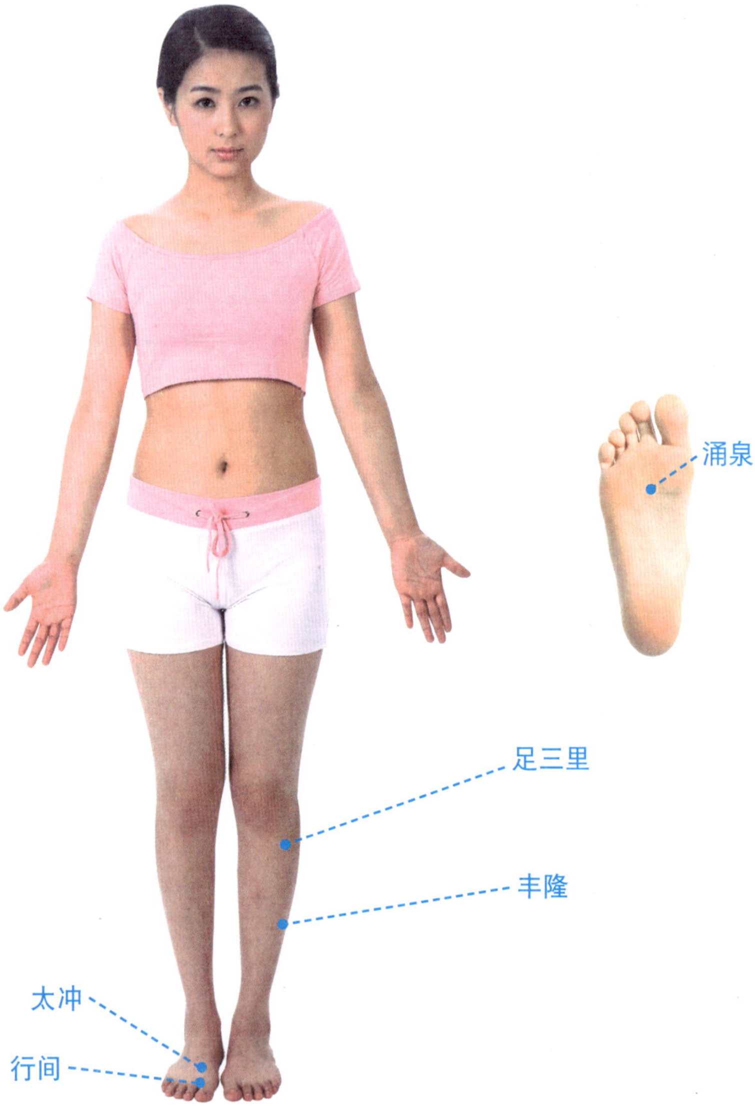

选穴取穴

涌泉、足三里、丰隆、太冲、行间等穴。

按摩方法

步骤1 →

擦涌泉穴3～5分钟。

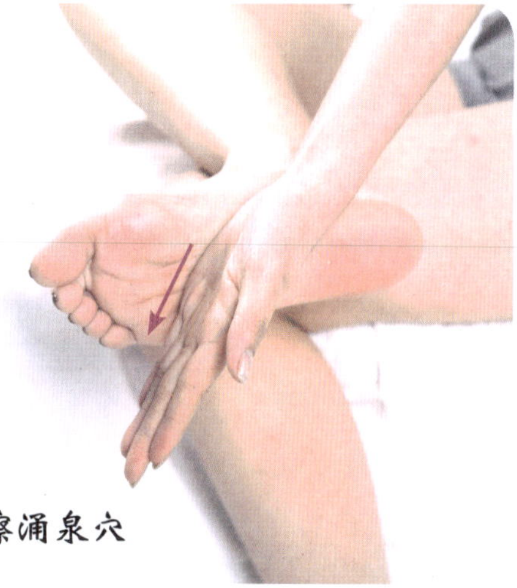

擦涌泉穴

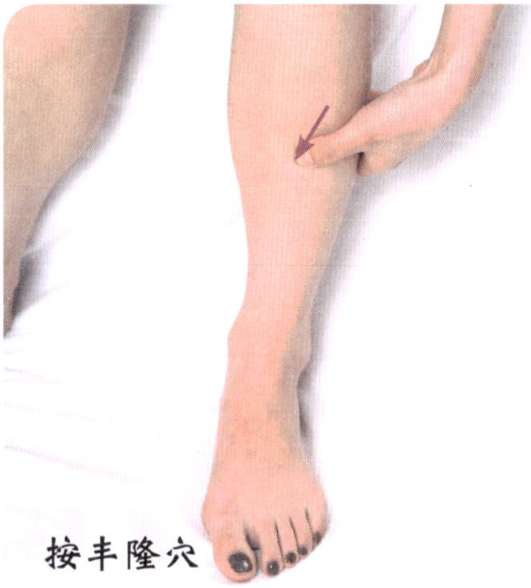

按丰隆穴

步骤2 ←

点按足三里、丰隆等穴各3～5分钟。

步骤3 →

掐揉太冲、行间等穴各3～5分钟，以有胀痛感为宜。

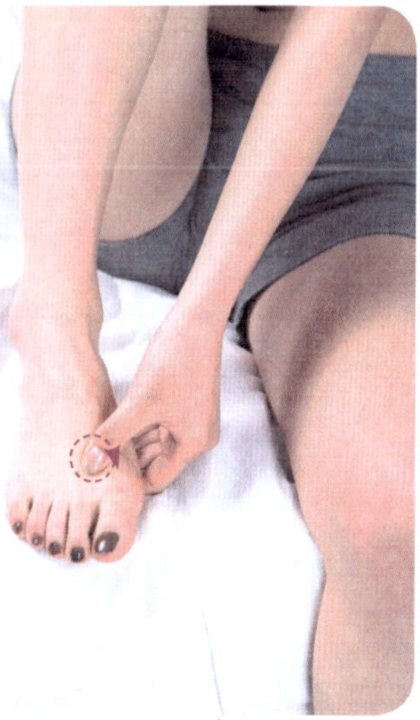

揉太冲穴

温馨提示

高脂血症患者可多食用鱼类、大豆及豆制品、禽肉、瘦肉等能提供优质蛋白，而饱和脂肪酸、胆固醇较低的食物，控制动物肝脏的摄入量，尽量减少动物油脂摄入，多食用蔬菜、水果、粗粮等。

第六节

糖尿病

糖尿病一般表现为“三多一少”症状，即多尿、多饮、多食和消瘦，且化验检查血糖增高、尿糖阳性为特征。本病属中医“消渴”范畴，很难根治。

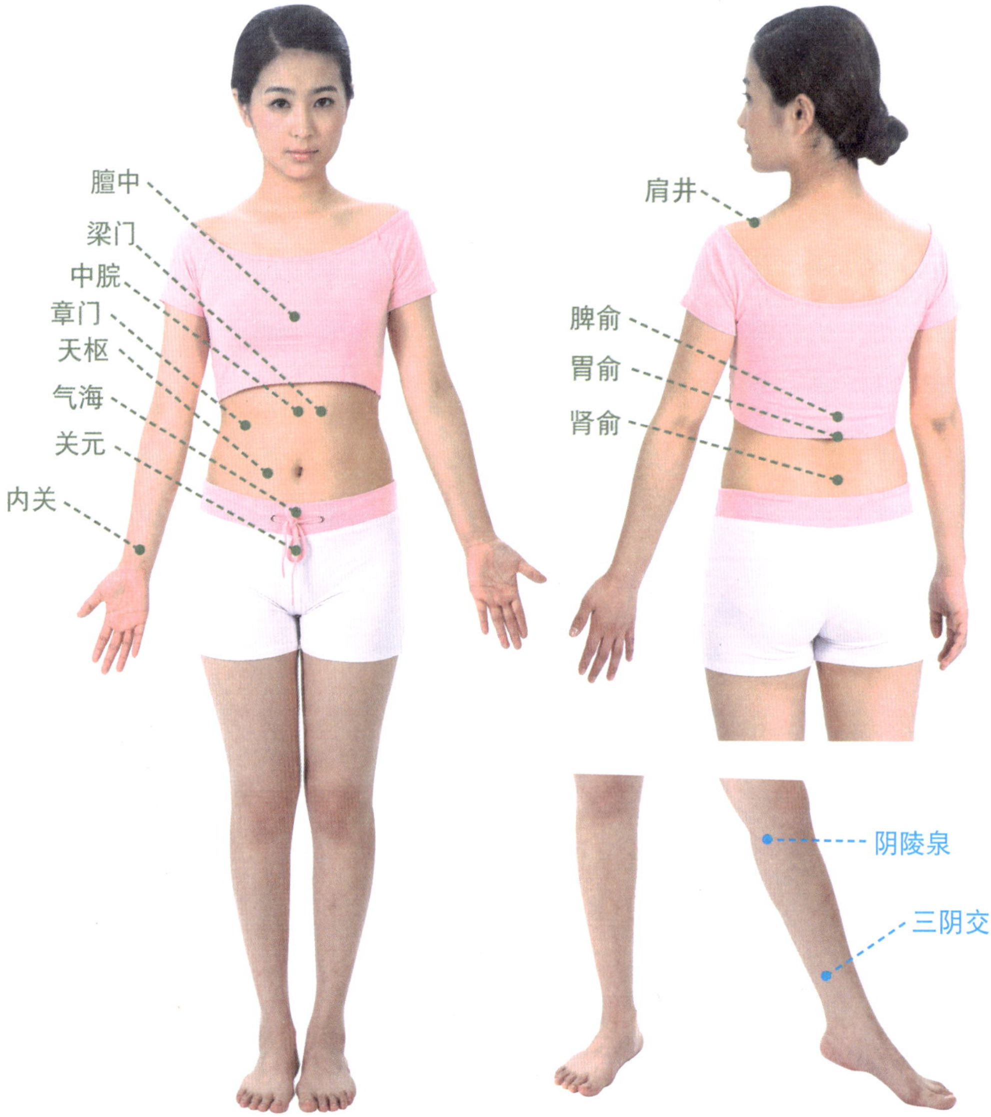

选穴取穴

膻中、中脘、梁门、章门、天枢、关元、气海、脾俞、胃俞、肾俞、肩井、内关、阴陵泉、三阴交等穴。

按摩方法

步骤1 →

按揉膻中、中脘、梁门、章门、天枢、关元、气海等穴各3～5分钟。

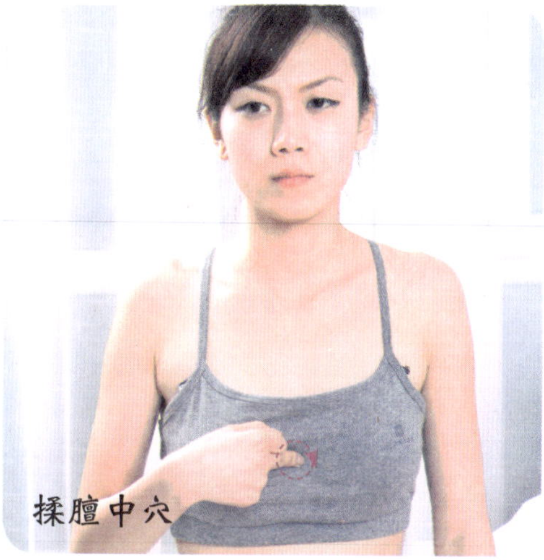

揉膻中穴

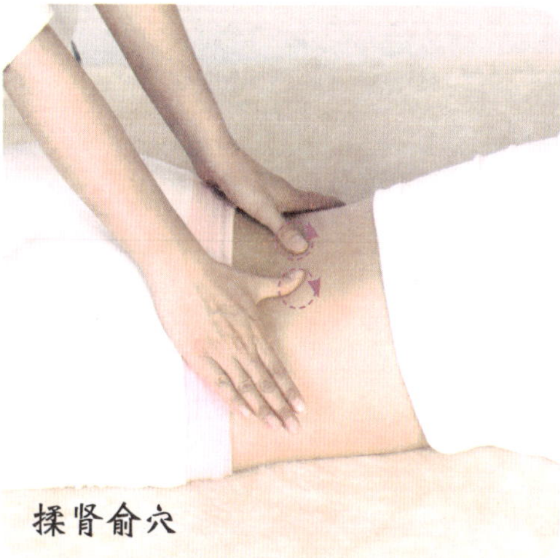

揉肾俞穴

步骤2 ←

按揉脾俞、胃俞、肾俞等穴各3～5分钟。

步骤3 →

按揉肩井、内关、阴陵泉、三阴交等穴各3～5分钟。每日或隔日1次，10次为1个疗程。

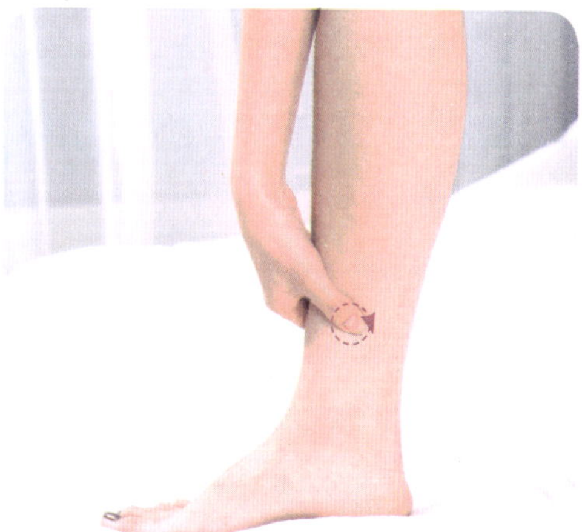

揉三阴交穴

温馨提示

本法有清胃泻火、养阴保津、滋阴固肾之功，故而用之多效。

第七节 脑卒中后遗症

脑卒中发病急骤、凶险，多数与动脉硬化有关，常见于中老年患者，且急性期过后多留有后遗症。脑卒中后遗症以口眼 斜、舌强语謇、偏瘫、肢体疼痛等为多见。

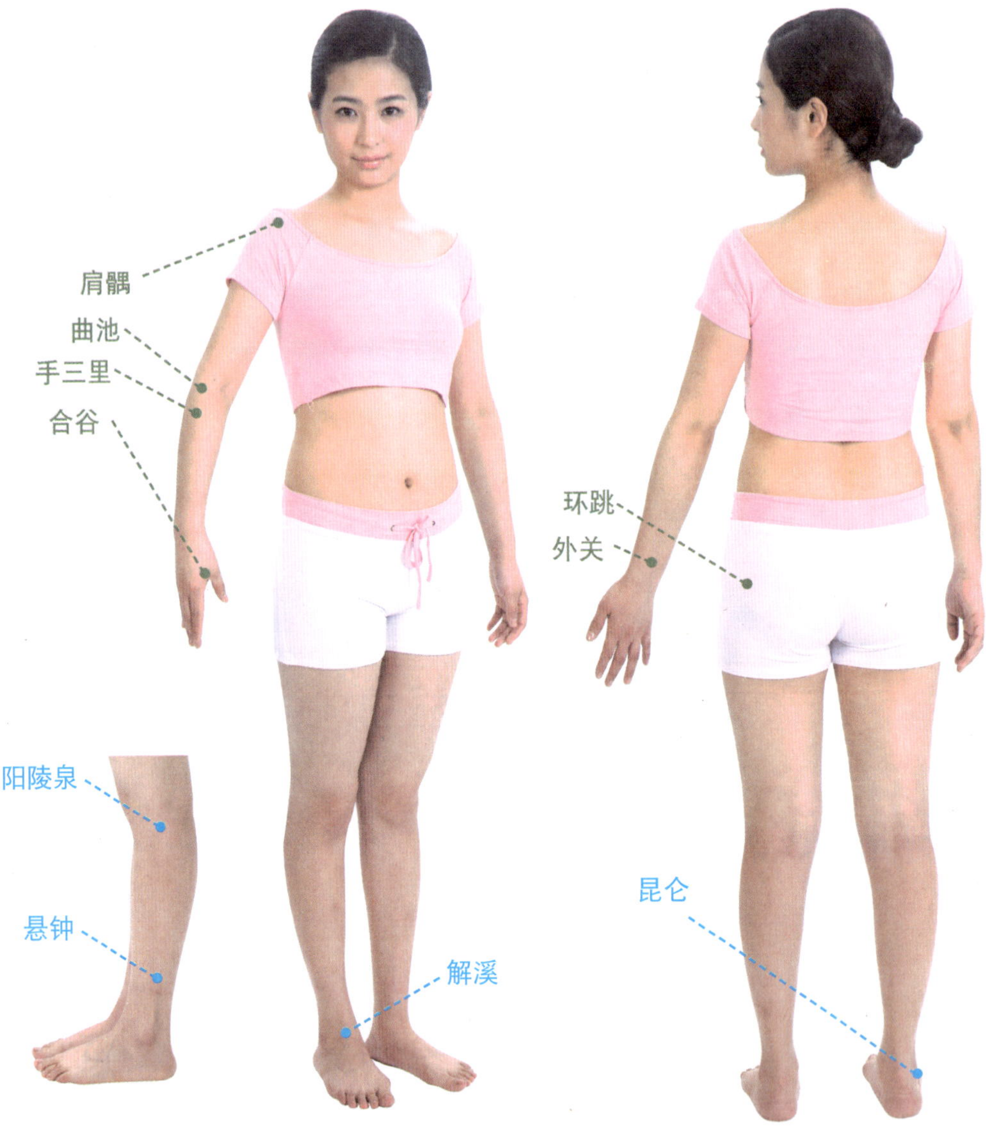

选穴取穴

肩髃、曲池、手三里、外关、合谷、环跳、阳陵泉、悬钟、解溪、昆仑等穴。

按摩方法

步骤1

在患者上下肢施行拿、揉法约15分钟，重点按揉肩髃、曲池、手三里、外关、合谷等穴。

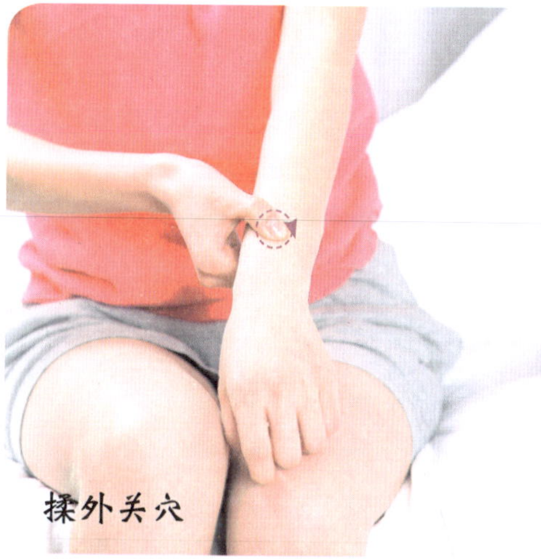

揉外关穴

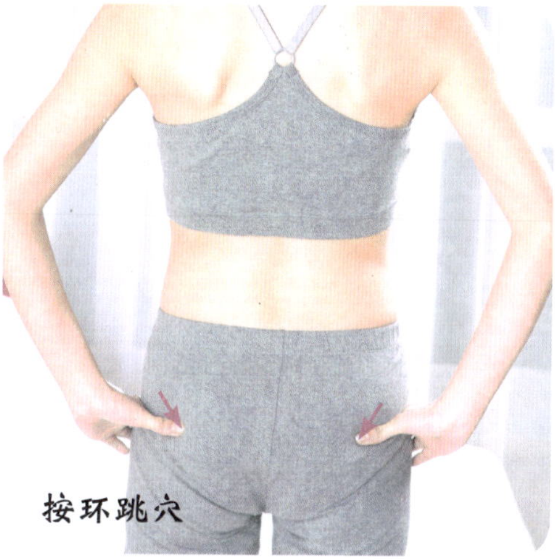

按环跳穴

步骤2

沿背部督脉循行线施以按法约5分钟，并按揉环跳穴3分钟。

步骤3

按揉阳陵泉、悬钟、解溪、昆仑等穴3分钟，最后帮助患者活动上肢腕、肘、肩关节和下肢踝、膝、髋关节20～30次。每日1次，至愈为止。

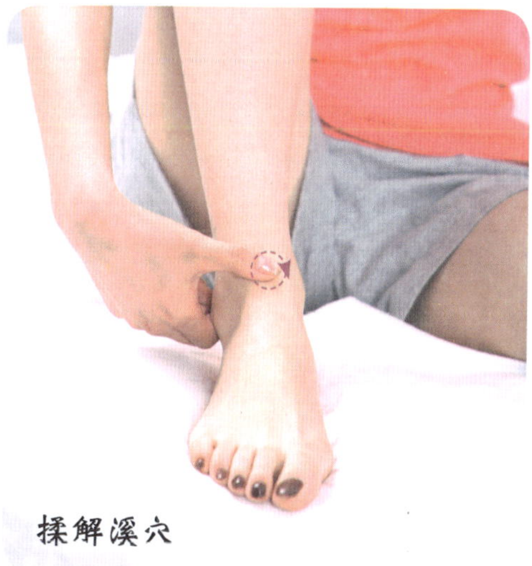

揉解溪穴

温馨提示

脑卒中后遗症患者应注意避免精神刺激、保持良好的心态、乐观处世。注意饮食起居，勿过食油腻食物。同时多作肢体功能锻炼，逐渐增加运动量。

第八节 面 瘫

面瘫又称口僻，俗称“歪嘴巴”，由于损伤了面神经传导通路的某一个部位，而造成面部的表情肌出现瘫痪。面瘫一般多见于一侧损伤，两侧损伤的病例极少发生。本病可发生于任何年龄，多数患者为20～40岁，男性多于女性。

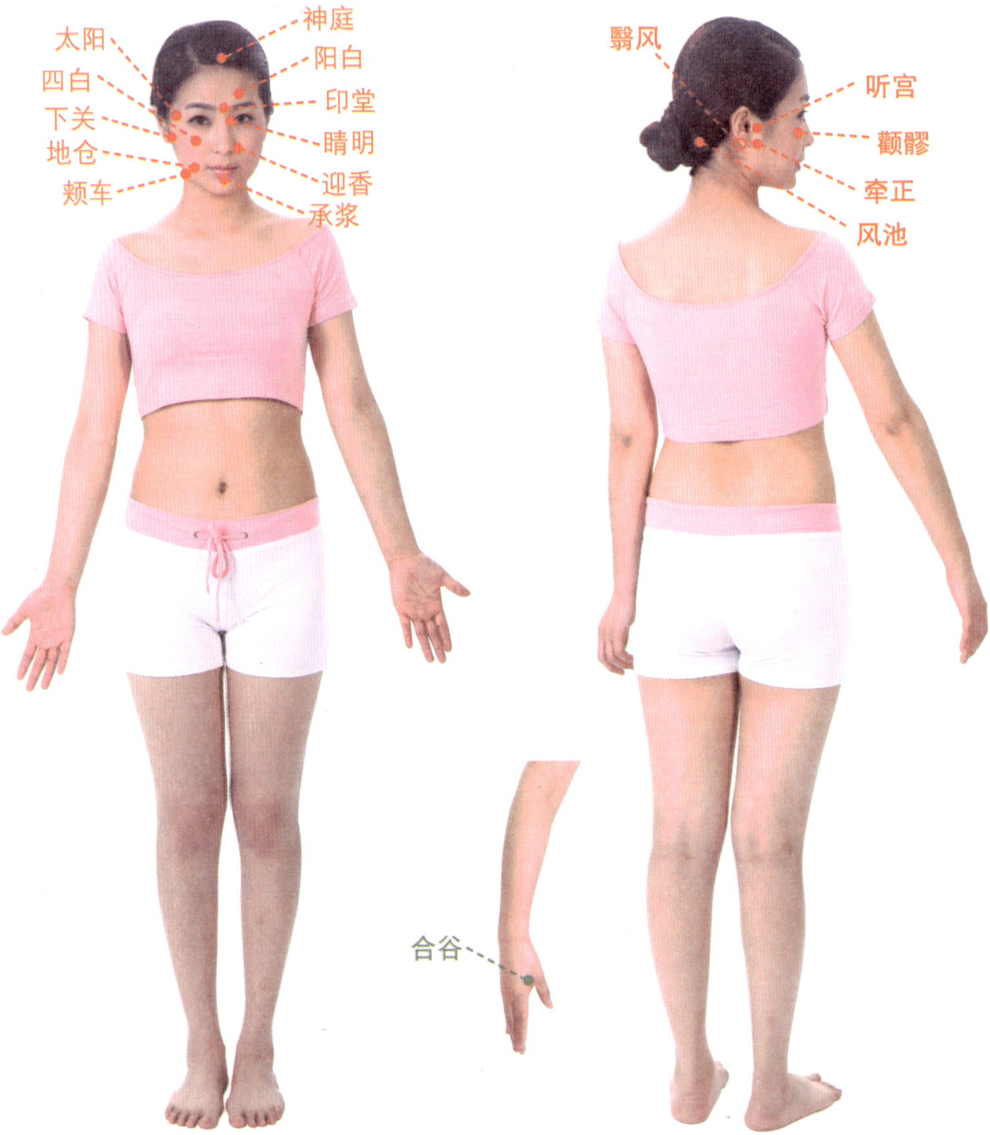

选穴取穴

印堂、阳白、太阳、四白、睛明、迎香、地仓、颧髎、下关、颊车、神庭、听宫、牵正、承浆、翳风、风池、合谷等穴。

按摩方法

步骤1 →

推揉印堂、阳白、太阳、四白、睛明、迎香、地仓、颧髎、下关、颊车等穴各1～3分钟。

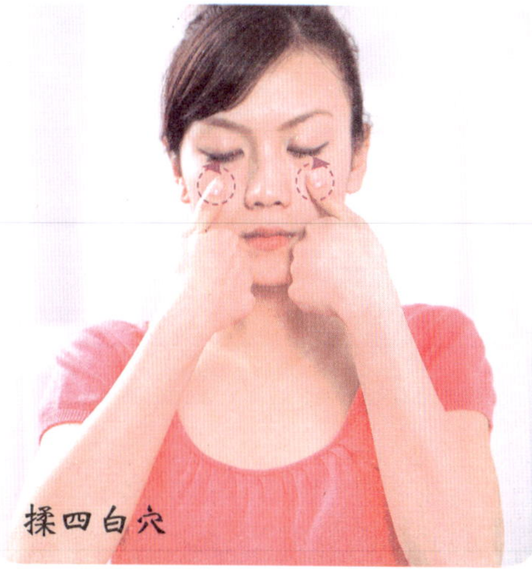

揉四白穴

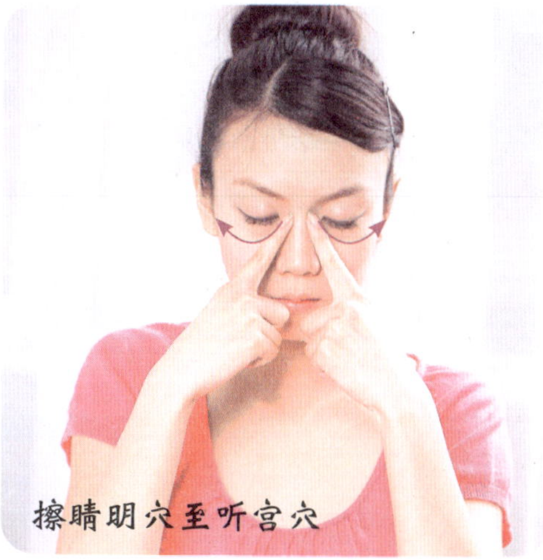

擦睛明穴至听宫穴

步骤2 ←

在印堂至太阳、上下眼眶、睛明至听宫、迎香至听宫用指擦法持续6分钟，按揉牵正、承浆、翳风等穴1～3分钟。

步骤3 →

拿揉风池、合谷等穴1～3分钟及肩背部。

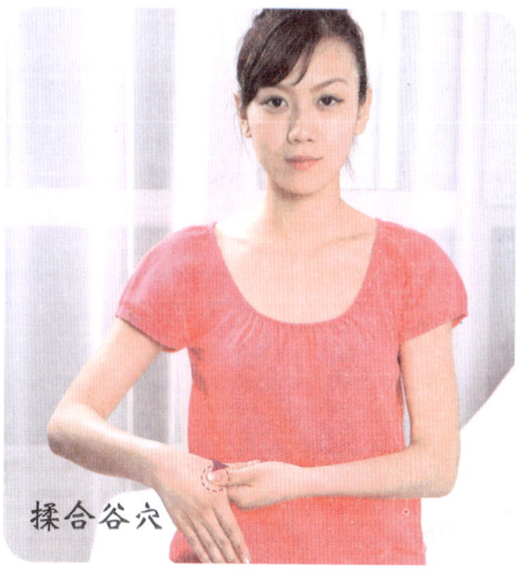

揉合谷穴

温馨提示

在面部等处用擦法时应根据患者的皮肤条件掌握好适当的力度，如果皮肤过于干燥，可以采用一定的油性介质，且按摩疗法以患侧颜面部为主，健侧做辅助治疗。

与男人相比，女人有自己的生理特点，要生儿育女，要哺育孩子，每个月还有那特殊的几天，所以女人比男人更容易患上健康问题。女人要对自己好一点，学会按摩，自己动手，轻松甩掉惹人烦的小问题，健康美丽陪伴您

第四章

女性病的按摩

第一节 月经不调

月经不调是指月经的周期、经期、经色、经质等发生异常并伴有其他症状的一种疾病，又称经血不调。包括月经先期、月经后期、月经先后不定期、月经过多、月经过少等症。

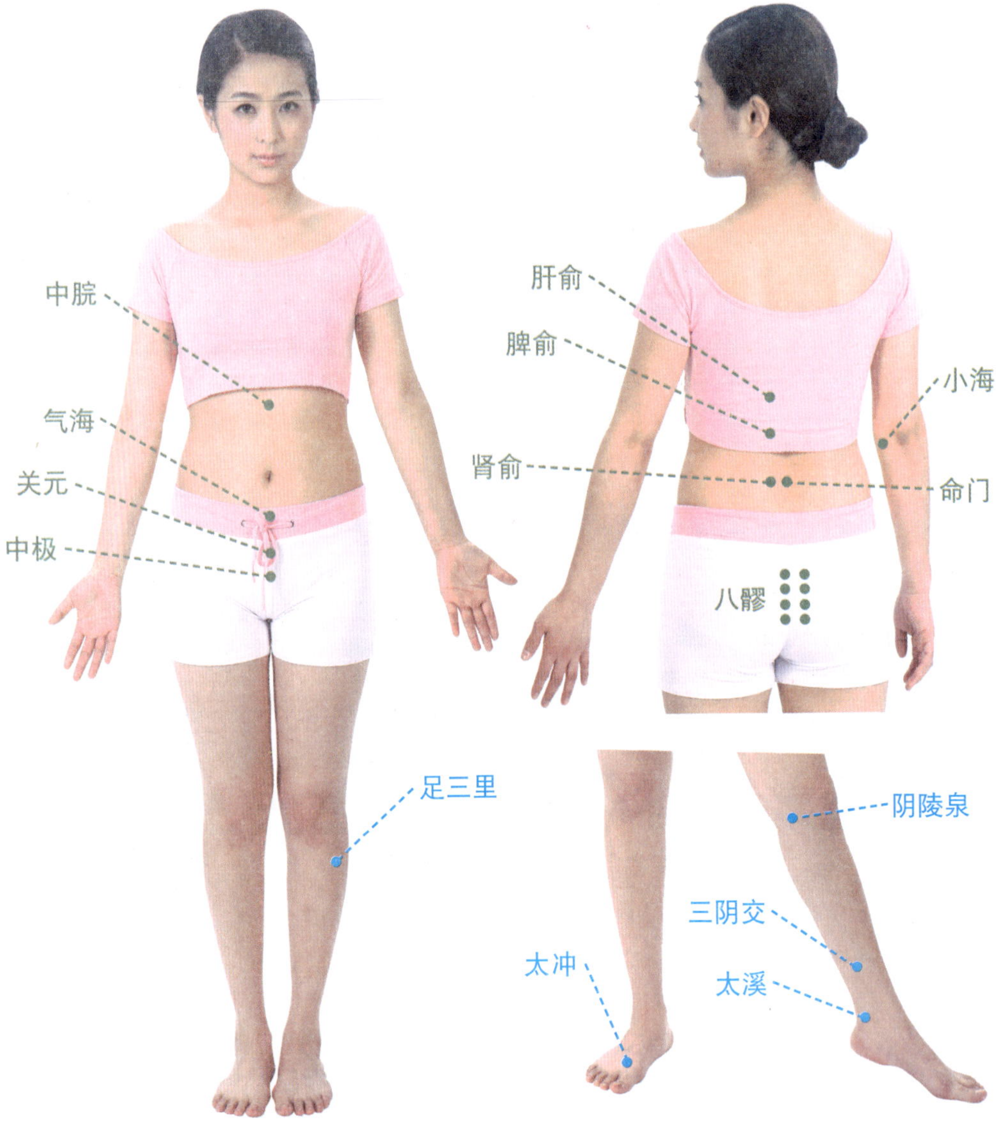

选穴取穴

中脘、气海、关元、中极、脾俞、肝俞、肾俞、命门、八髎、足三里、小海、阴陵泉、三阴交、太冲、太溪等穴。

按摩方法

步骤1 →

顺时针摩腹6～8分钟，按揉中脘、气海、关元、中极等穴各2分钟。

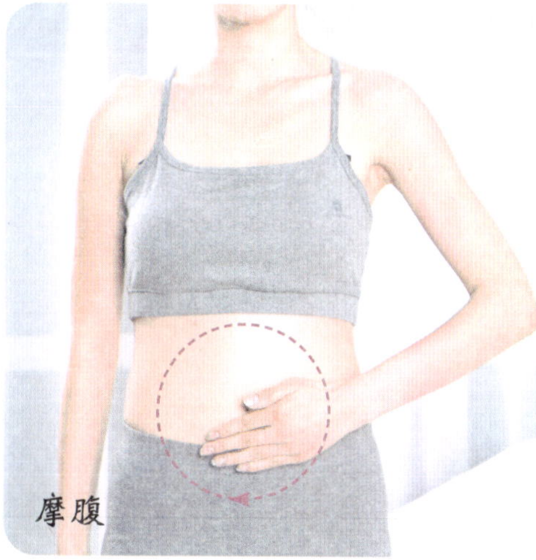
摩腹

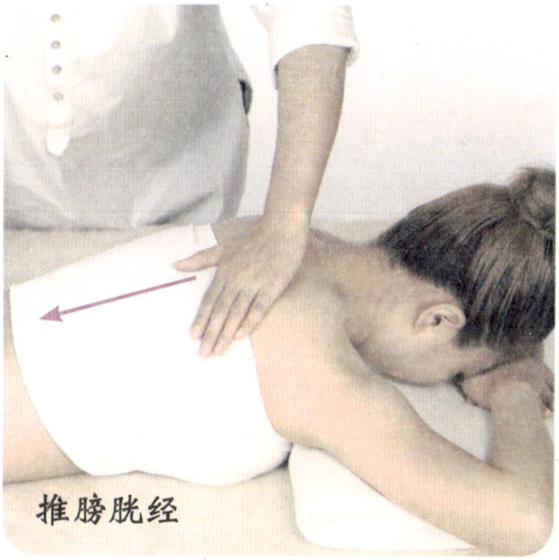
推膀胱经

步骤2 ←

推背部两侧膀胱经，重点推揉脾俞、肝俞、肾俞等穴3～5分钟。

步骤3 →

点按命门、八髎、足三里、血海、阴陵泉、三阴交、太冲、太溪等穴各2分钟，以有酸胀感为度。

温馨提示

月经不调需注意气候环境变化，不要着凉，但亦不宜过热；保持心情舒畅，避免情志过极、扰及冲任而发本病；注意调节饮食，避免暴饮暴食，或过食肥甘厚味、生冷寒凉、辛辣之品；注意休息，不宜过度疲劳或剧烈运动；避免房劳过度，注意避孕，以免流产损伤冲任及肾气。

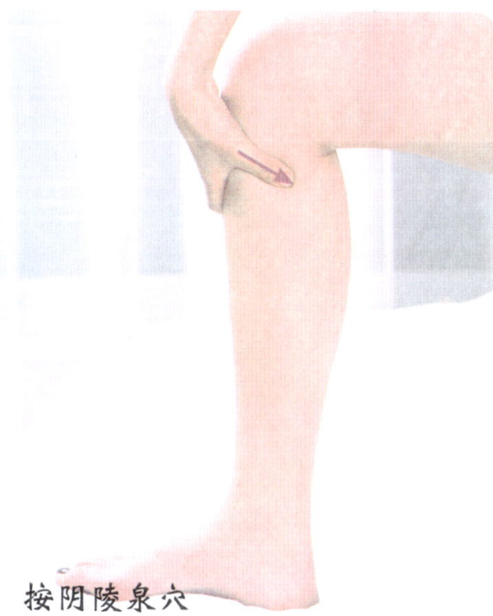
按阴陵泉穴

第二节 痛经

凡在月经期或行经前后，出现周期性小腹疼痛、坠胀，伴腰酸或痛引腰骶，甚至剧痛晕厥者，称为“痛经”，亦称“经行腹痛”。本病是妇科常见病之一，好发于青年女性。

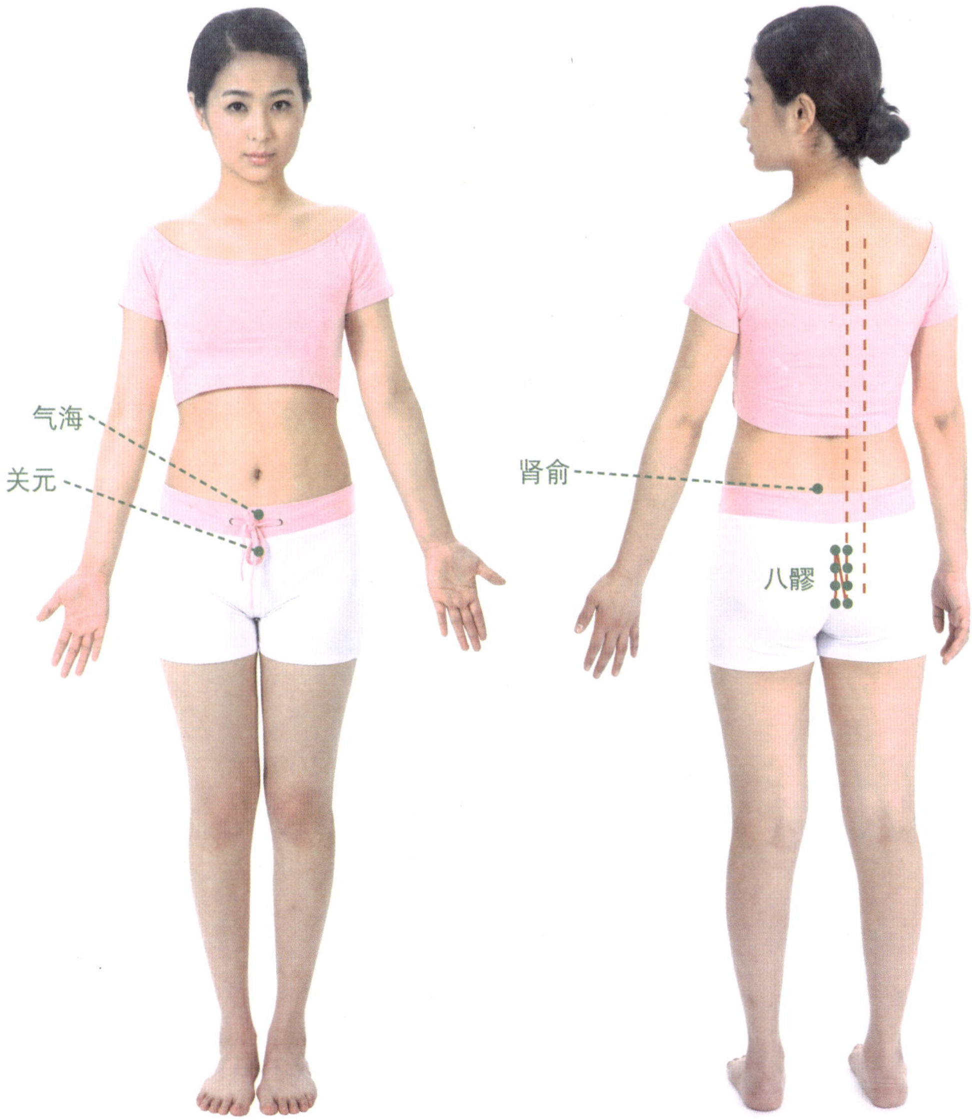

选穴取穴

气海、关元、肾俞、八髎等穴及背部膀胱经循行路线。

按摩方法

步骤1 →

摩揉小腹10分钟，按揉气海、关元等穴各5分钟。

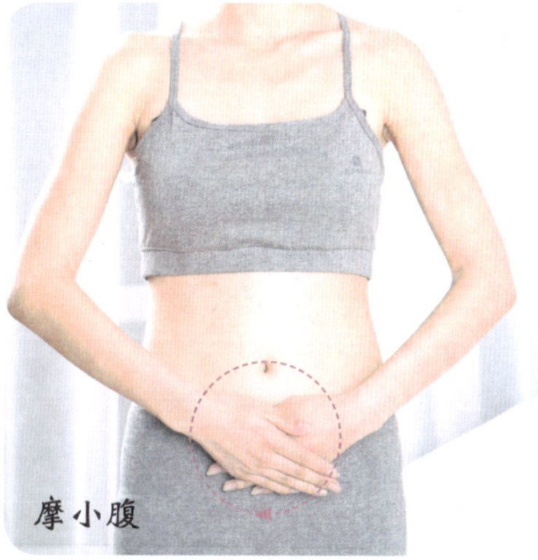
摩小腹

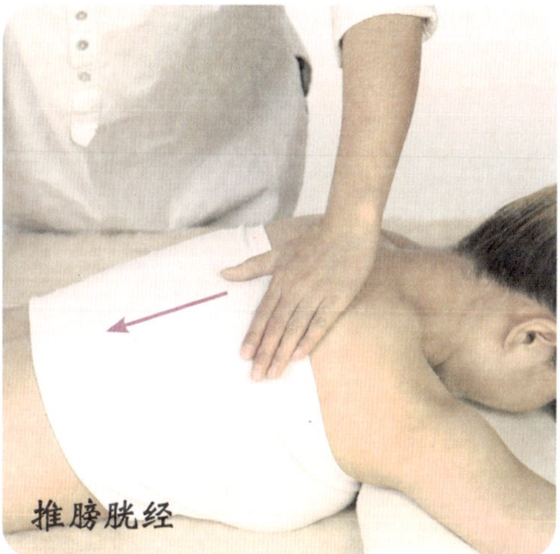
推膀胱经

步骤2 ←

沿背部膀胱经循行路线推拿2分钟，重点按揉肾俞、八髎等穴各5分钟，以酸胀为度。

步骤3 →

擦八髎穴部位，以透热为度。

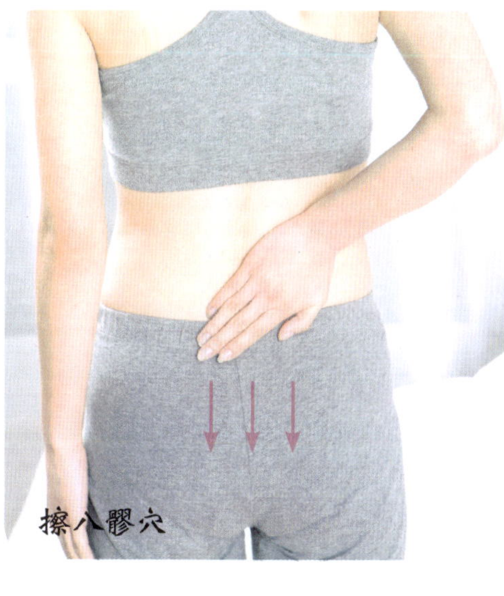
擦八髎穴

温馨提示

痛经女性经期要注意保暖，避免寒冷，注意经期卫生，经期禁止房事；适当休息，不要过度疲劳；情绪安定，避免暴怒、忧郁情绪；经期注意调理饮食，忌食辛辣寒凉生冷食品。

第三节 闭经

闭经，又称经闭，是指月经在经期而停经3个月经周期以上者。是妇科常见多发病。多因气血不足、肝肾亏虚；或气滞血瘀、寒（痰）湿阻遏所致。

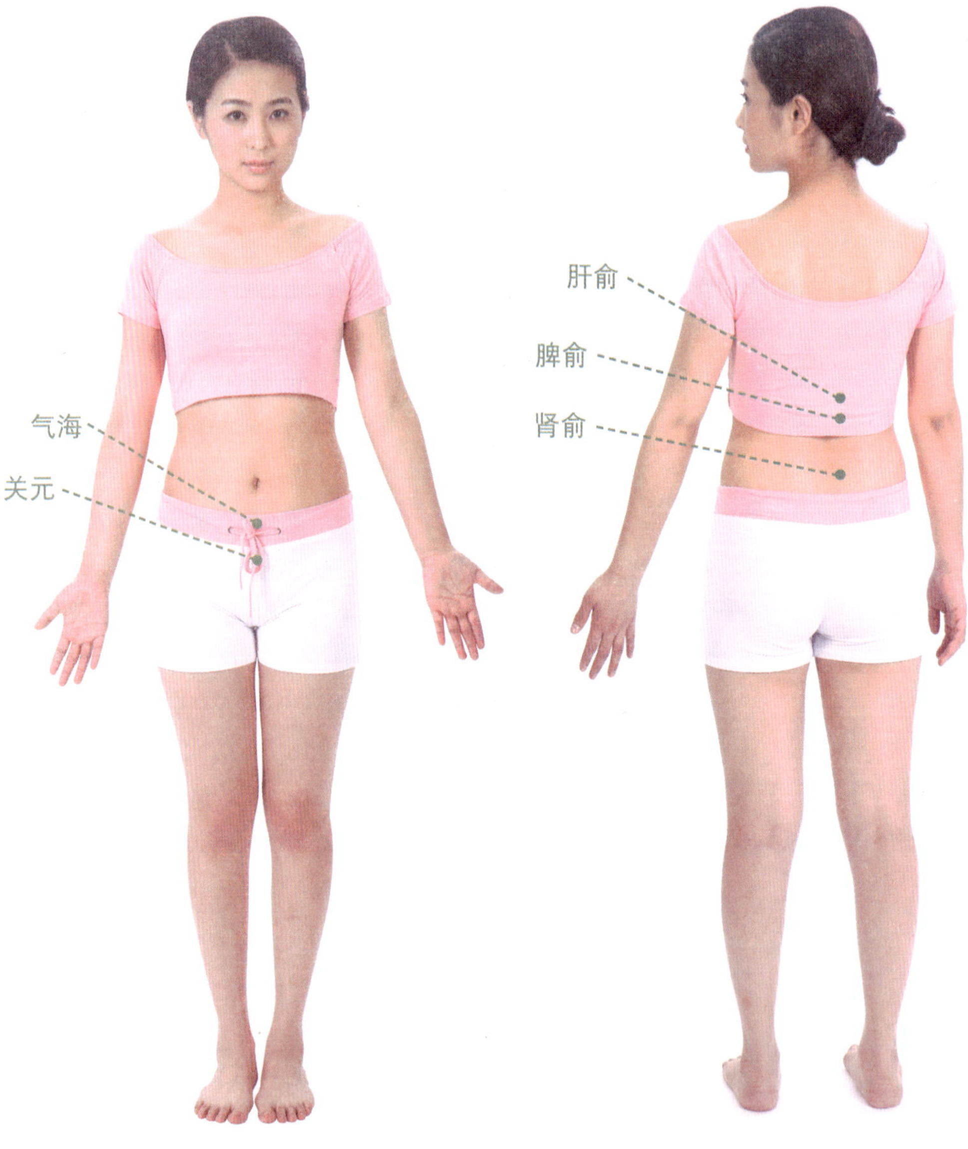

选穴取穴

关元、气海、肝俞、脾俞、肾俞等穴。

按摩方法

步骤1 →

先以手掌由轻到重按压小腹部10次左右，然后掌摩腹部5～8分钟。

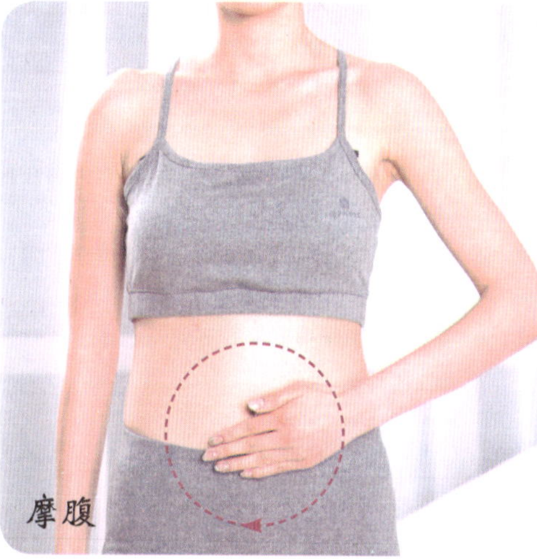
摩腹

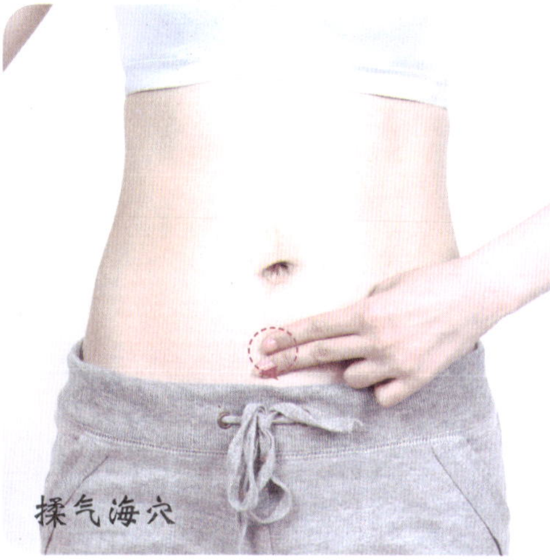
揉气海穴

步骤2 ←

按揉关元、气海等穴各1～3分钟，最后用双手提拿小腹部肌肉10次左右，手法和缓。

步骤3 →

掌推摩腰骶部，以有热感为度。再用双拇指按揉肝俞、脾俞、肾俞等穴各1分钟。每日1次，至愈为度。

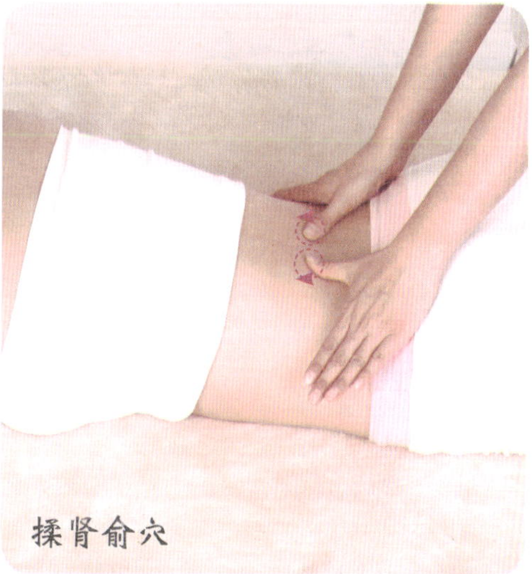
揉肾俞穴

温馨提示

闭经患者应适当锻炼身体，注意劳逸结合，避免精神紧张，注意饮食起居，必要时可配合药物治疗。

第四节 带下

是指妇女经常从阴道流出黏液性如涕、如唾液样分泌物的一种妇科病症，是妇科临床常见多发病。多因脾虚生湿、湿郁化热、湿热下注，或气血虚弱、外邪入侵所致。

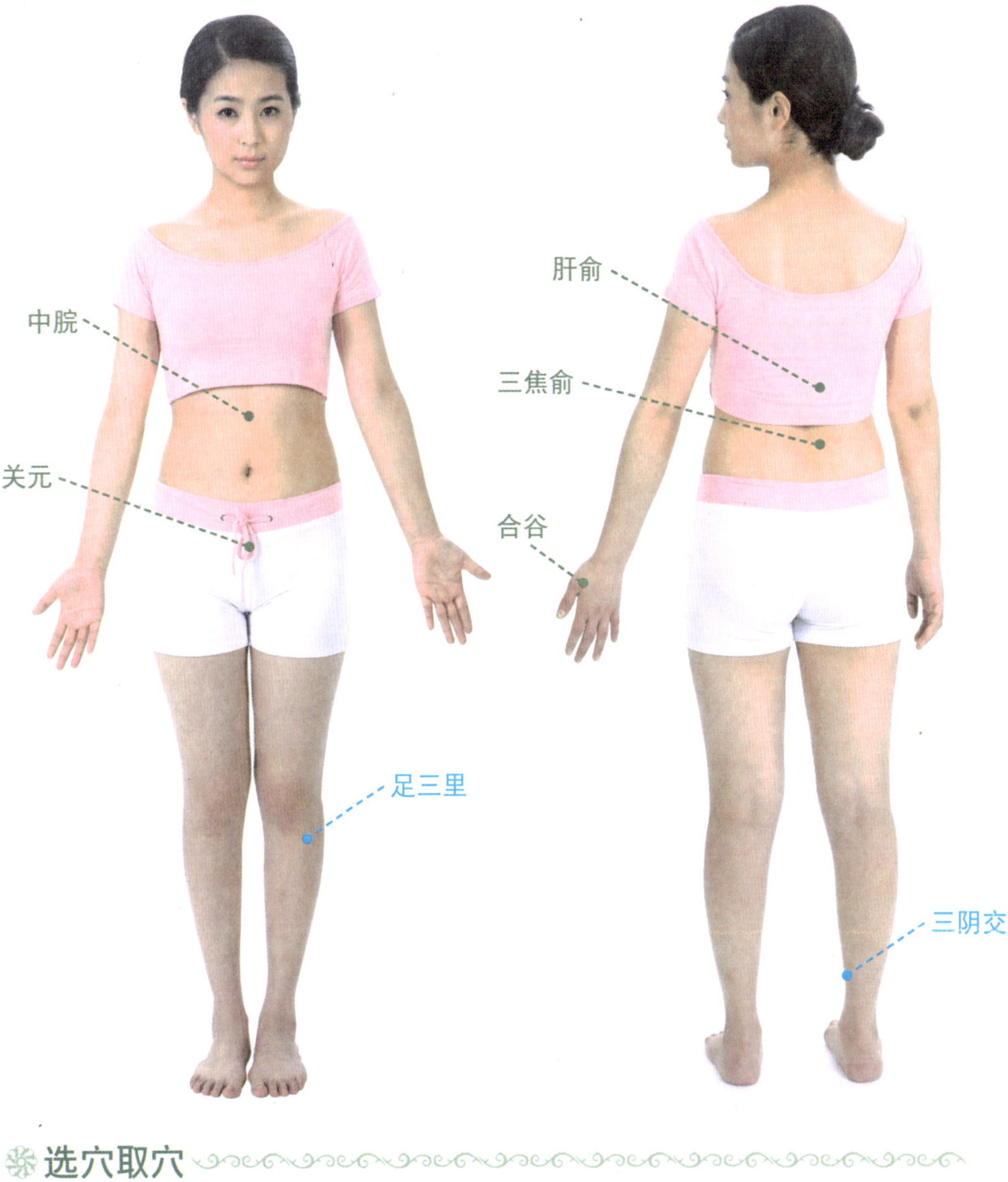

选穴取穴

关元、中脘、少腹、合谷、脾俞、三焦俞、足三里、三阴交等穴。

按摩方法

步骤1 →

按揉脾俞、三焦俞、足三里、三阴交等穴各2～3分钟。

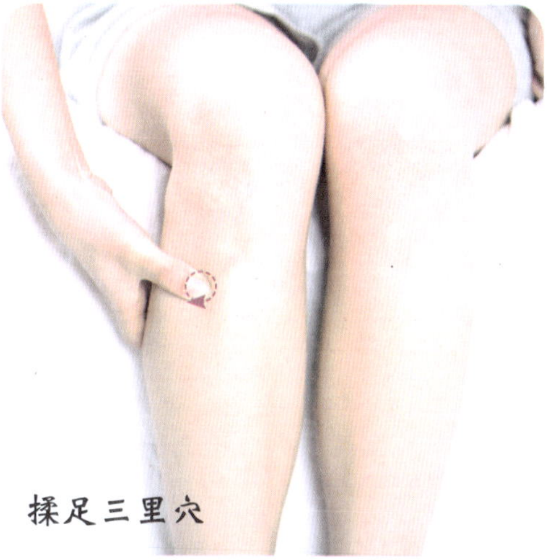
揉足三里穴

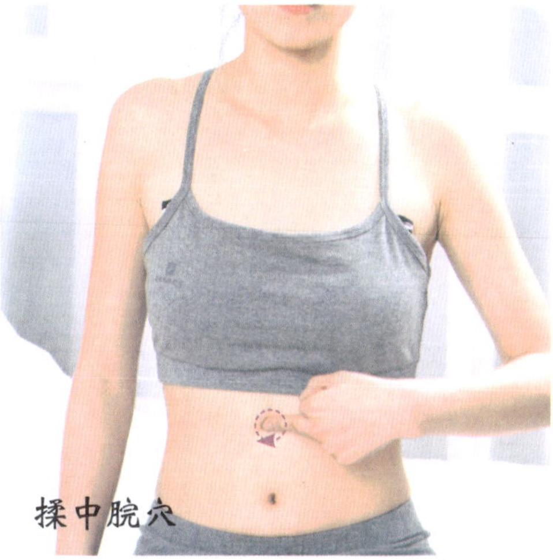
揉中脘穴

步骤2 ←

按揉关元、中脘等穴各2分钟。

步骤3 →

擦小腹、拿揉合谷穴各2分钟。每日按摩1次，至病愈为度。

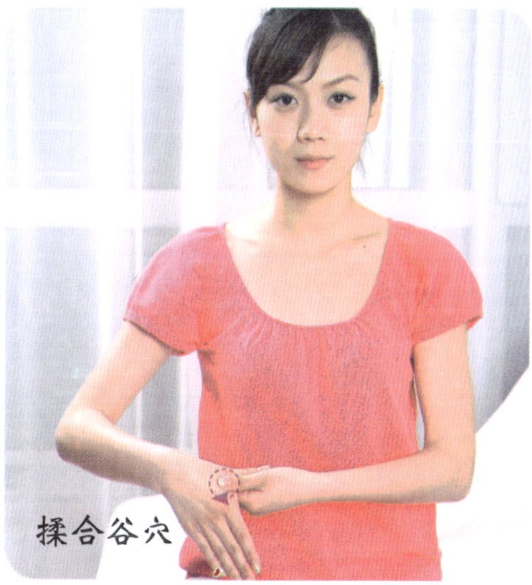
揉合谷穴

温馨提示

带下病患者的阴部用药和冲洗，应在月经干净后，保持清洁的习惯。治疗期间禁止性生活，洗换下来的内裤要煮沸消毒。

第五节 缺 乳

产妇哺乳期乳汁分泌过少或全无，即称为缺乳。中医认为乳汁由血生化而成，赖气以运行，所以乳汁的多少与气血关系极为密切。

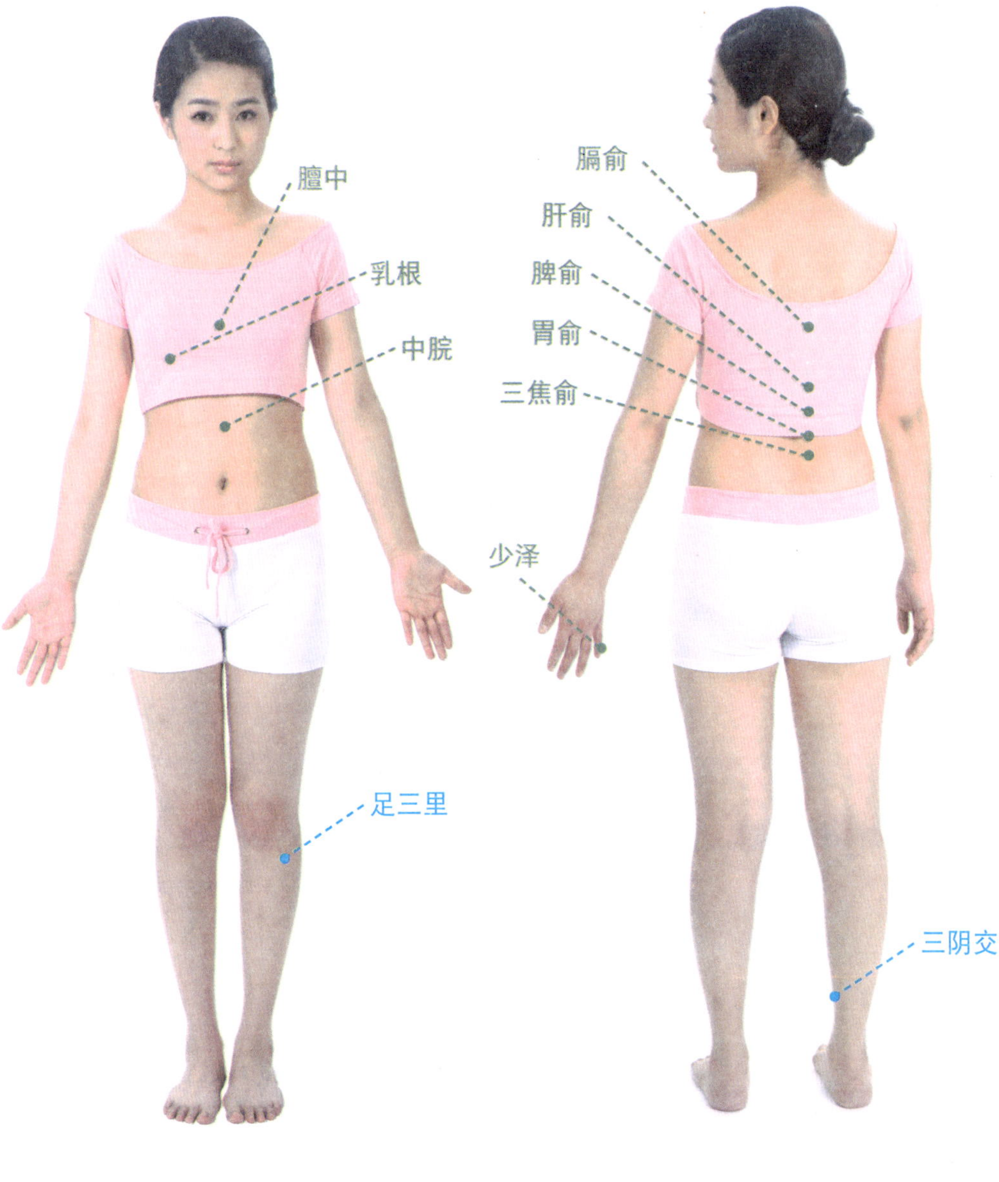

选穴取穴

膈俞、肝俞、脾俞、胃俞、乳根、膻中、中脘、足三里、三阴交、少泽等穴。

按摩方法

步骤1 →

按揉膈俞、肝俞、脾俞、胃俞等穴各5分钟，用力由轻到重，边按边揉，使局部产生胀痛的感觉。

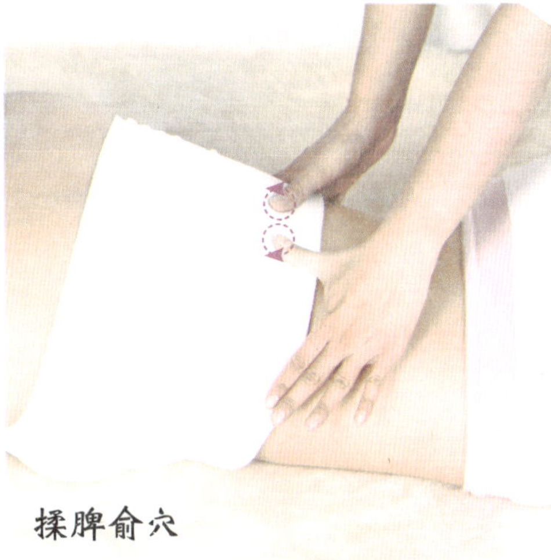

揉脾俞穴

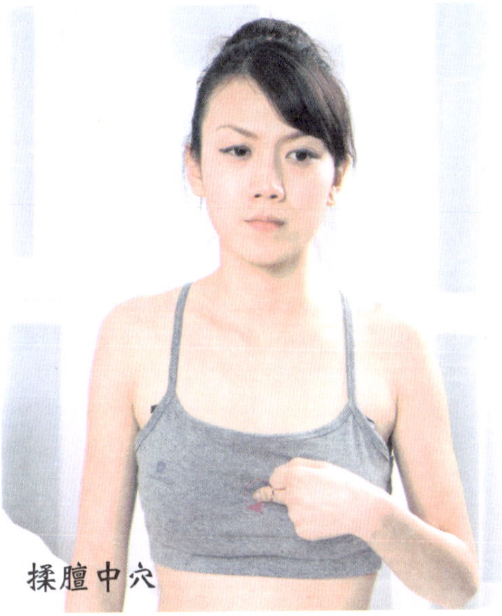

揉膻中穴

步骤2 ←

以双手掌在乳房周围轻揉摩1～3分钟，再用五指以指腹轻抓揉乳房10～20次，并随抓揉轻轻震抖，然后五指并拢，用两掌指面置于双侧乳根穴上，按顺时针方向做圆形揉摩，反复3～6分钟。以中指按揉膻中穴，力量由轻到重，以感局部发热为度。

步骤3 →

按揉中脘、足三里、三阴交等穴各1～2分钟，再用拇指指甲点按双侧少泽穴，约1分钟。每日1次，至病愈为度。

温馨提示

产妇产前应经常用温水清洗乳头，有乳头凹陷畸形时，应用干净手指经常挤压、牵拉，使乳头凸起，经常按摩双乳房。按时哺乳，不要积乳。保证充足睡眠，保持心情舒畅，使之精神愉快，精力旺盛。注意调节饮食与营养，不可偏食，少食油腻食物。

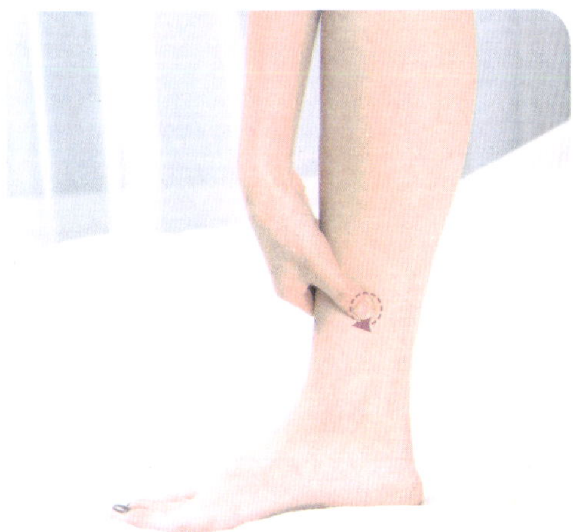

揉三阴交穴

第六节 产后腰腿痛

多因产后休息不当，过早的持久站立或端坐，致使产妇妊娠时松弛的骶髂关节韧带不能及时恢复，造成劳损所致；或因分娩过程中骨盆韧带损伤，再加上产后过早劳动或负重，引起关节囊周围组织粘连，妨碍了骶髂关节的正常运动所致。

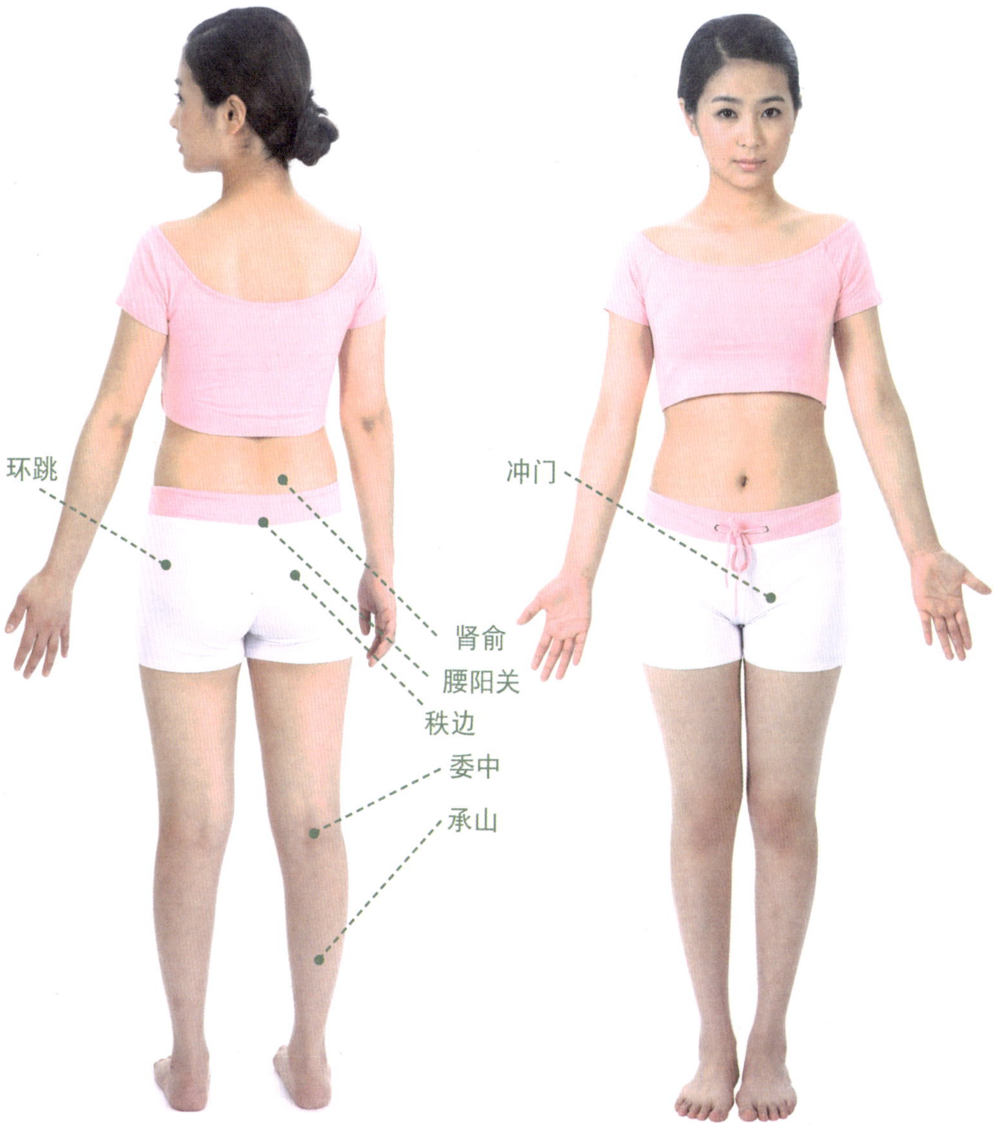

选穴取穴

冲门、环跳、腰阳关、委中、肾俞、秩边、承山等穴。

按摩方法

步骤1 →

由轻渐重，点按冲门、环跳、阳关、委中等穴各3～5分钟。

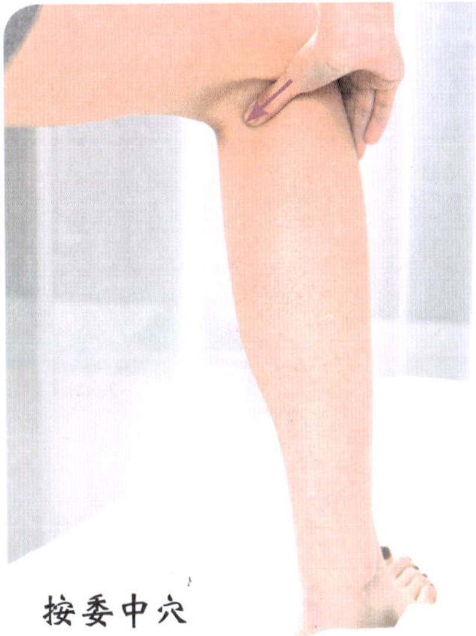

按委中穴

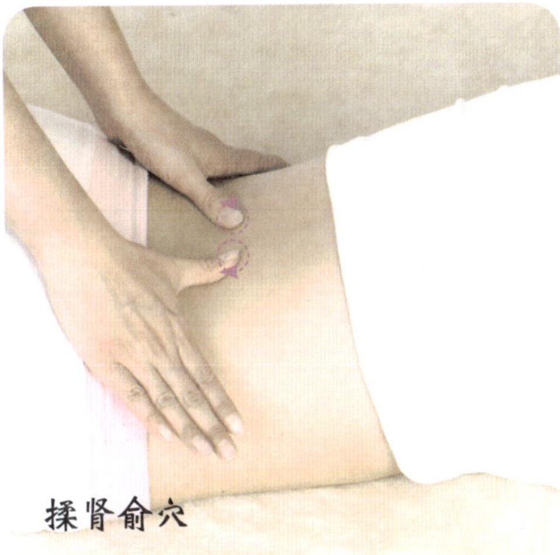

揉肾俞穴

步骤2 ←

按揉肾俞、秩边、承山等穴3～5分钟。

步骤3 →

按揉阿是穴，在横擦腰骶部，至有热感为度。

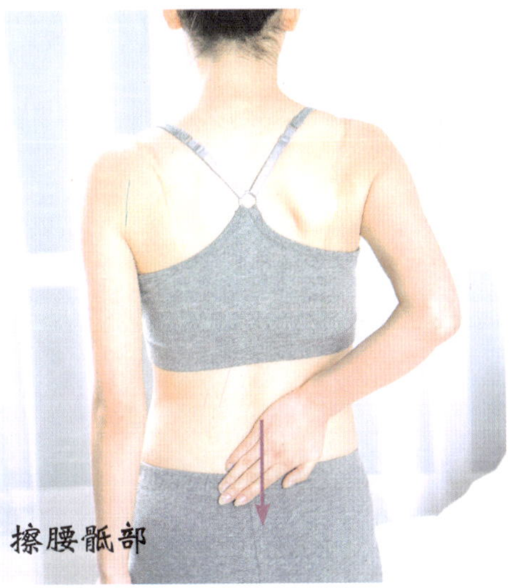

擦腰骶部

温馨提示

产后腰痛的预防首先应从孕期开始，避免经常弯腰或久站久蹲，产后给宝宝喂奶时注意采取正确姿势，产后且在生活中注意腰腿部的保暖等。

第七节 更年期综合征

女性由于卵巢功能的退化，引起内分泌紊乱，出现自主神经系统功能紊乱的症状，表现为失眠、不安、焦躁、眩晕、耳鸣、腰痛、心悸、多汗等症状，是50岁左右绝经期前后女性的常见病。

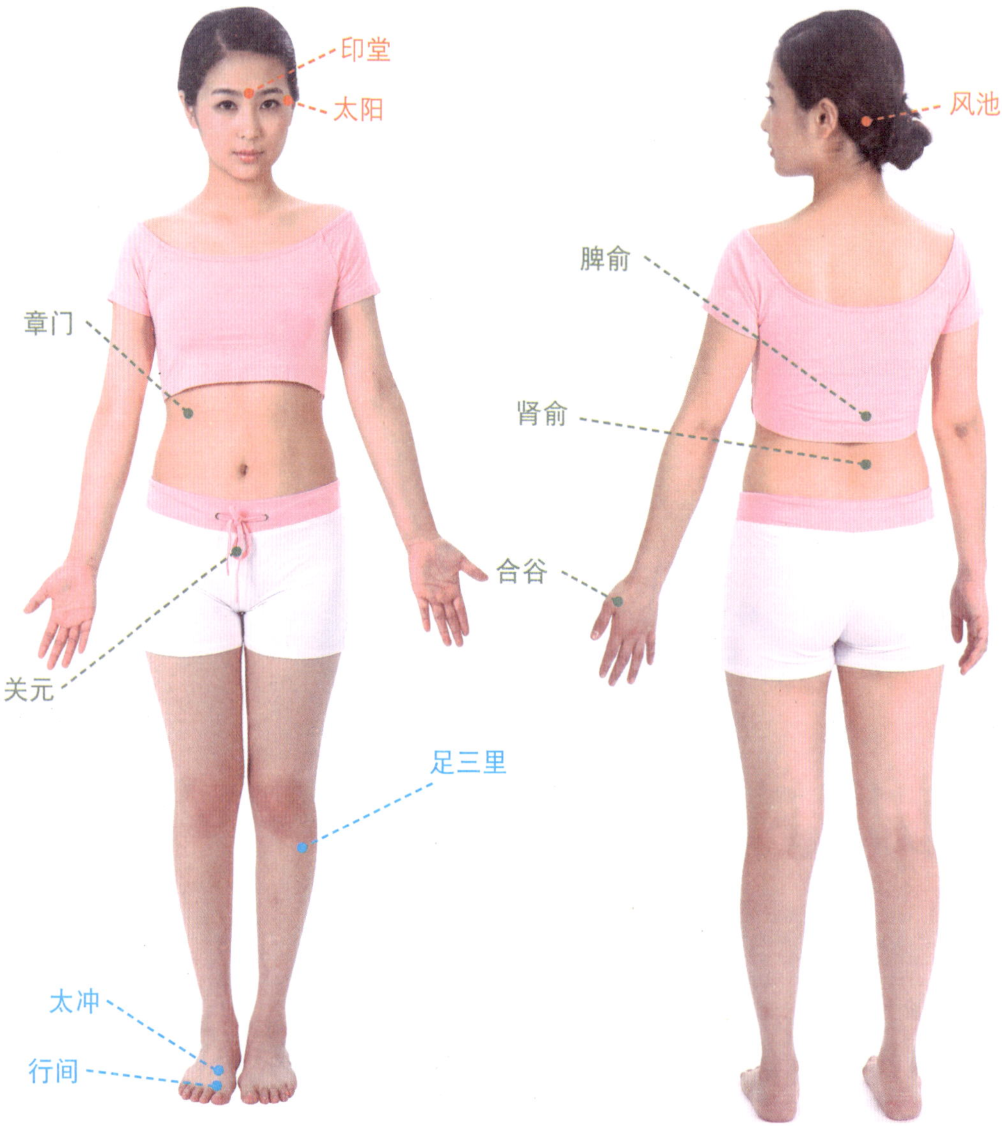

选穴取穴

太阳、风池、脾俞、足三里、印堂、关元、肾俞、章门、合谷、太冲等穴及腰骶部。

按摩方法

步骤1 →

揉按太阳、印堂、风池等穴各2～3分钟，分推前额部2分钟。

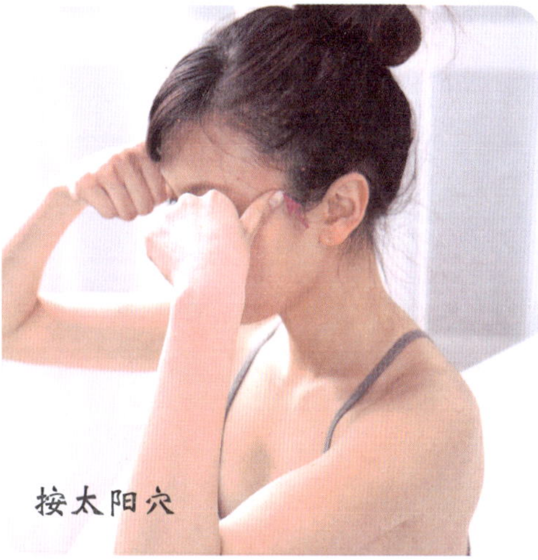

按太阳穴

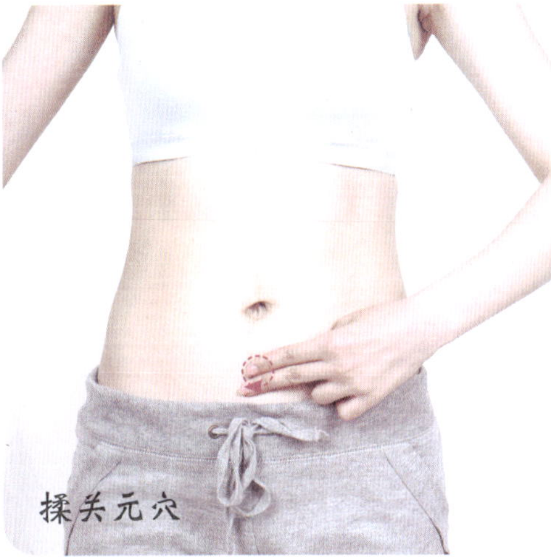

揉关元穴

步骤2 ←

按揉章门、关元、脾俞、肾俞、足三里等穴各2～3分钟，重擦腰骶部2分钟。

步骤3 →

拿揉合谷穴2分钟，掐揉太冲穴2分钟。每日1次，至愈为止。

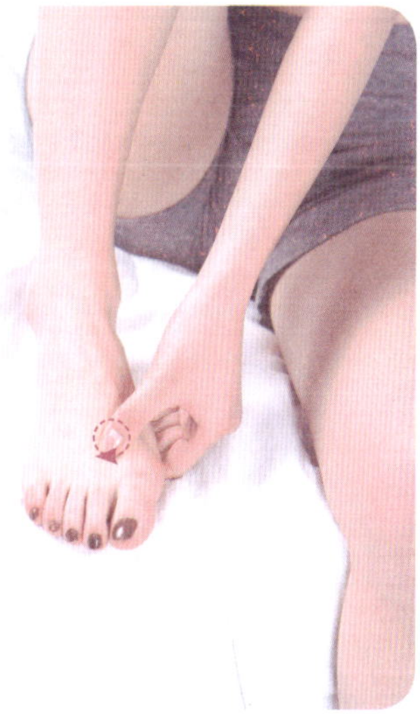

揉太冲穴

温馨提示

处于更年期的女性要注意饮食营养，对于更年期有头昏、失眠、情绪不稳定等症状的人饮食应控制盐的摄入量，多吃含维生素B族的蔬菜和粗粮，避免吃刺激性食物。要保持乐观、愉快的情绪，加强身体锻炼。

您作为家中的“顶梁柱”在生活中也难免会遇到这样那样的健康问题，很多人觉得因为头疼脑热而去医院治疗有些“小题大做”，如此您不妨尝试用按摩疗法来治疗吧。只要您动动手，在家就可以自己治疗一些常见的病症，既方便又经济。

第五章

男性病的按摩

第一节 前列腺炎

前列腺炎是中老年男性常见病，有急性、慢性之分。属中医“白浊”范畴，主要是湿热下注，结聚会阴所致。肾虚或脾虚为病之本，湿热为病之标。

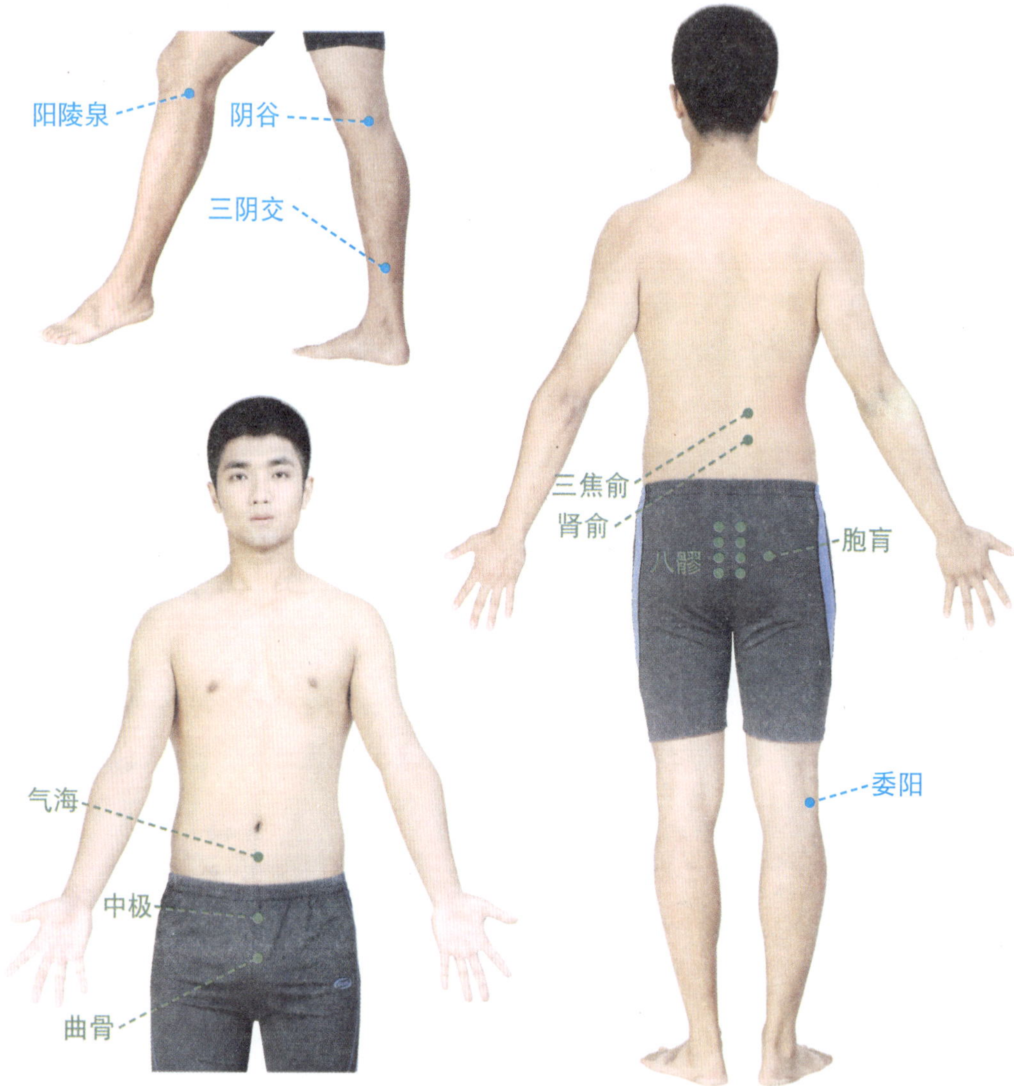

选穴取穴

中极、气海、肾俞、三焦俞、阴谷、委阳、三阴交、阳陵泉、胞肓、八髎、曲骨等穴。

按摩方法

步骤1

按揉中极、气海、肾俞、三焦俞、阴谷、委阳、三阴交、阳陵泉等穴各3～5分钟。

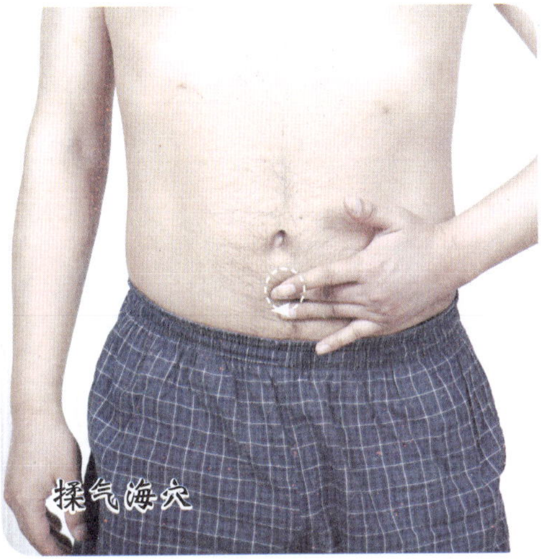

揉气海穴

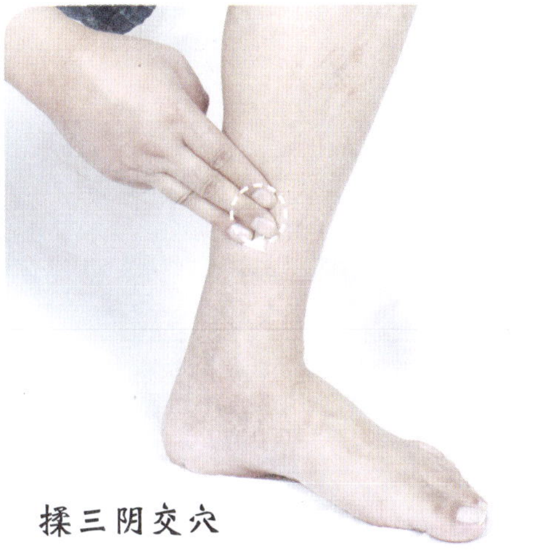

揉三阴交穴

步骤2

从左侧胞肓穴开始，顺时针方向经八髎穴至右侧胞肓穴用摩法反复10次。用力以有轻度压迫感及舒适感为度。

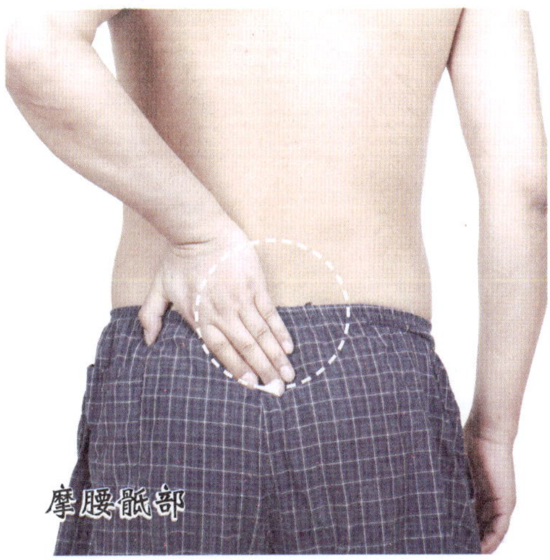

摩腰骶部

温馨提示

患者应进行自我心理疏导，保持开朗乐观的生活态度，应戒酒，忌辛辣刺激食物。避免憋尿、久坐及长时间骑车等，注意小腹保暖，加强体育锻炼。

步骤3

点按曲骨穴，约5分钟。每日1次，至愈为度。

第二节 前列腺肥大

前列腺肥大是老年男性常见疾病，因为前列腺逐渐增大对尿道及膀胱出口产生压迫作用，临床上表现为尿频、尿急、夜间尿次增加和排尿费力，并能导致泌尿系统感染、膀胱结石和血尿等并发症，对生活质量产生严重影响，属中医的“癃闭”范畴。

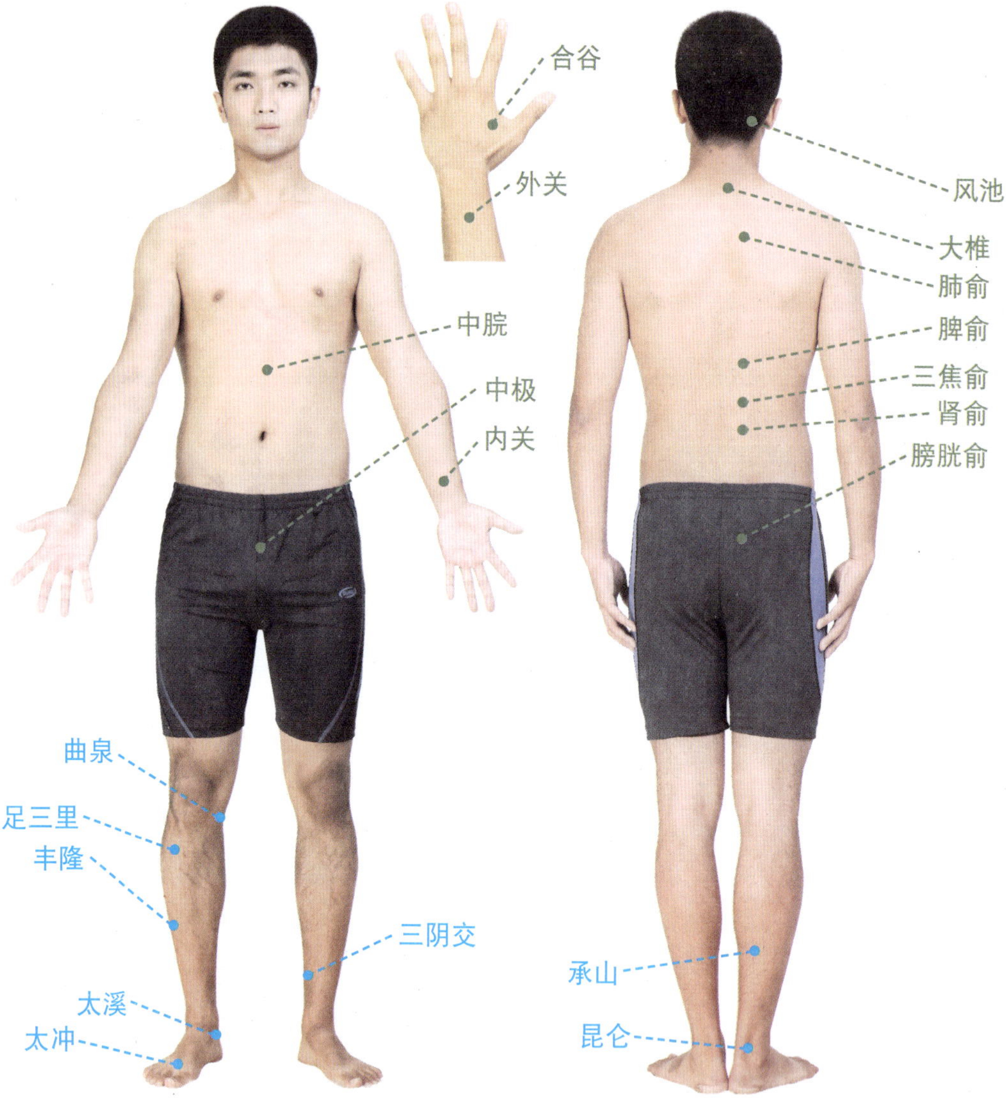

选穴取穴

大椎、肺俞、脾俞、肾俞、三焦俞、膀胱俞、合谷、内关、外关、风池、中脘、关元、中极、曲泉、承山、足三里、丰隆、三阴交、太溪、昆仑、太冲等穴。

按摩方法

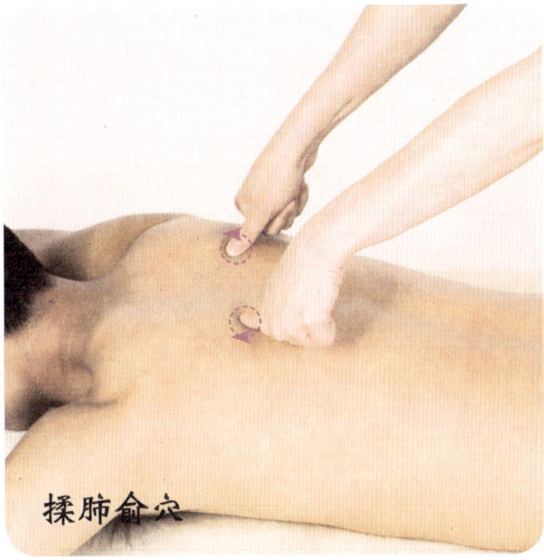

揉肺俞穴

步骤1 →

按揉大椎、肺俞、脾俞、肾俞、三焦俞、膀胱俞、中脘、关元、中极等穴3～5分钟。

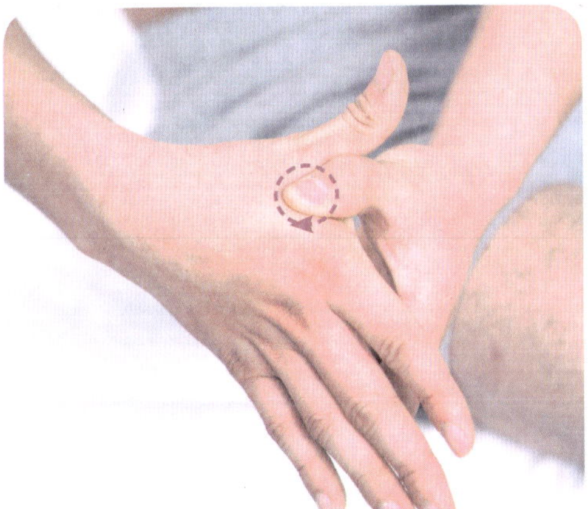

揉合谷穴

步骤2 ←

掐揉风池、合谷、内关、外关等穴3～5分钟。

步骤3 →

按揉曲泉、承山、足三里、丰隆、三阴交、太溪、昆仑、太冲等穴。每日1次，可缓解症状。

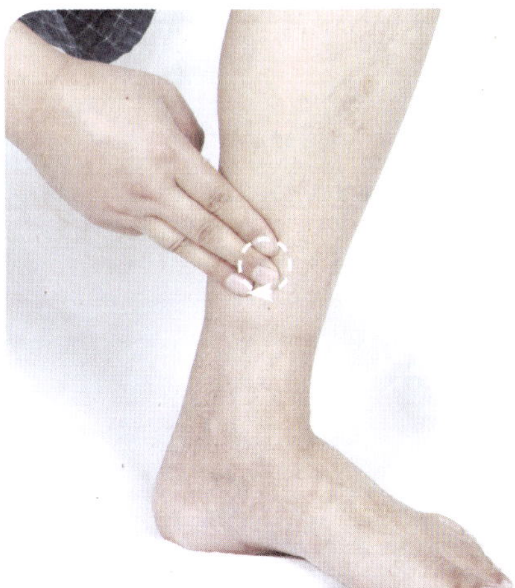

揉三阴交穴

温馨提示

前列腺肥大患者在秋末至初春时因寒冷往往会使病情加重，因此患者一定注意防寒，预防感冒和上呼吸道感染等。应绝对忌酒，少食辛辣刺激性食品，夜间适当减少饮水，以免睡后膀胱过度充盈，白天应多饮水。

第三节 阳　痿

阳痿是指男子阴茎不能勃起或举而不坚，以致影响性生活的一种病症，是男子性功能障碍的一种表现。中医认为其多因肾虚、惊恐、纵欲过度导致精气虚损，或少年手淫、思虑忧郁等因所致。

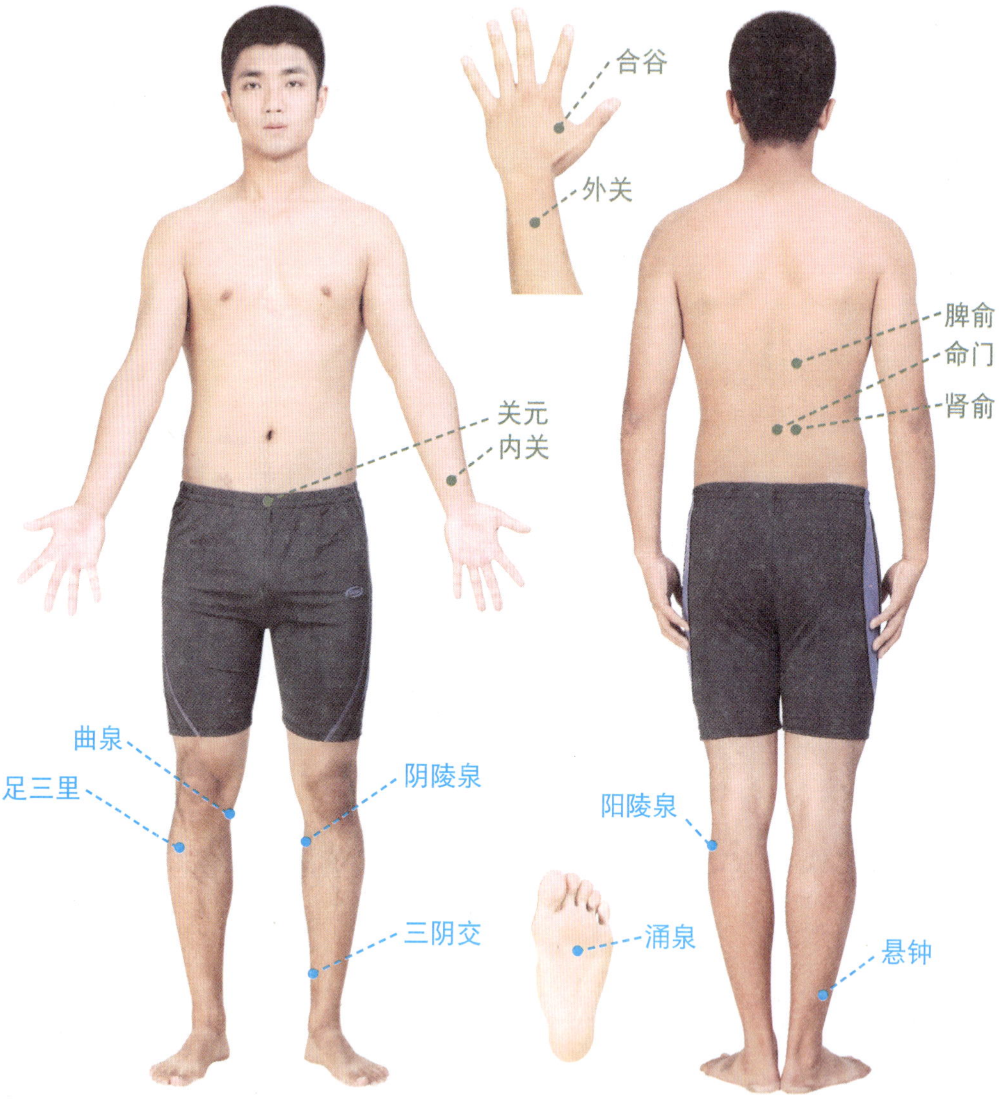

选穴取穴

内关、外关、合谷、脾俞、命门、肾俞、关元、曲泉、阴陵泉、阳陵泉、三阴交、足三里、悬钟、涌泉等穴。

按摩方法

步骤1

按揉脾俞、命门、肾俞、关元等穴各3分钟，横擦小腹5分钟。

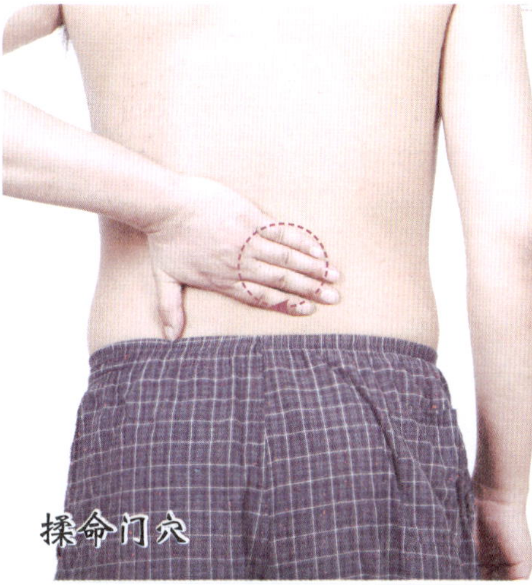

揉命门穴

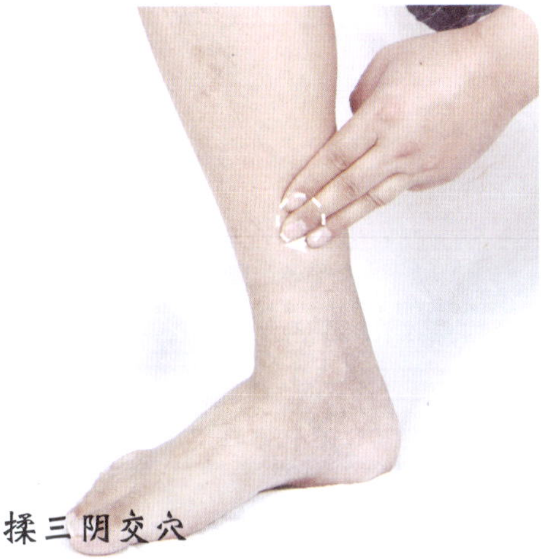

揉三阴交穴

步骤2

拿揉曲泉、阴陵泉、阳陵泉、三阴交、足三里、悬钟等穴各3分钟。

步骤3

揉内关、外关、合谷、涌泉等穴各3分钟，重擦腰骶部30遍。每日或隔日一次，至愈为止。

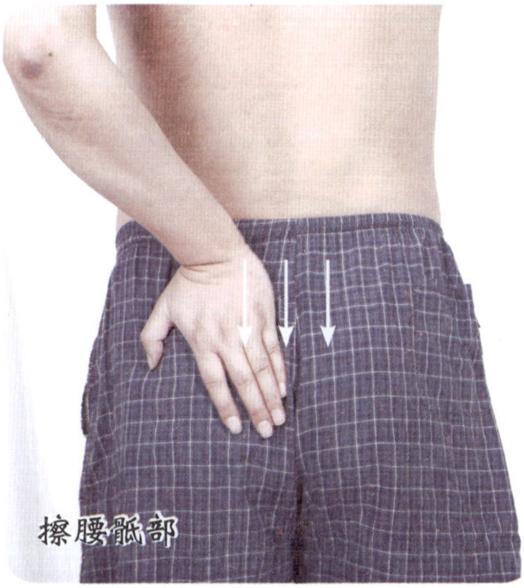

擦腰骶部

温馨提示

本病患者要树立信心，不能悲观失望，保持性格开朗，注意生活调整，房事有节有度，并加强锻炼，以增强体质，提高抗病能力。

第四节 遗 精

遗精是指没有性交而精液自行外泄的一种疾病。其中有梦而遗精者，名为“梦遗”，无梦而遗精者，甚至醒时精液流出者，称为“滑精”。两者均是精液外泄，故统称为“遗精”。

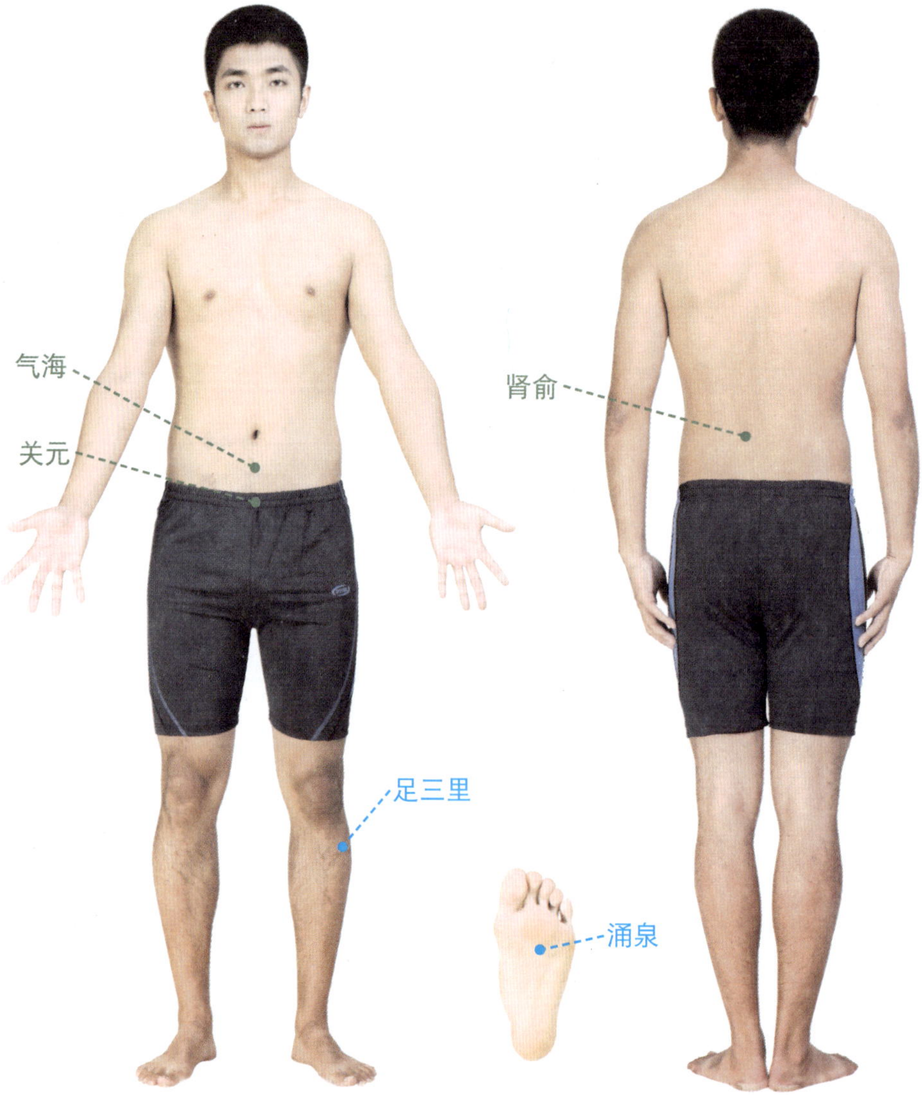

选穴取穴

涌泉、气海、关元、肾俞、三阴交、足三里等穴。

按摩方法

步骤1

推擦涌泉穴3分钟。

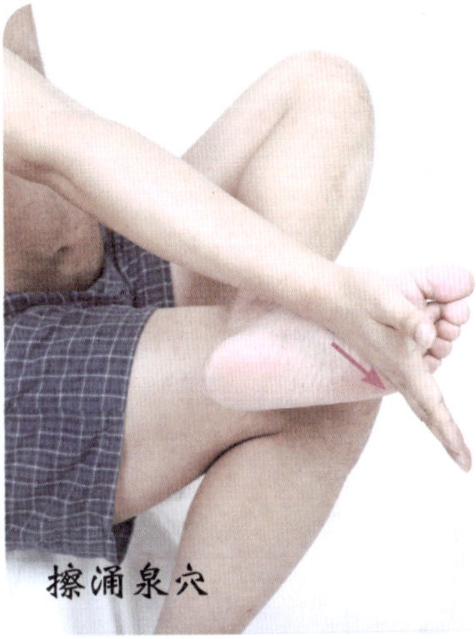

擦涌泉穴

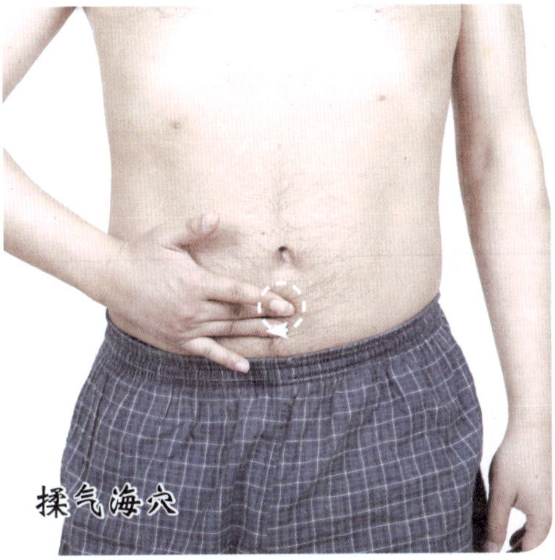

揉气海穴

步骤2

按揉气海、关元穴各2分钟。

步骤3

按揉肾俞、足三里、三阴交各2分钟。每日或隔日按摩1次，至愈为度。

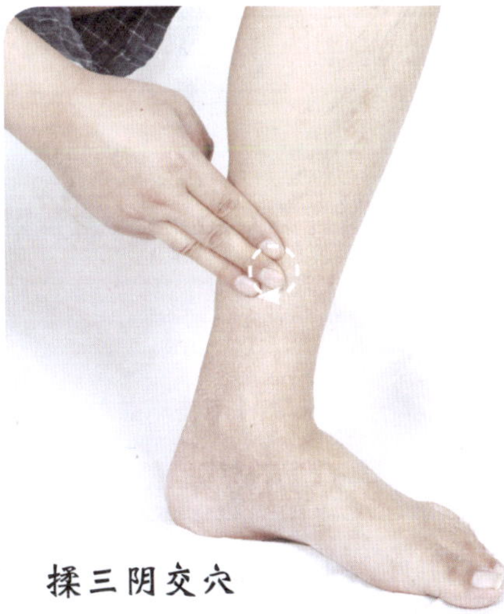

揉三阴交穴

温馨提示

遗精患者应排除杂念、清心寡欲，戒除手淫、戒烟酒，晚餐不过饱，注意小腹保暖，保持性器官卫生。

第五节 早 泄

早泄是指在性生活过程中过早的射精，是男性性功能障碍的一种情况。临床表现为阴茎能勃起，尚未进入女方阴道就发生射精；或已进入阴道，但时间不到1～2分钟就射精。早泄影响性生活质量，严重还会影响生育，影响夫妻关系，发生感情危机。

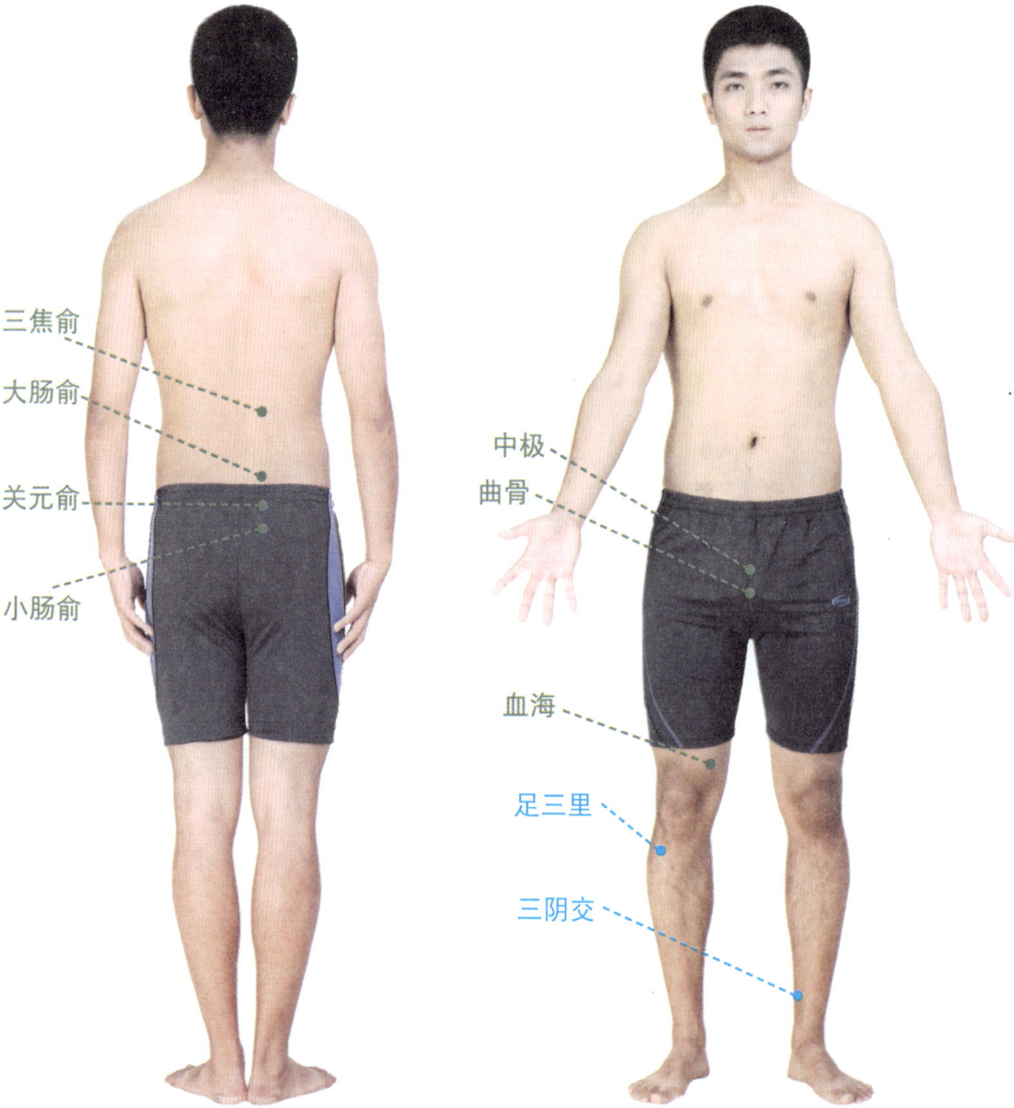

选穴取穴

三焦俞、大肠俞、关元俞、小肠俞、中极、曲骨、血海、足三里、三阴交等穴。

按摩方法

步骤1 →

按揉三焦俞、大肠俞、关元俞、小肠俞等穴各3～5分钟。

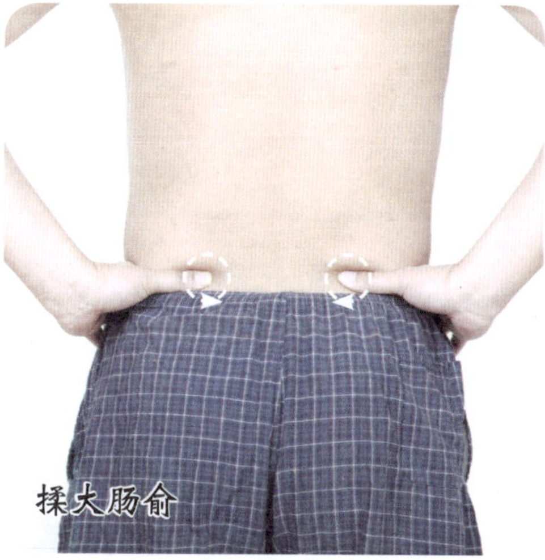
揉大肠俞

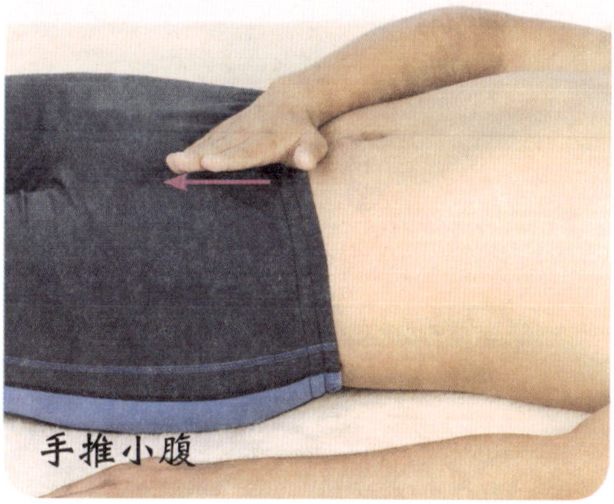
手推小腹

步骤2 ←

从中极穴到曲骨穴平推，至皮肤有热感为止。

步骤3 →

点按血海、足三里、三阴交等穴2～3分钟。每日1次，至愈为止。

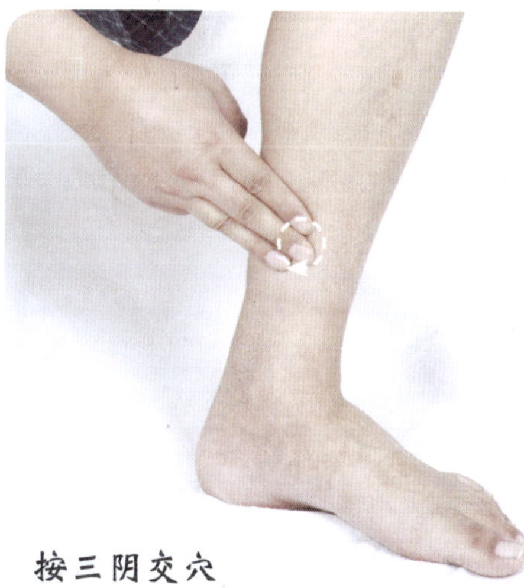
按三阴交穴

温馨提示

夫妻之间要相互体贴，一旦出现早泄症状，不可相互责备、埋怨，而应找出原因，共同配合治疗。注意生活要有规律，加强体育锻炼。可吃一些含有锌元素的食物，可提高人体的免疫力，还是精液和性激素的重要组成成分。

按摩疗法在小儿病的治疗当中起着十分重要的作用，作为一种祖国医学的传统疗法，按摩疗法简便易行，痛苦小，小儿易接受，可以减少西药副作用的影响，不影响小儿的生长，发育，是家长放心的一种自然疗法。

第六章

小儿病的按摩

第一节 小儿按摩的特定部位

从生理的角度考虑，小儿的身体与成人相比具有不同之处，因此小儿按摩与成人按摩也有很大的不同。小儿推拿常用的穴位，除了采用十四经部分腧穴及经外奇穴、阿是穴外，多数穴位是小儿推拿特定穴，多分布在肘关节以下，且以手掌部、手背部居多。

小儿按摩的常用部位

脾　经：拇指末节螺纹面。

肝　经：示指末节螺纹面。

心　经：中指末节螺纹面。

肺　经：无名指末节螺纹面。

肾　经：小指末节螺纹面。

大肠经：示指桡侧指端到虎口呈一直线。

胃　经：拇指掌面近掌端第一节。

板　门：手掌面大鱼际顶面。

内劳宫：手掌面掌心正中。

内八卦：在手掌面以掌心内劳宫为圆心，内劳宫到中指根中外1/3交界处为半径所做圆周上。

小天心：手掌面大小鱼际交接处。

总　筋：在手掌面腕掌关节横纹正中处。

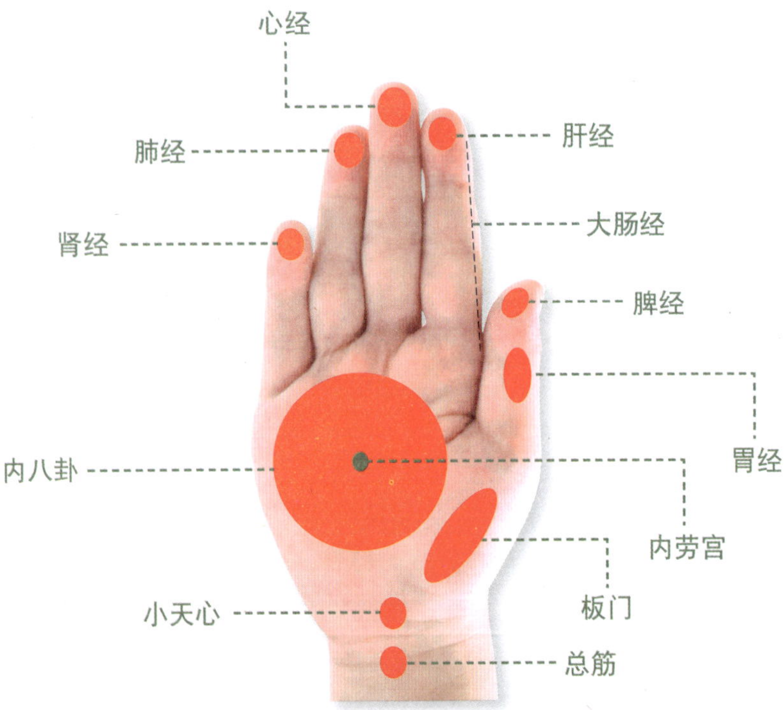

四横纹：手掌面示、中、无名、小指近掌端指间关节横纹处。

小横纹：手掌面示、中、无名、小指掌指关节横纹处。

小肠经：小指尺侧从指端到指根呈一直线。

二扇门：中指根部指蹼两侧左右各一。

一窝风：手背掌腕关节横纹正中凹陷处。

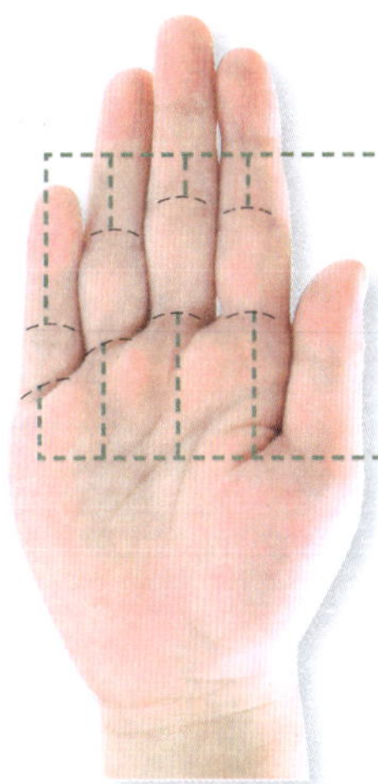

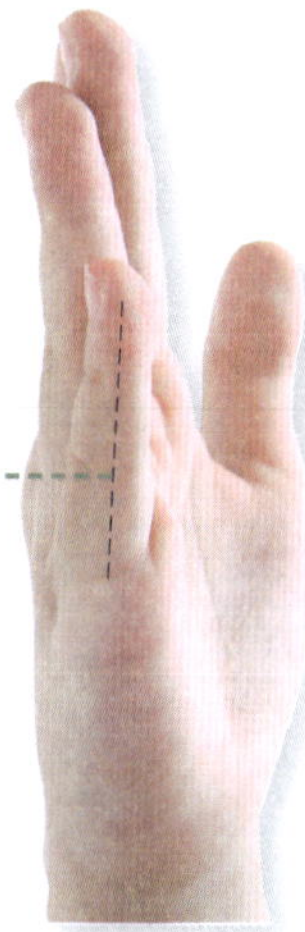

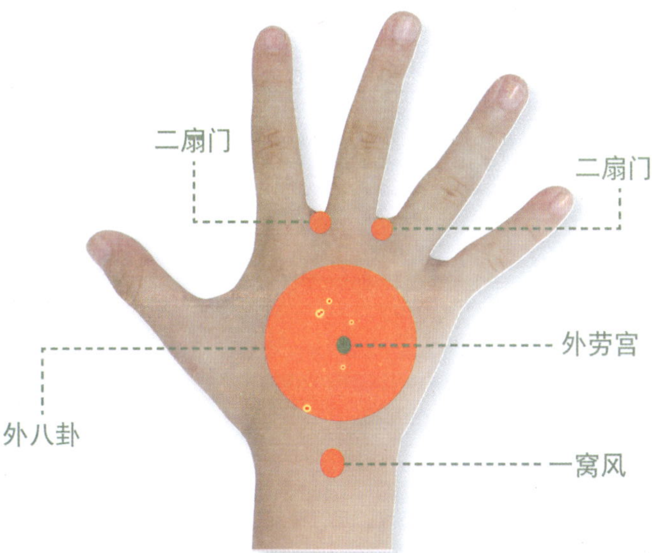

腹： 整个腹部。

脐： 肚脐。

肚　角： 天枢穴下2寸，脐旁两侧的大筋。

丹　田： 位于脐下2～3寸之间。

三　关： 前臂桡侧阳池穴至曲池穴呈一直线。

天河水： 在前臂正中呈一直线。

六　腑： 前臂尺侧阴池穴至肘呈一直线。

天门（攒竹）： 两眉中间至前发际呈一直线。

坎　宫： 眉头至眉梢呈一横线。

太阳穴： 眉外稍后方凹陷处。

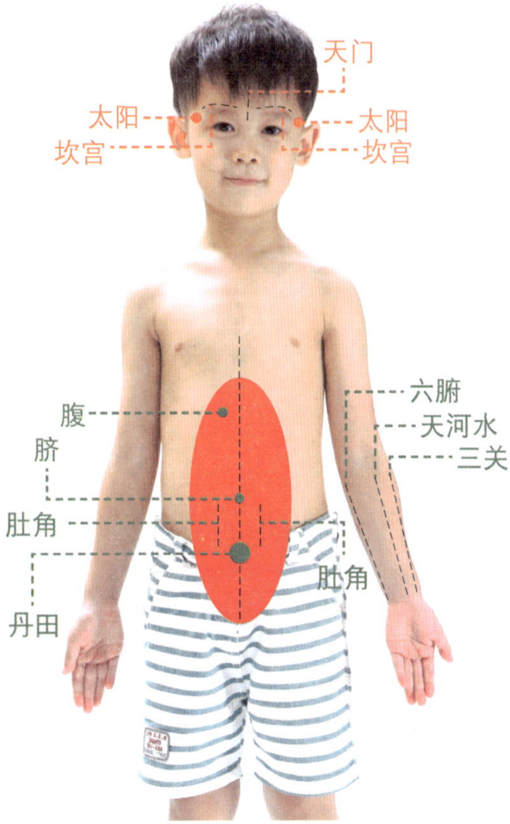

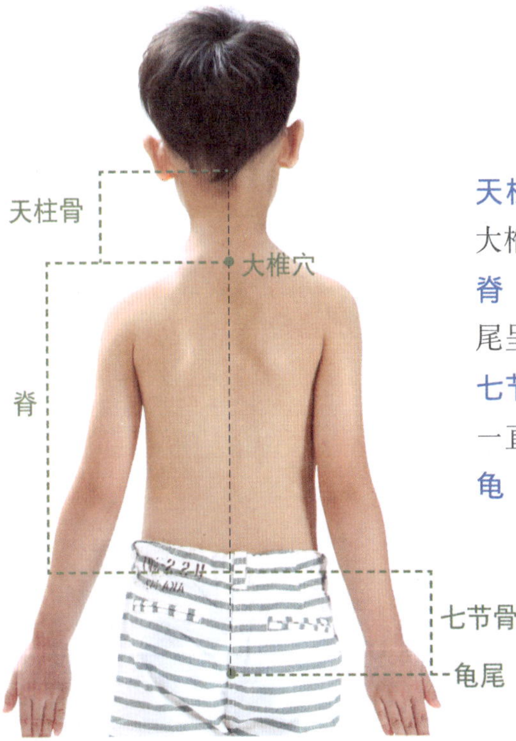

天柱骨： 位于颈后发际正中至大椎穴的这一直线部位。

脊　柱： 后背正中大椎穴至龟尾呈一直线。

七节骨： 第4腰椎至尾骨尖端呈一直线。

龟　尾： 尾骨尖端。

第二节 小儿按摩的注意事项

小儿按摩手法与成人手法相比，其手法尤其强调轻快柔和，平稳着实，适达病所而止，不可竭力攻伐。小儿肌肤娇嫩，按摩时一般要借助适当的介质，以防损伤患儿肌肤。

小儿按摩一般按照“一头面，二上肢，三胸腹，四腰背，五下肢”的顺序进行按摩。另外，因小儿的自控能力较弱，所以可先按摩那些刺激较轻、不易引起小儿哭闹的部位；相反，一些刺激性较大，容易引起小儿急躁的部位，可放在后面阶段按摩。此外，像“拿”“掐”“捏”等强刺激手法，除急救以为，也应放在最后操作。

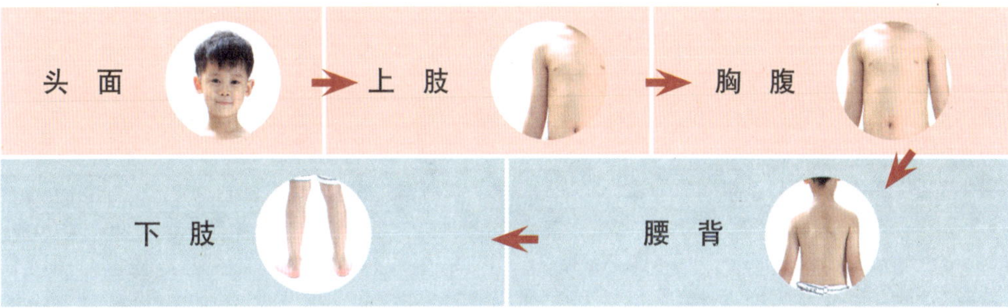

小儿按摩，首先要选择一个合适的体位，以能让小儿感到舒适为宜。在按摩的过程中，尽量多与小儿说话，或放上一段舒缓的音乐，以消除紧张情绪。

小儿按摩的时间一般为10～20分钟为宜。若局部出现异常，如破损、溃疡、骨折、出血等，应停止按摩。按摩后出汗时，应快速擦干，并注意避风，以防感冒。此外，小儿在过饥、过饱或过度疲劳时，也不宜进行按摩。

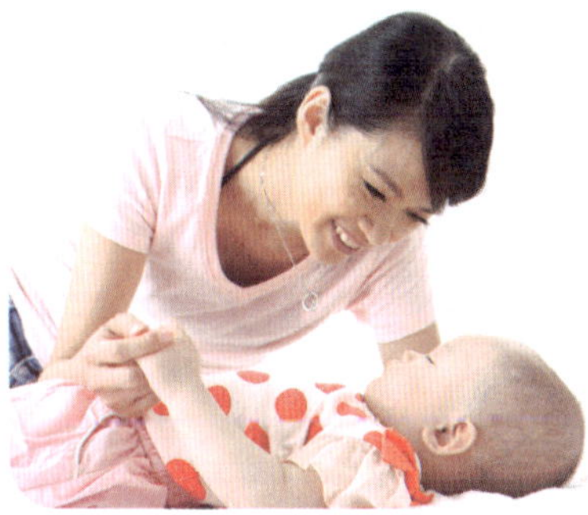

按摩小提示

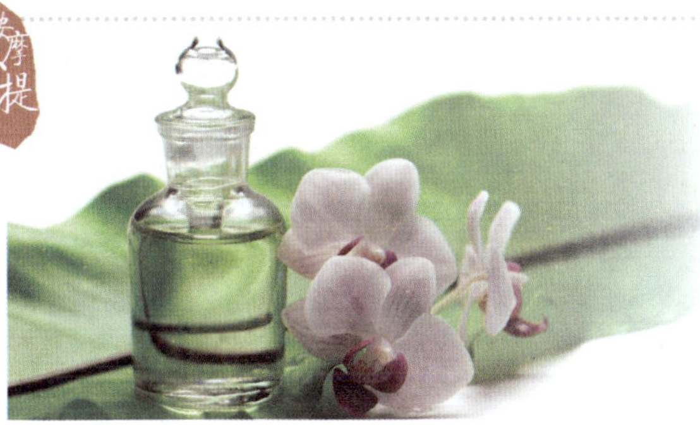

宝宝的皮肤很娇嫩，在按摩时除了手法要轻缓以外，还可以给按摩部位涂抹橄榄油、清水等润滑剂，以免伤到宝宝的皮肤。

第三节 小儿按摩手法

小儿按摩手法与成人手法相比，其手法尤其强调轻快柔和，平稳着实，适达病所而止，不可竭力攻伐。小儿肌肤娇嫩，按摩时一般要借助适当的介质，以防损伤患儿肌肤。

捏法 NIEFA

【操作】以单、双手的拇指与示、中两指或拇指与四指的指面作对称性着力，夹持住患儿的肌肤或肢体，相对用力挤压并一紧一松逐渐移动，称为捏法。小儿按摩主要用于脊柱，故又称捏脊法。

【要领】（1）操作时要有节律性，操作时间的长短和手法强度的大小及挤捏面积的大小要适中，用力要均匀。

（2）操作时要用指面着力，不能以指端着力挤捏，更不能将肌肤拧转，或用指甲掐压肌肤。

【适用部位】脊柱、四肢等部位。

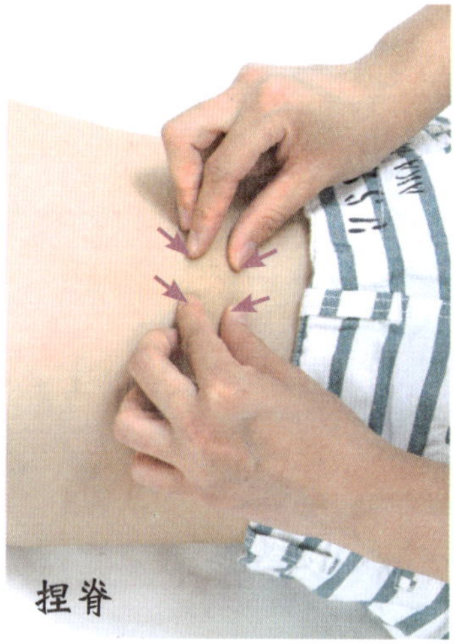

捏脊

运法 YUNFA

【操作】以拇指螺纹面或示、中指的螺纹面在患儿体表作环形或弧形移动，称为运法。

【要领】（1）操作时，着力部位要轻贴体表。

（2）用力宜轻不宜重，作用力仅达体表，只在皮肤表面运动，不带动皮下组织。

【适用部位】手掌、胸腹、背腰等部位。

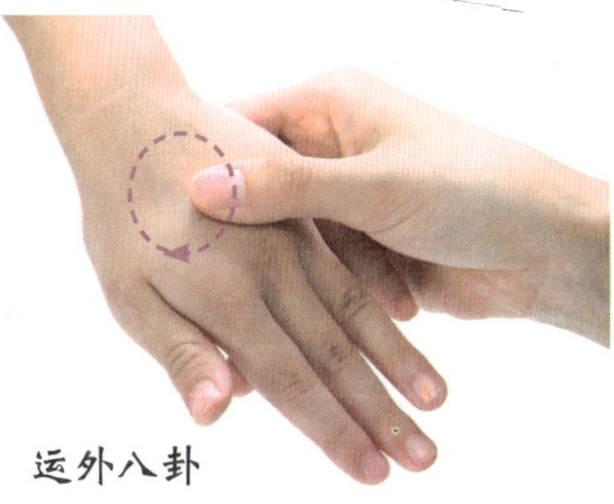

运外八卦

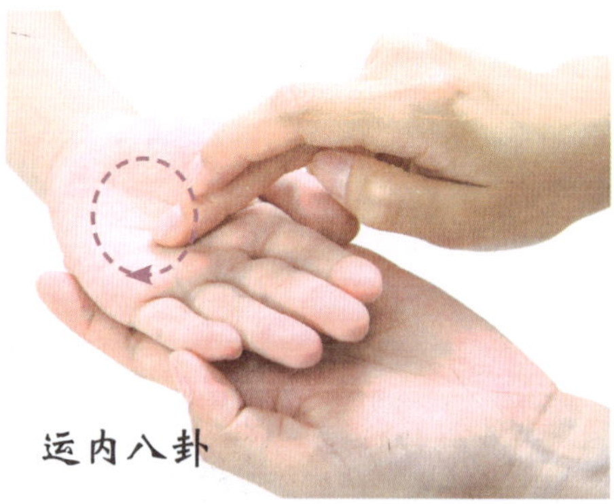

运内八卦

掐法 QIAFA

【操作】以拇指甲切掐患儿的穴位或部位称为掐法，又称“切法”“指针法”。

【要领】(1) 掐后宜用揉法，以缓和刺激。

(2) 不宜反复长时间应用，不可掐破皮肤。

【适用部位】头面及手足部穴位。

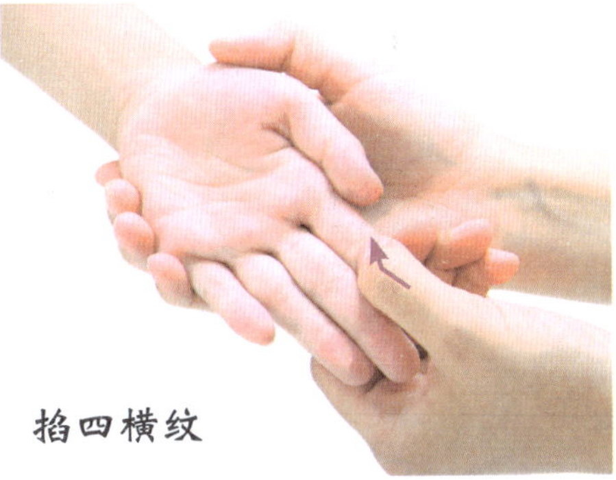

掐四横纹

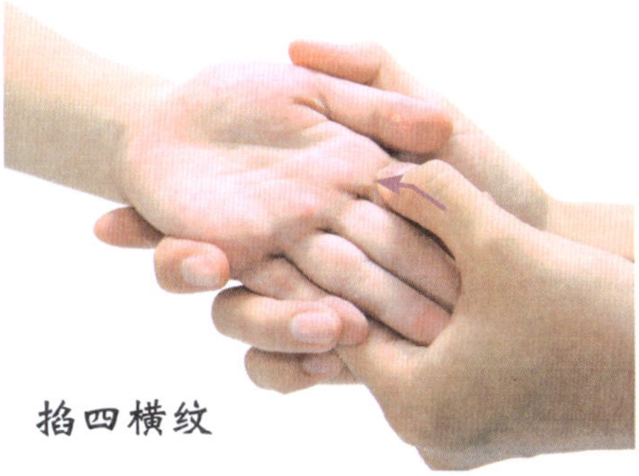

掐四横纹

推法 TUIFA

【操作】以拇指或示、中两指的螺纹面着力，附着在患儿体表一定的穴位或部位上，做单方的直线或环旋移动，称为推法。

【要领】(1) 进行推法时动作要轻快连续，一拂而过，力度均匀柔和，仅在皮肤表面推动，不得带动皮下组织。

(2) 不可推破皮肤，以推后皮肤不发红为佳，一般需辅以介质，随蘸随推。

【适用部位】适用于头面、胸腹、掌腕、四肢、脊柱等部位。

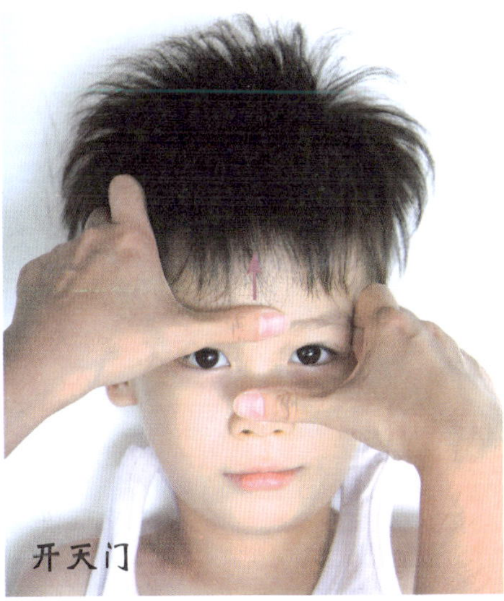

开天门

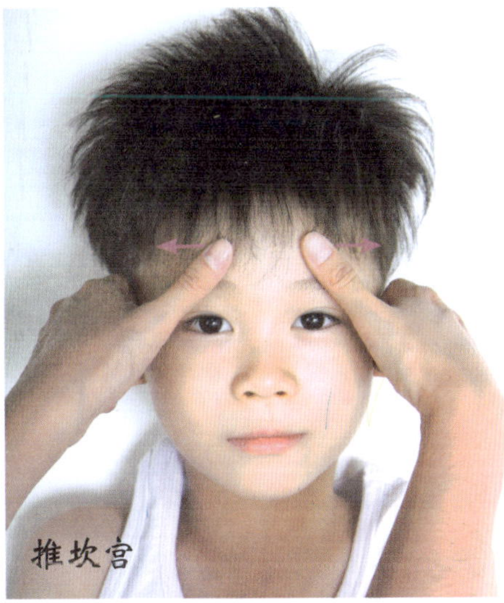

推坎宫

第四节 小儿流涎症

流涎症，中医称“滞颐”，又名“涎液不收”，是指小儿唾液过多而引起口涎外流的一种常见症状。患儿口涎外流，浸渍两颐及胸前，常致衣服浸湿，且口腔周围有粟粒样红疹及糜烂。患口疮及口疳的小儿，也常伴有流涎现象，需与之鉴别。

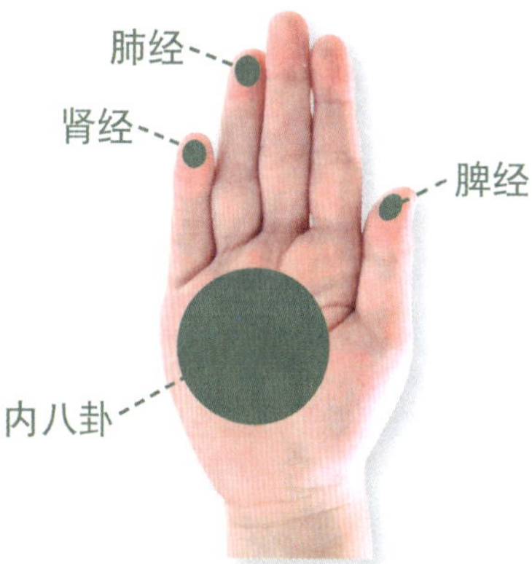

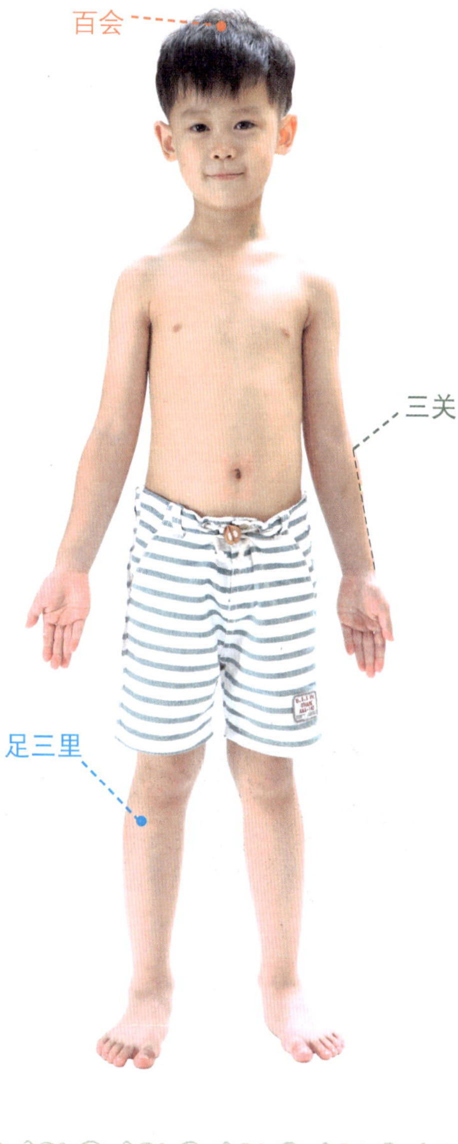

选穴取穴

百会、脾经、肺经、肾经、内八卦、三关、足三里等穴。

按摩方法

步骤1 →

补脾经、补肺经、补肾经等各300～500次，用拇指螺纹面旋推各经位置为补法。

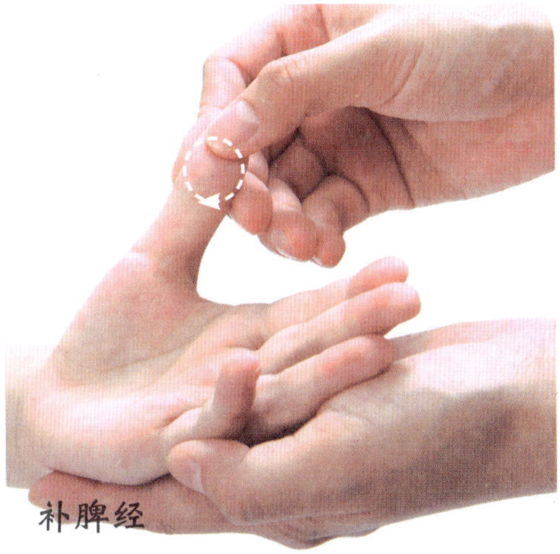

补脾经

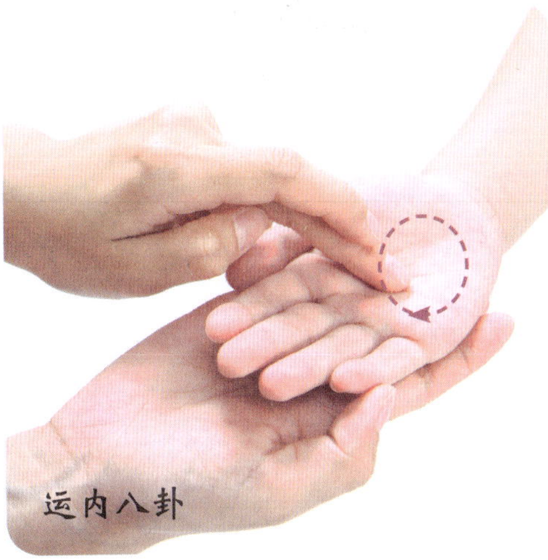

运内八卦

步骤2 ←

运内八卦100～300次，由腕向肘方向直推三关100～300次，顺时针摩腹3～5分钟。

步骤3 →

按揉足三里、百会等穴3～5分钟，捏脊5～7次。

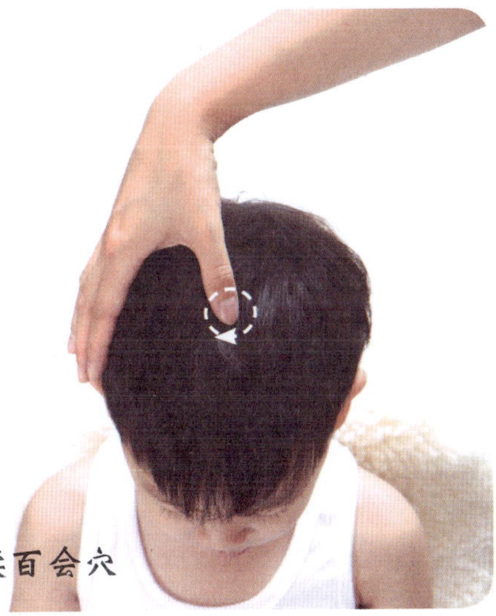

揉百会穴

温馨提示

加强局部护理，保持患儿下颌、前颈及胸前部清洁、干燥。大人不宜经常吻或用手捏患儿腮部，避免损伤腮腺，少吃酸性食物，避免刺激引起唾液大量分泌。

第五节 小儿呕吐症

呕吐是指食物或痰涎等由胃中上逆而出的病症，中医认为其为胃失和降、气逆于上所致。呕吐是小儿常见的症状，发病无年龄及季节限制，但以婴幼儿和夏秋季节为多见。

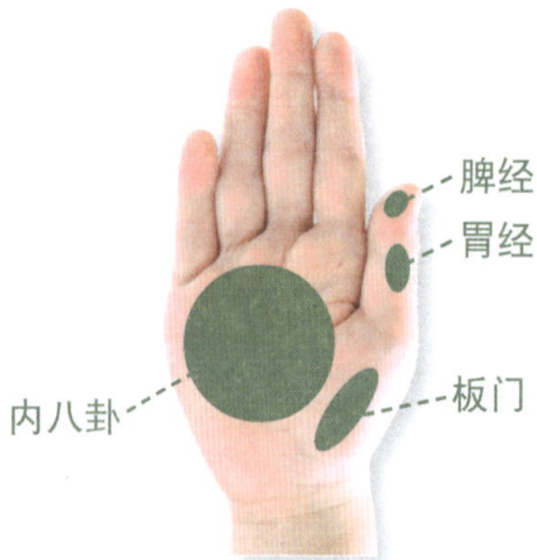

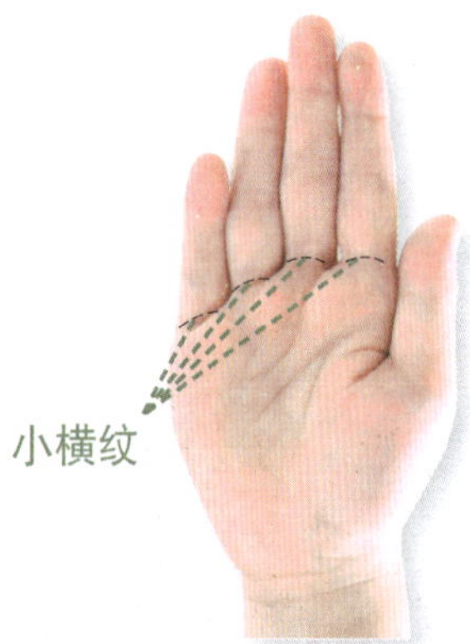

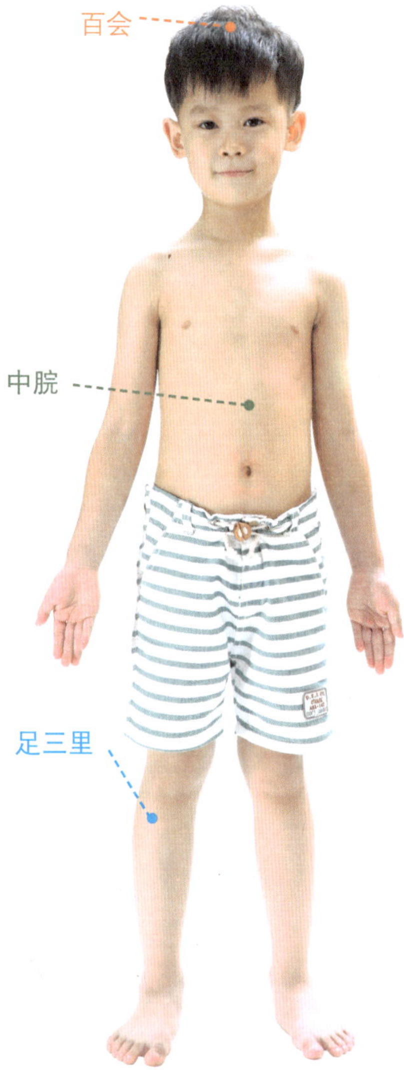

选穴取穴

脾经、胃经、板门、小横纹、内八卦、中脘、足三里等穴。

按摩方法

步骤1 →

清脾经、清胃经等各300～500次，由指端向指根方向直推为清法。

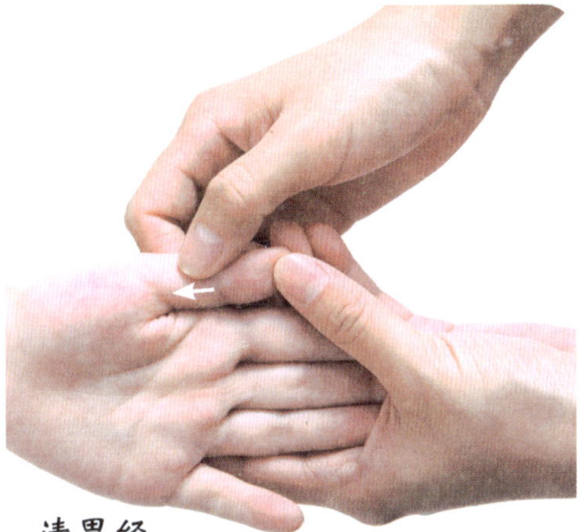

清胃经

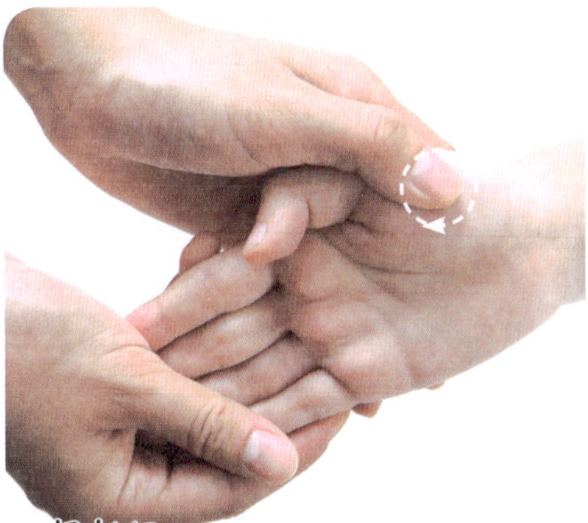

揉板门

步骤2 ←

揉板门3～5分钟，由小横纹推向板门300～500次，运内八卦100～300次。

步骤3 →

按揉中脘、足三里等穴各3～5分钟，分推腹部50～100次。

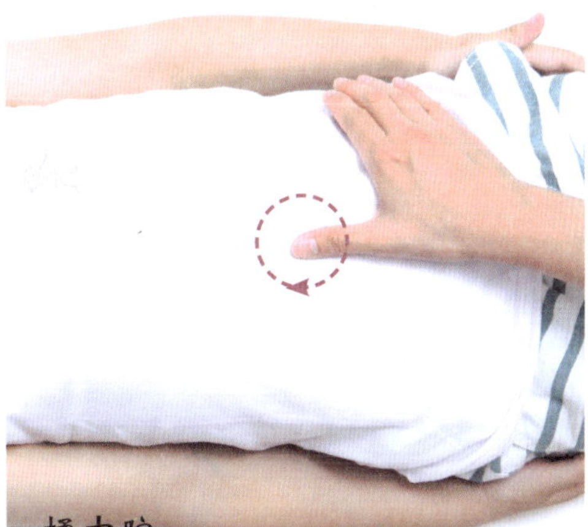

揉中脘

温馨提示

呕吐轻者，可进食易消化的流质或半流质食物，宜少量多次进食。呕吐较重者可暂予禁食，病情好转后恢复进食。哺乳时不宜过急，以防吞进空气，哺乳后需抱正身体，轻拍背部以排出吸入的空气，以免诱发呕吐。

第六节 小儿厌食症

厌食是指小儿较长时间厌恶进食，食量减少，甚则拒食的一种常见的脾胃病症。多见于1～6岁小儿，于夏季暑湿当令时症状加重。本病一般预后良好，但长期不愈会使患儿体重减轻，精神疲惫，抗病能力下降，易引发其他疾病或导致病情发展。

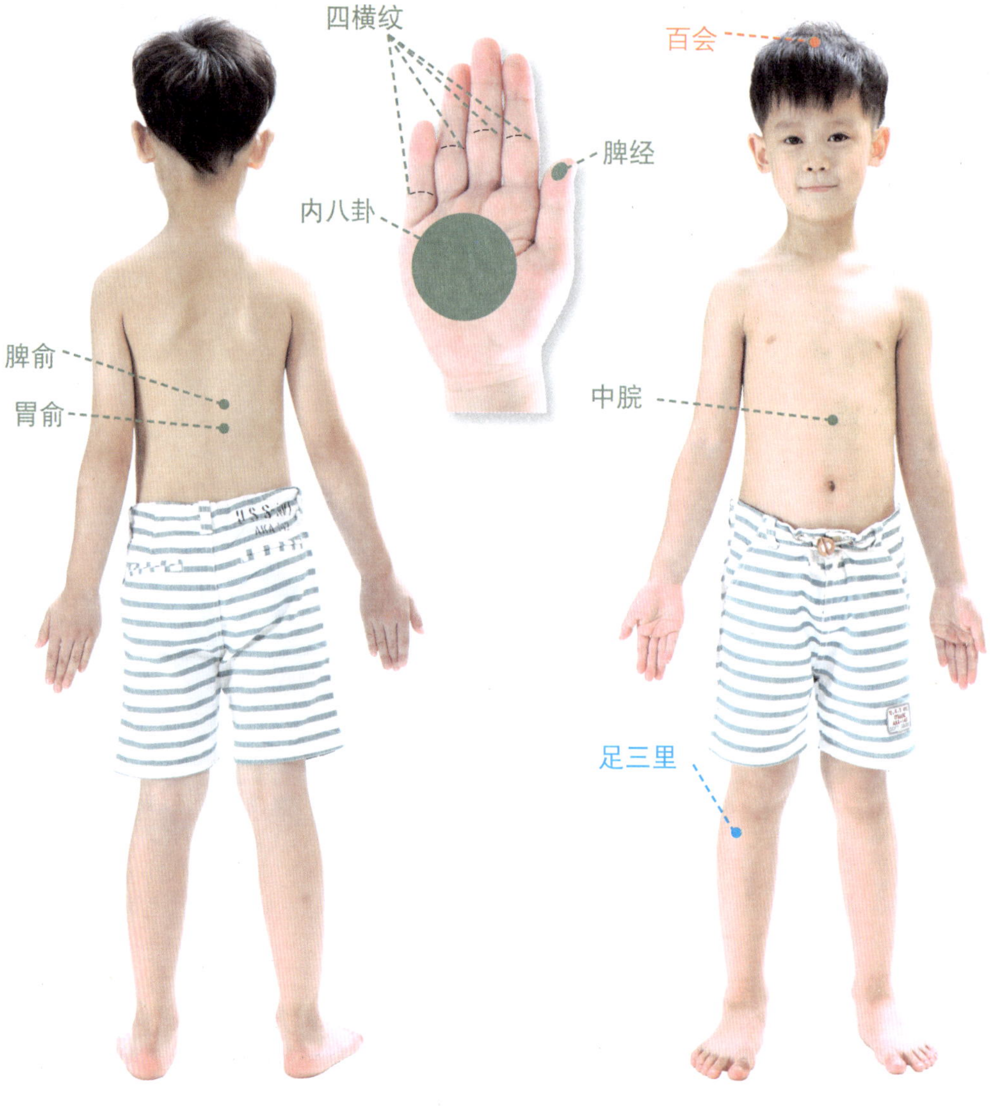

选穴取穴

脾经、内八卦、四横纹、中脘、脾俞、胃俞、足三里等穴。

按摩方法

步骤1 →

补脾经300～500次，运内八卦100～300次，掐揉四横纹100～300次。

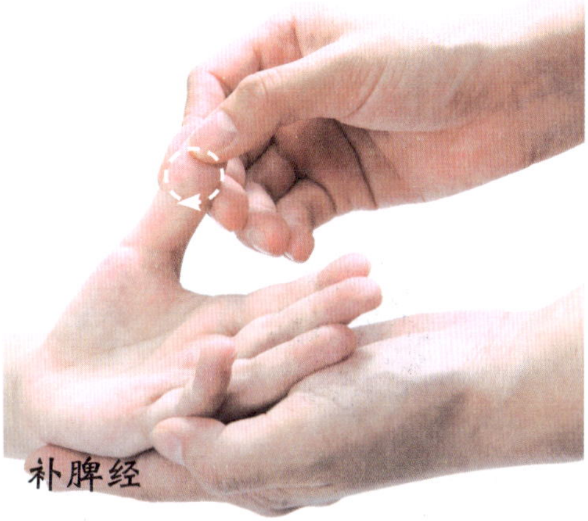

补脾经

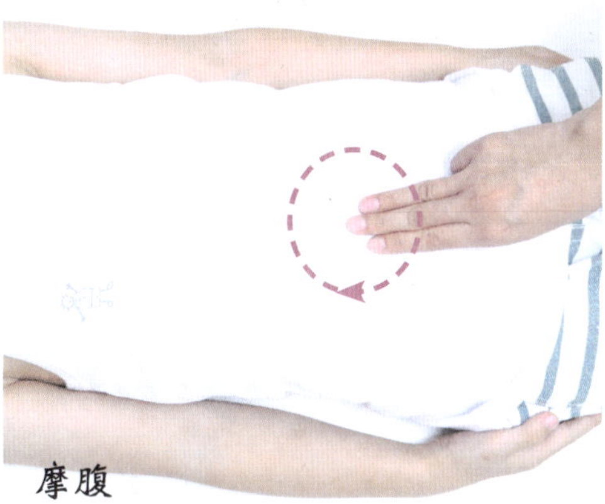

摩腹

步骤2 ←

摩中脘穴、摩腹各3～5分钟。

步骤3 →

按揉脾俞、胃俞、足三里等穴各3～5分钟。

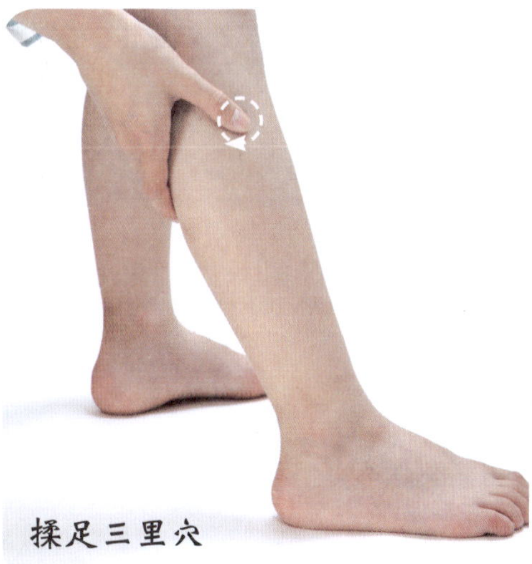

揉足三里穴

温馨提示

培养良好的饮食习惯，饮食要定时，不可过食零食、甜食、肥腻及生冷之品，纠正偏食习惯。避免过度劳累，如看电视太多、玩电子游戏机及学习任务繁重等，使小儿精神过度紧张，影响食欲和食量。禁止采取强迫手段迫使患儿进食，避免进餐时管教孩子，以免产生逆反心理加重厌食，对患儿可采取投其所好法。

第七节 小儿腹泻

腹泻是指小儿大便次数增多，粪质稀薄或完谷不化，甚至泻出如水样。多见于2岁以下婴幼儿，一年四季均可发生，但以夏、秋两季为多见。久泻迁延日久，可影响小儿的营养、生长和发育。

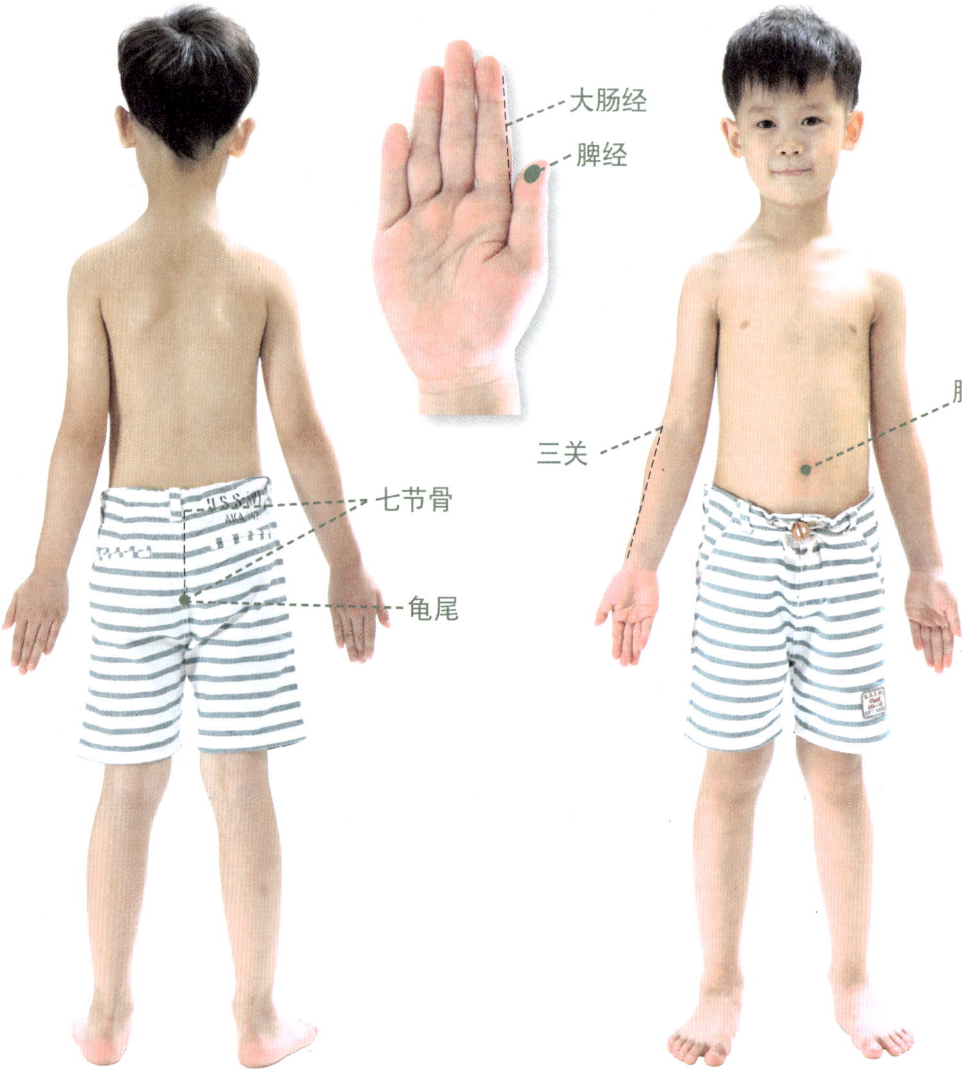

选穴取穴

脾经、大肠经、三关、脐、七节骨、龟尾等穴。

按摩方法

步骤1 →

补脾经、补大肠经等各300～500次，由腕向肘方向直推三关100～300次。

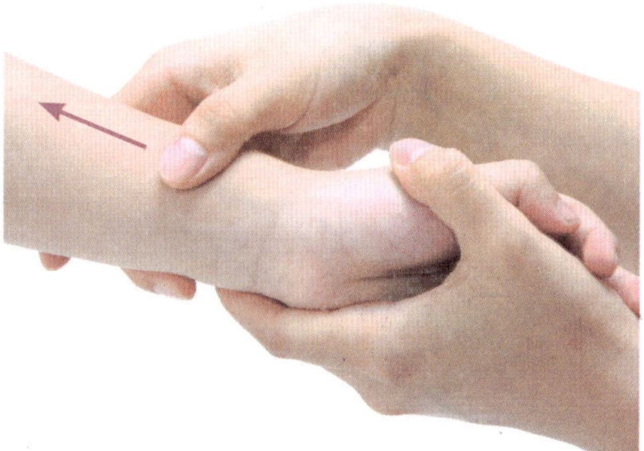

推三关

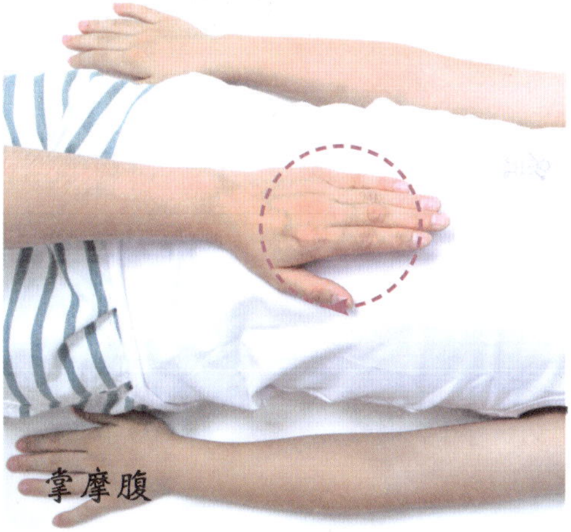

掌摩腹

步骤2 ←

顺时针摩腹3～5分钟，按揉脐部3～5分钟。

步骤3 →

向上直推七节骨100～300次，按揉龟尾1～3分钟，捏脊5～7次。

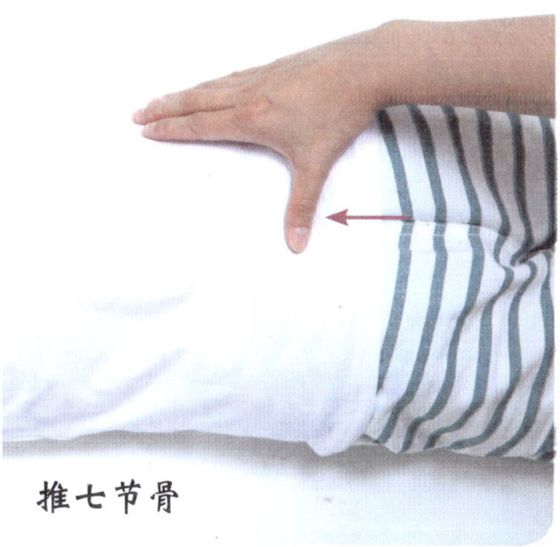

推七节骨

温馨提示

保持居室安静，清洁卫生及空气流畅。适时增减衣服，避免着凉与过热。控制饮食，减少脾胃负担，饮食宜清淡，少量多餐。严重呕吐患儿，可禁食4～6小时，病情好转后逐渐恢复少量母乳或米汤、粥等易消化的食物。

第八节 小儿发热

发热是指体温异常升高的一种病症，是小儿常见病，可表现于多种急、慢性疾病之中。小儿发热还应与运动后、衣着过厚或饮热水等所引起的体温一时性升高相区别。

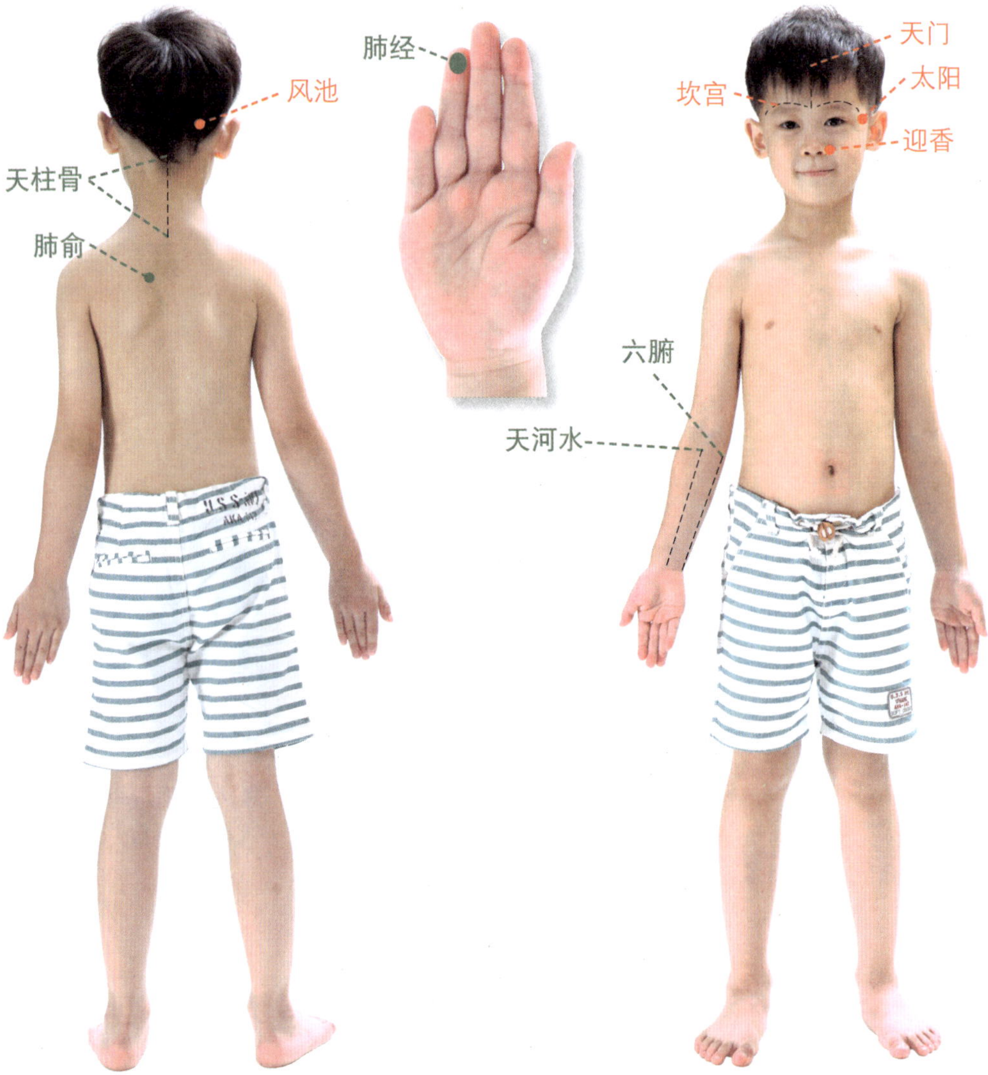

选穴取穴

天门、坎宫、太阳、迎香、肺经、天河水、肺俞、风池、六腑、天柱骨等穴。

按摩方法

步骤1 →

开天门30～50次，即用拇指自下而上交替直推；推坎宫50～100次，即自眉头沿眉向眉梢分推；按揉太阳、迎香两穴各3～5分钟。

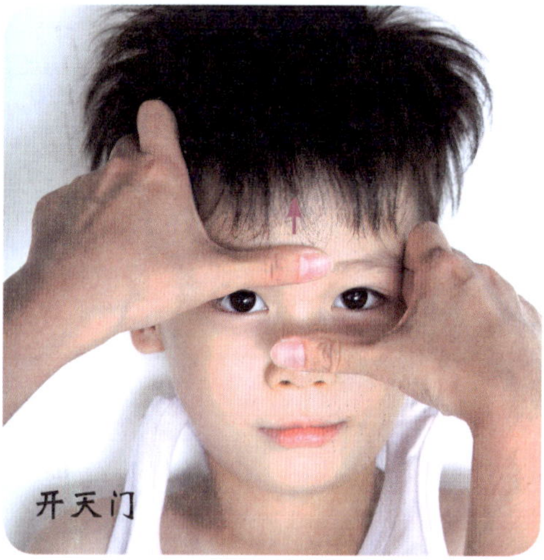

开天门

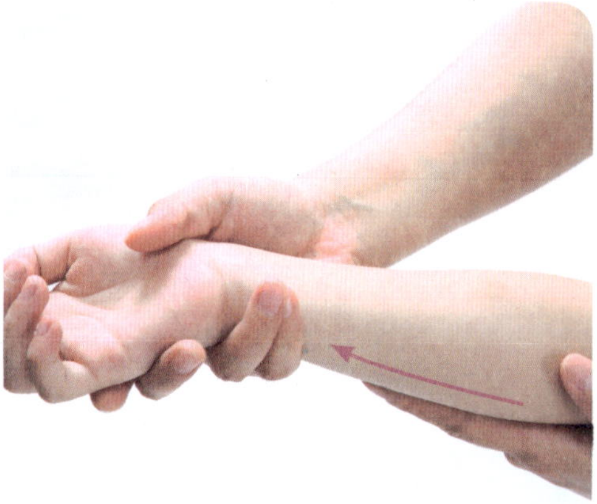

退六腑

步骤2 ←

清肺经、清天河水（由腕向肘方向直推）、退六腑（由肘向腕方向直推）各100～500次。

步骤3 →

按揉天池、肺俞两穴各3～5分钟，向下推天柱骨100～300次，由上向下推脊100～300次。

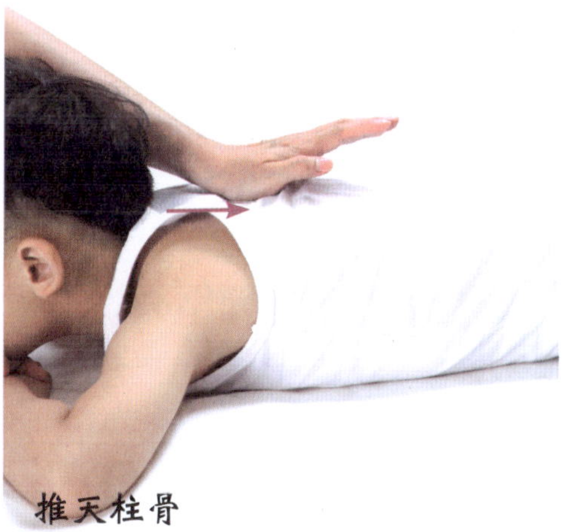

推天柱骨

温馨提示

患儿要尽量多休息，以利病情尽快得以恢复。患病期间应多饮水，饮食宜清淡且富有营养。积极针对原发病症进行治疗，对高热不退者应及时送医治疗。

第九节 小儿咳嗽

医学认为有声无痰谓之咳，有痰无声谓之嗽，声痰俱有是为咳嗽。凡以咳嗽为主要表现的病症，均属本病的范畴，本病一年四季均可发生，但以冬春居多，常因气候变化诱发。

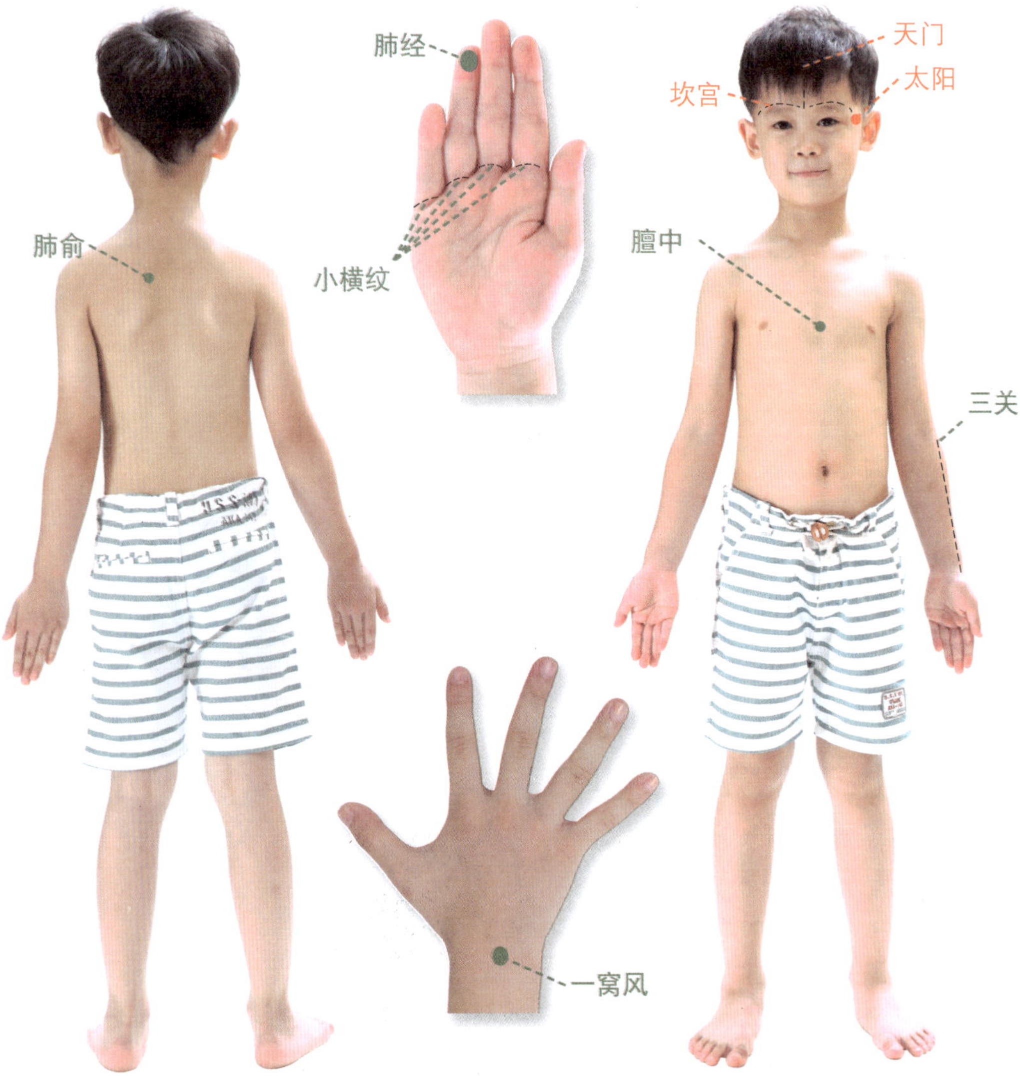

选穴取穴

天门、坎宫、膻中、肺俞、肺经、太阳、一窝风、小横纹、三关等穴。

按摩方法

步骤1 →

开天门30～50次，推坎宫50～100次，揉太阳穴、耳后高骨3～5分钟。

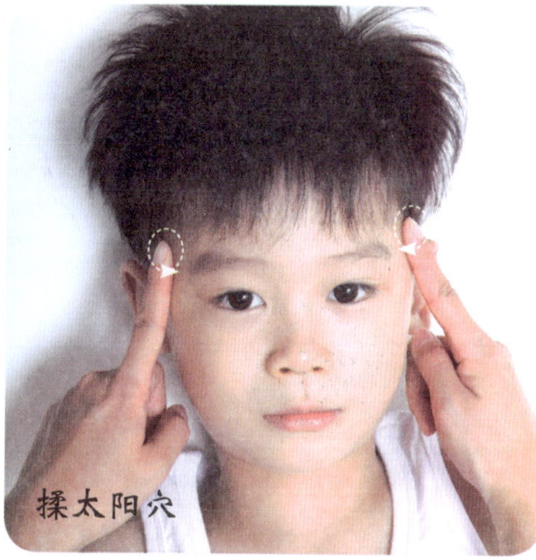

揉太阳穴

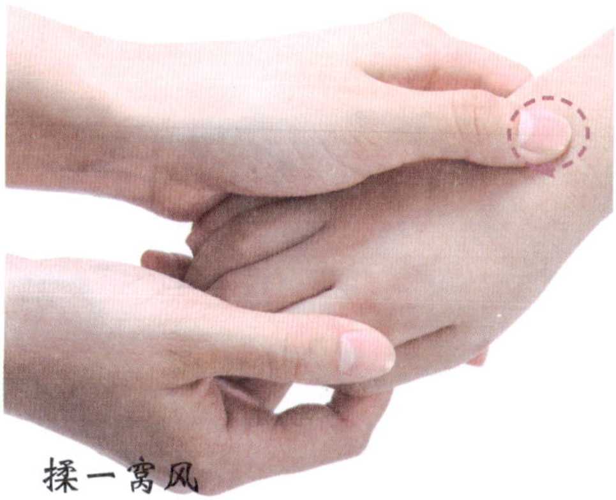

揉一窝风

步骤2 ←

清肺经300～50次，揉一窝风、小横纹各3～5分钟、由腕向肘方向直推三关100～300次。

步骤3 →

擦膻中、肺俞两穴1～3分钟，搓摩胁肋3～5分钟。

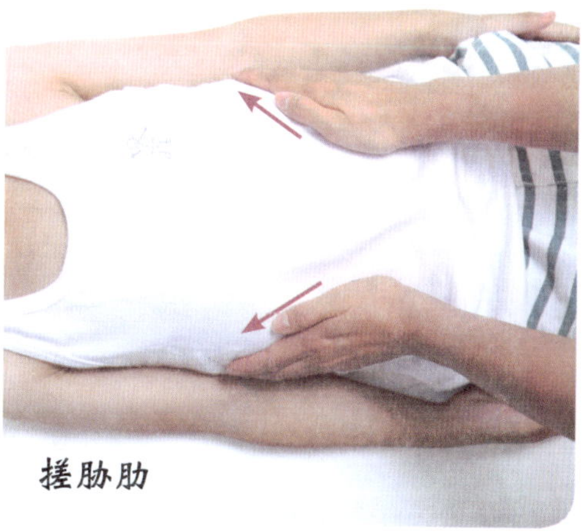

搓胁肋

温馨提示

经常到户外活动，加强锻炼，增加小儿抗病能力。避免感受风邪，积极预防感冒。注意休息，咳嗽重的患儿可影响睡眠，应保持室内安静，保证充足的睡眠。经常变换体位及拍打背部，以促进痰液的排出。饮食应给予易消化、富含营养的食品。

第十节 小儿遗尿

遗尿又称尿床，是指三周岁以上的小儿睡中小便自遗，醒后方觉的一种病症。遗尿一症若未能及时治愈，迁延日久则可能影响小儿智力发育。对3周岁以下的小儿，因脑髓未充，智力未健，或正常的排尿习惯尚未养成，而产生尿床者不属本病的范畴。

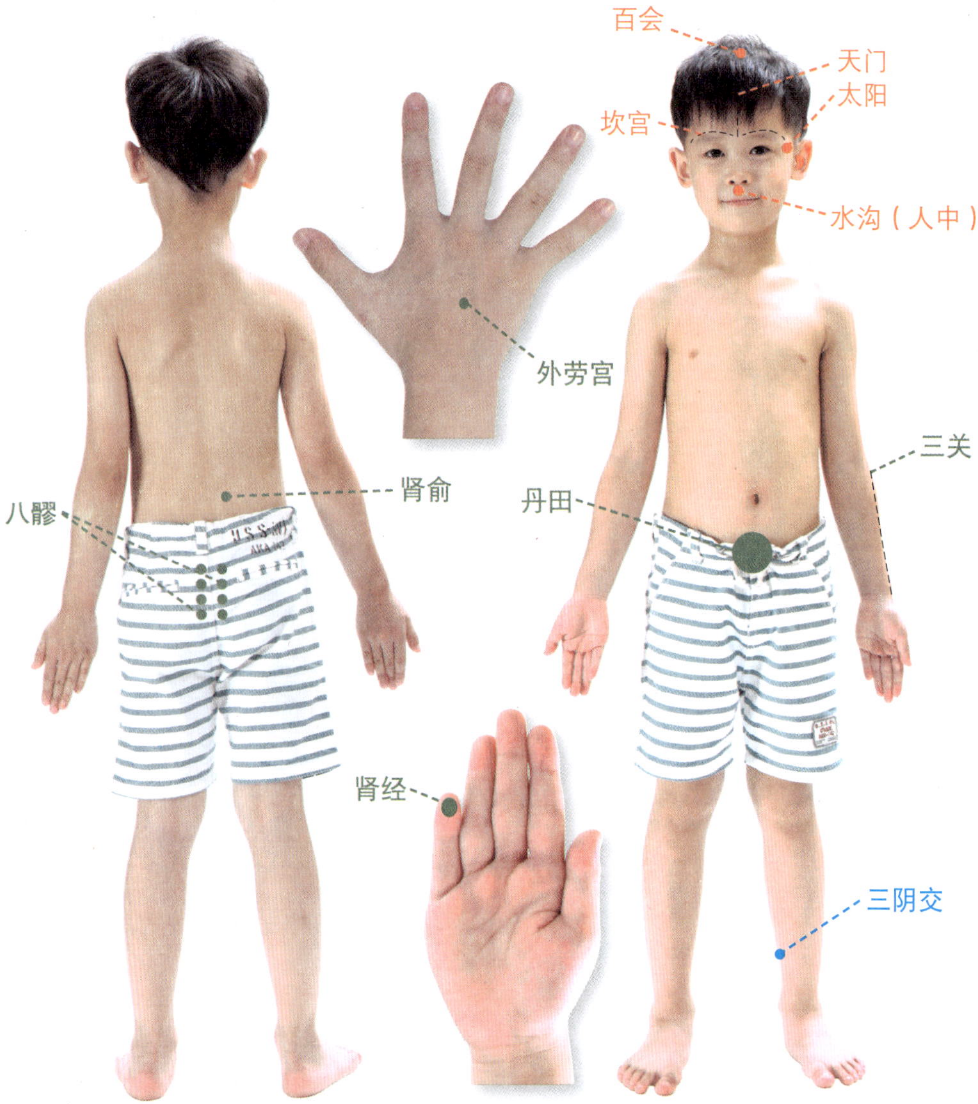

选穴取穴

百会、水沟（人中）、外劳宫、肾经、三关、肾俞、三阴交、八髎、丹田等穴。

按摩方法

步骤1 →

按揉百会、水沟（人中）、外劳宫等穴各3～5分钟。

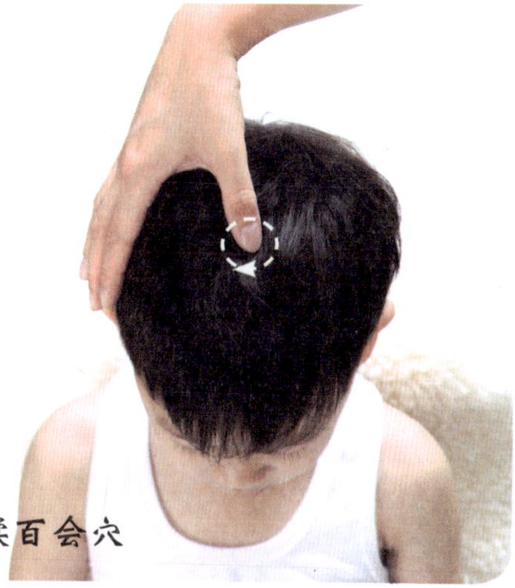

揉百会穴

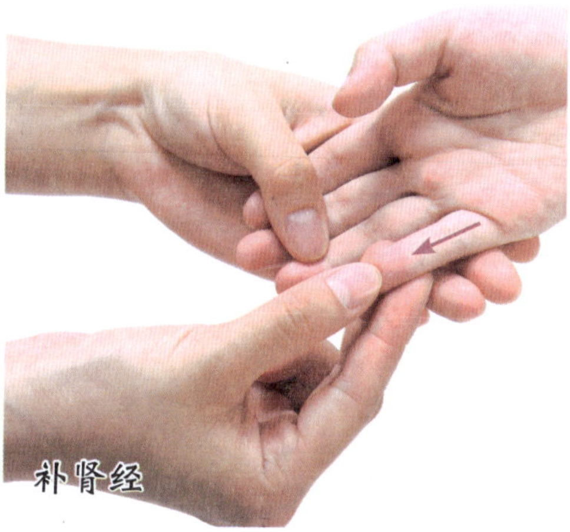

补肾经

步骤2 ←

补肾经300～500次，由腕向肘方向直推三关100～300次。

步骤3 →

按揉肾俞、三阴交、丹田等穴各3～5分钟，擦八髎穴1～3分钟。

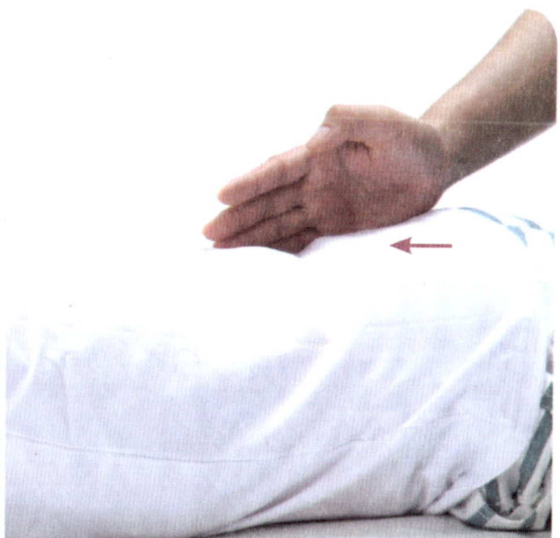

擦八髎穴

温馨提示

勿使患儿白天玩耍过度，逐渐养成自控的排尿习惯。白天可饮水，晚餐不进稀饭、汤水，睡前尽量不喝水，中药汤剂也不要在晚间服。消除紧张心理，积极配合治疗。

第十一节 小儿积滞

儿积滞即为功能性消化不良症，中医认为是因小儿内伤乳食、停聚不化、气滞不行所形成的一种胃肠疾患，以不思乳食、食而不化、脘腹胀满、大便酸臭不调等为特征。积滞可单独出现，也可夹杂于感冒、肺炎、疳证等其他疾病之中，预后大多良好。

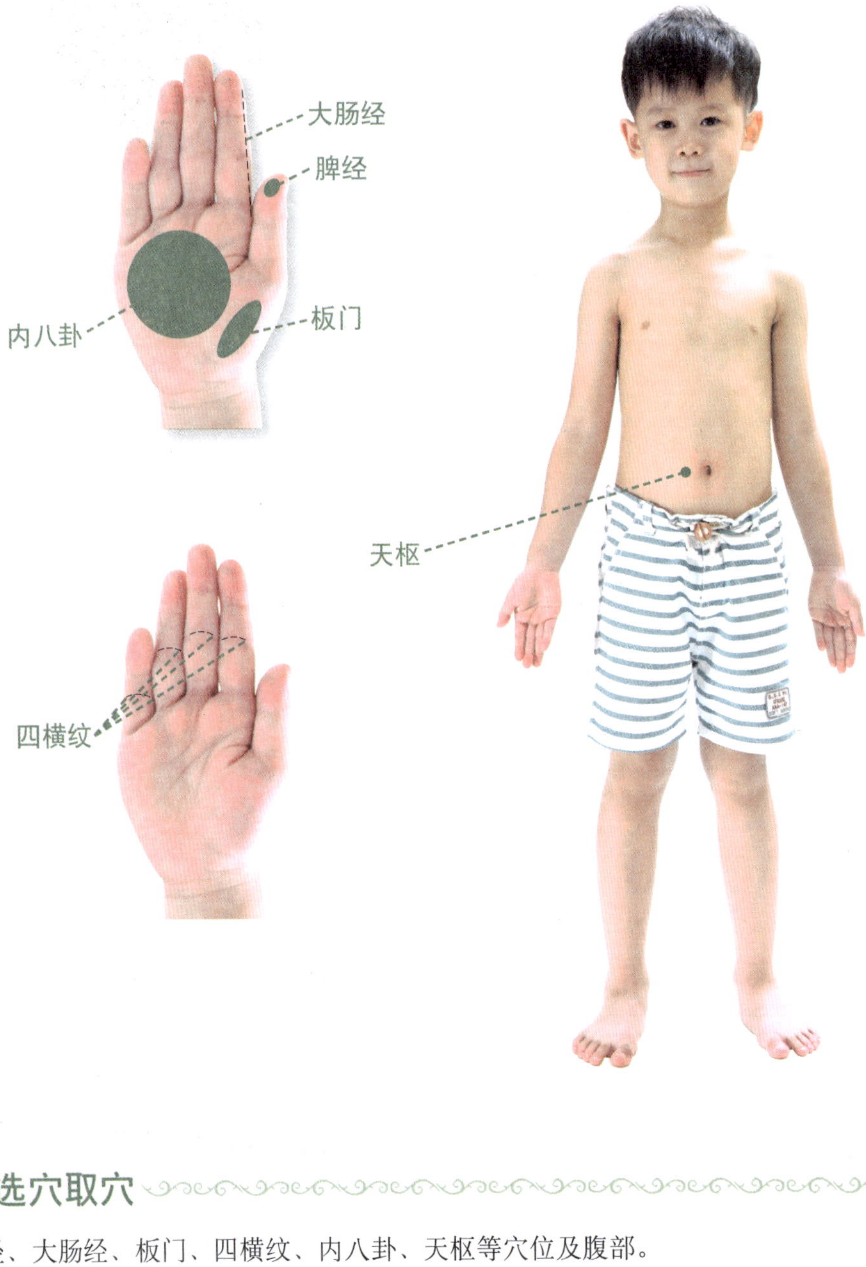

选穴取穴

脾经、大肠经、板门、四横纹、内八卦、天枢等穴位及腹部。

按摩方法

步骤1 →

揉板门3～5分钟，补脾经、清大肠经等各300～500次。

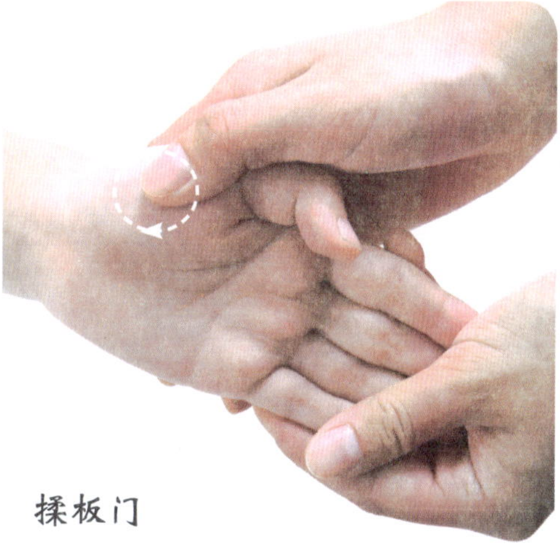

揉板门

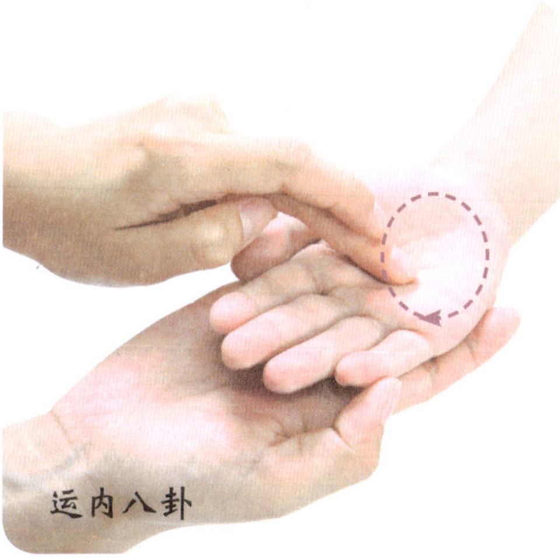

运内八卦

步骤2 ←

掐揉四横纹100～300次，运内八卦100～300次。

步骤3 →

分推腹部50～100次，按揉天枢穴1～3分钟。

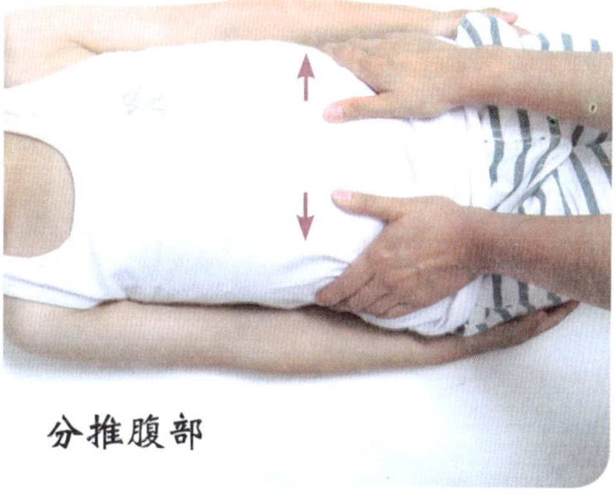

分推腹部

温馨提示

小儿积滞患者应暂时控制饮食，待积滞消除后，逐渐恢复正常饮食，愈后注意饮食调护，不可过饱。

第十二节 小儿腹痛

腹痛是指胃脘以下、脐周及耻骨以上部位疼痛为主要症状，是小儿时期常见的一种病症，本病可发生于任何年龄及季节，可由多种疾病引起。本文主要是由于腹部受寒所引起的腹痛绞痛的治疗方法。

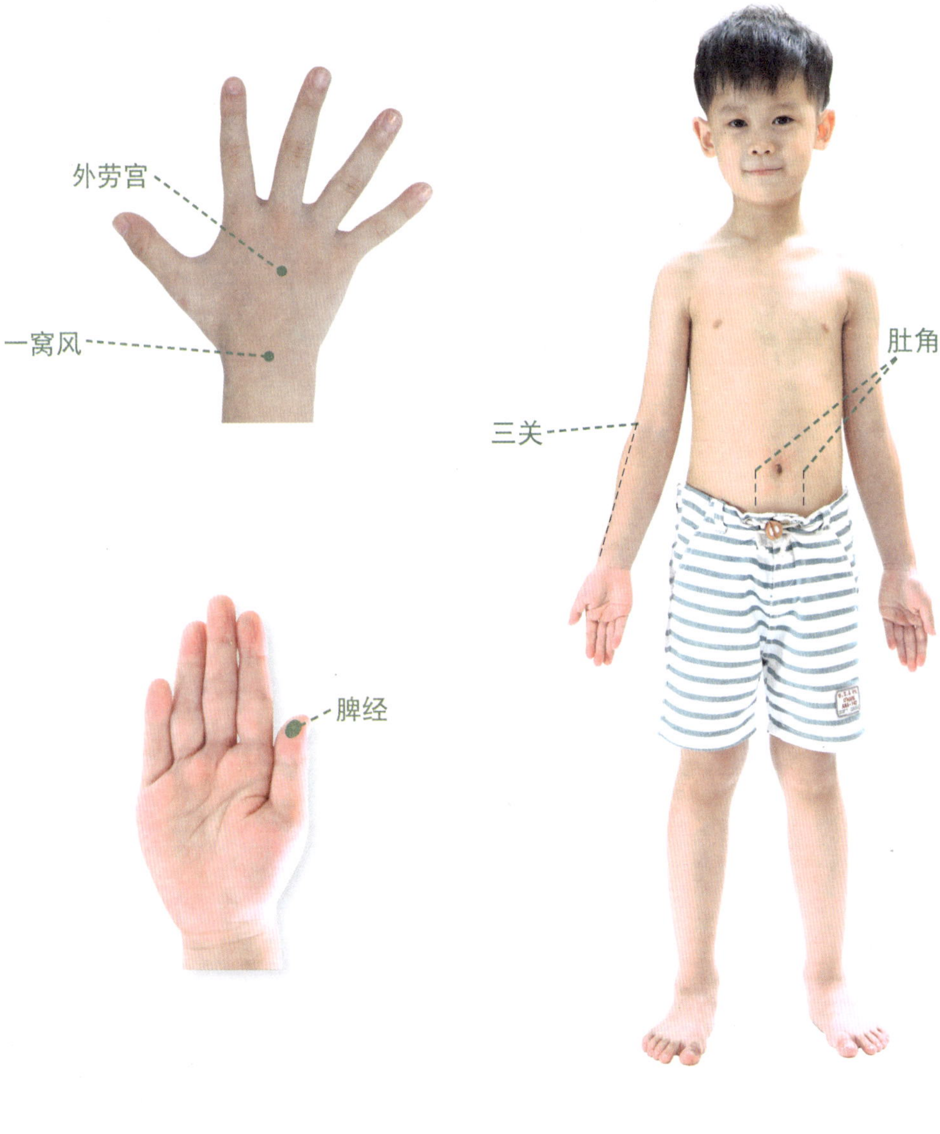

选穴取穴

脾经、外劳宫、一窝风、三关、肚角等穴及腹部。

按摩方法

步骤1

补脾经300～500次，揉外劳宫3～5分钟。

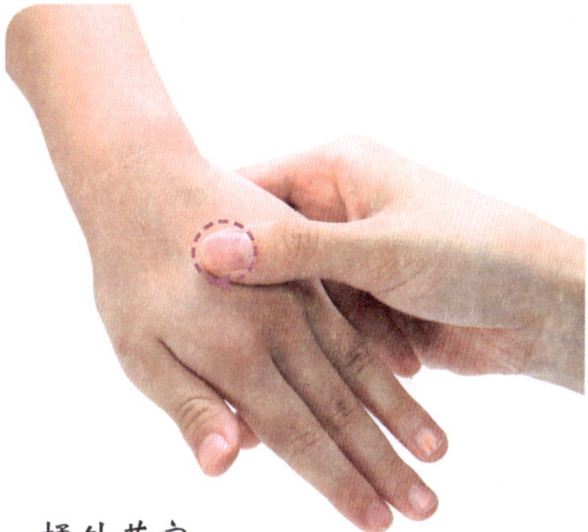

揉外劳宫

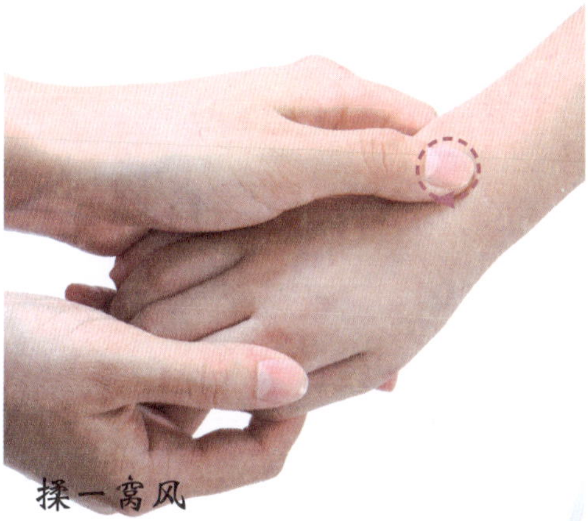

揉一窝风

步骤2

掐揉一窝风3～5分钟，由腕向肘方向直推三关100～300次。

步骤3

顺时针摩腹3～5分钟，拿肚角3～5次约1～3分钟。

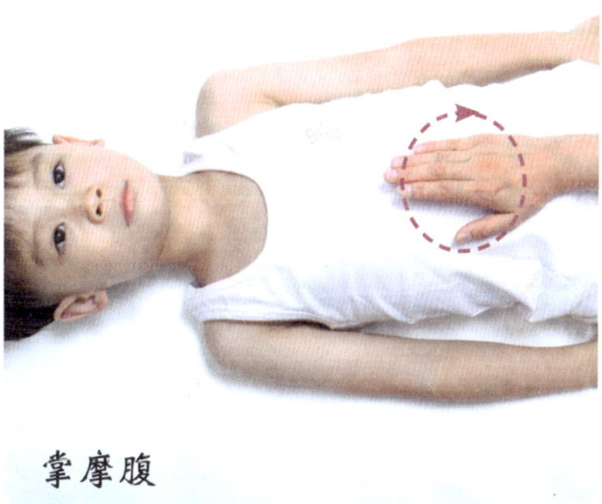

掌摩腹

温馨提示

腹痛持续不减或渐加剧烈者，应及时送诊采取有效治疗措施。平时注意小儿的腹部保暖，避免寒邪入腹，注意饮食调护。

第十三节 小儿便秘

便秘是指大便秘结不通，排便间隔时间延长，或不延时而排便困难的一种病症，它是儿科常见的病症，一年四季均可发病。本病更是引发小儿发热、咳嗽、疳症等多种疾病的主要诱因之一，须予以重视。

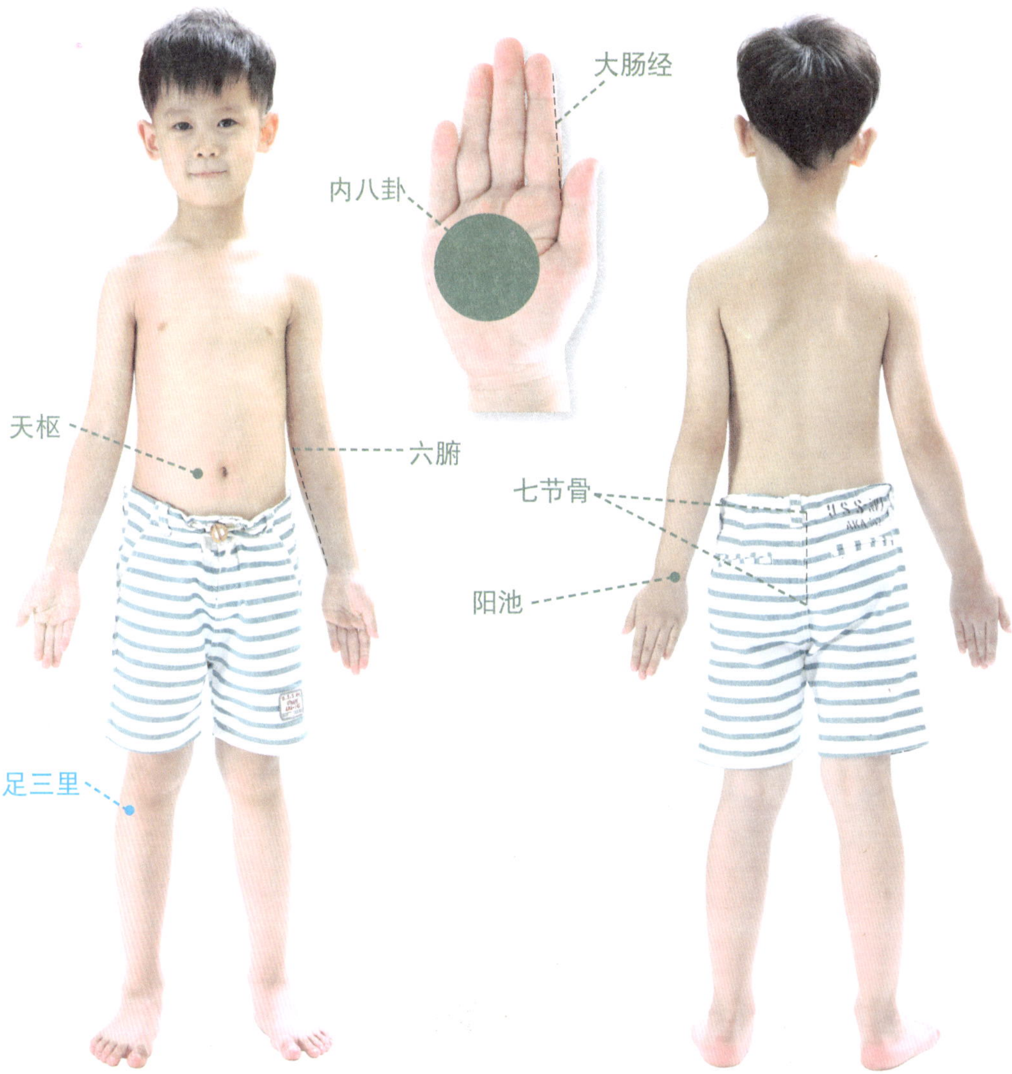

选穴取穴

大肠经、内八卦、阳池、六腑、天枢、七节骨、足三里等穴及胁肋部。

按摩方法

步骤1 →

清大肠经300～500次，运内八卦100～300次，退六腑（由肘向腕方向直推）各100～500次。

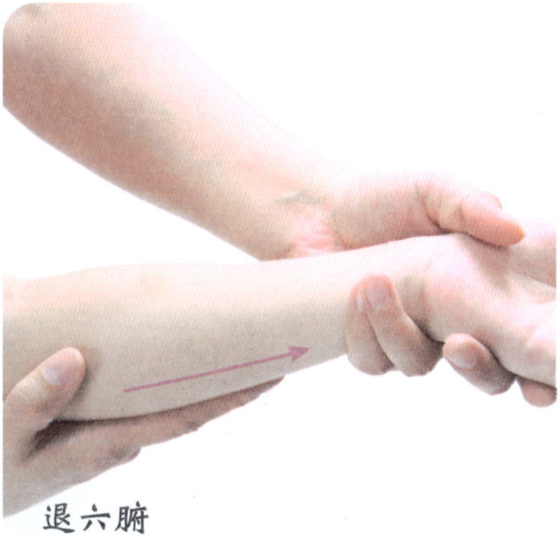

退六腑

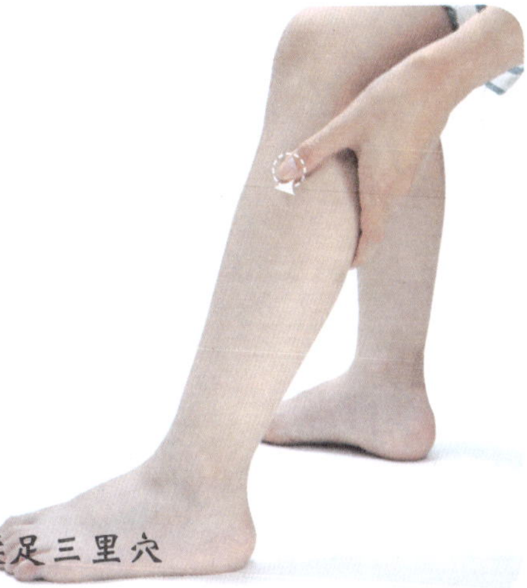

揉足三里穴

步骤2 ←

按揉阳池、天枢、足三里等穴各3～5分钟。

步骤3 →

摩腹、搓摩胁肋3～5分钟，向下推七节骨100～500次。

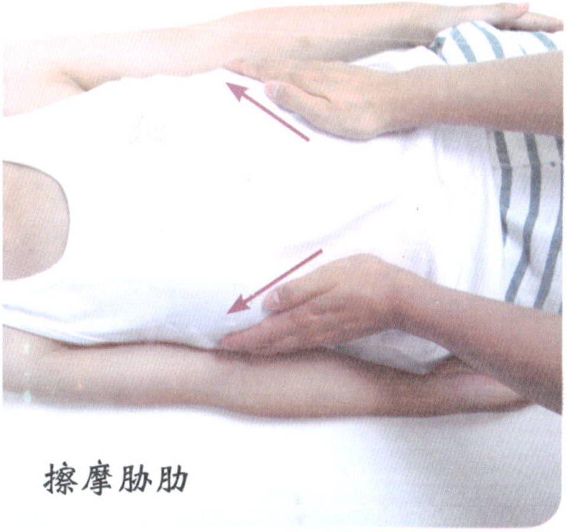

搓摩胁肋

温馨提示

要养成小儿按时排便习惯，宜多食富含纤维素的蔬菜，避免过食辛辣、凉茶及冷饮等易伤脾胃的食物。

第十四节 小儿夜啼

本病多见于婴幼儿，是指经常入夜则啼哭不安，或每夜定时啼哭，甚则通宵达旦，而白天又如常者，故称夜啼。现代医学认为小儿神经系统发育尚未完备，可能因一些疾病及某些外界刺激(如惊吓、过度兴奋等)导致神经功能调节紊乱而造成本病的发生。

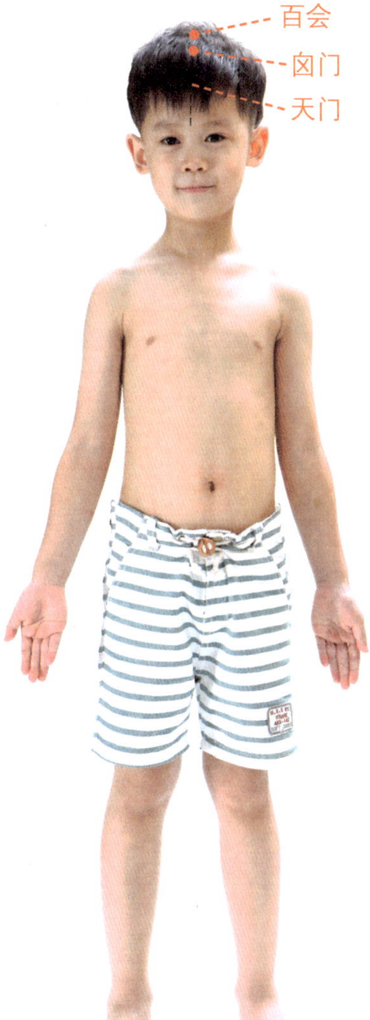

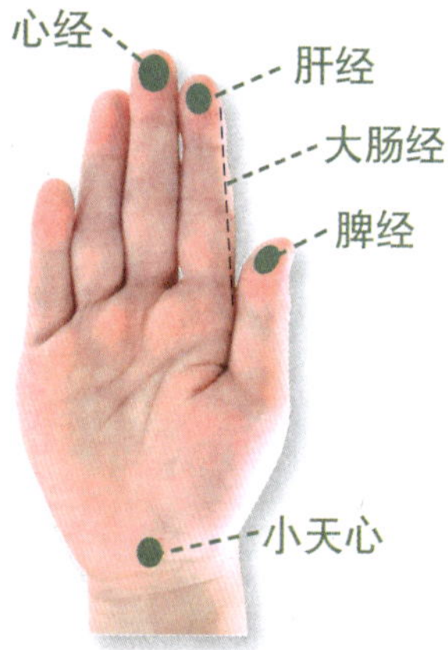

选穴取穴

天门、囟门、小天心、心经、肝经、脾经、大肠经、百会等穴。

按摩方法

步骤1

开天门30～50次，即用拇指自下而上交替直推；掌摩囟门3～5分钟。

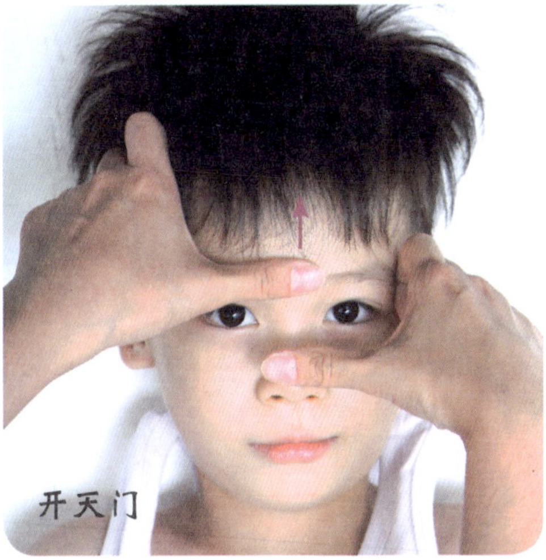

开天门

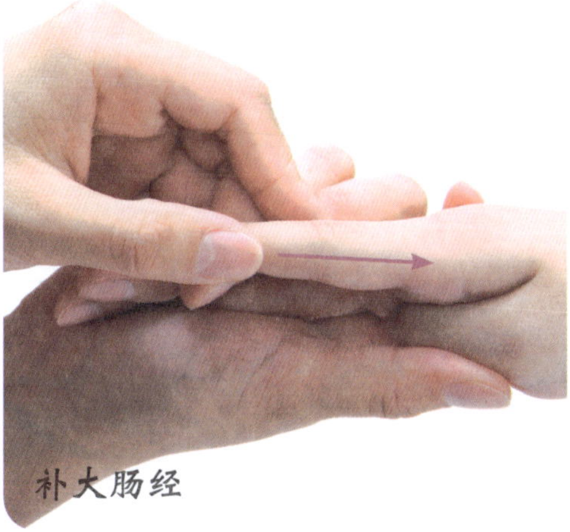

补大肠经

步骤2

捣小天心10～30次，清心经、清肝经、补脾经、补大肠经等各300～500次。

步骤3

按揉百会穴3～5分钟，捏脊5～7次。

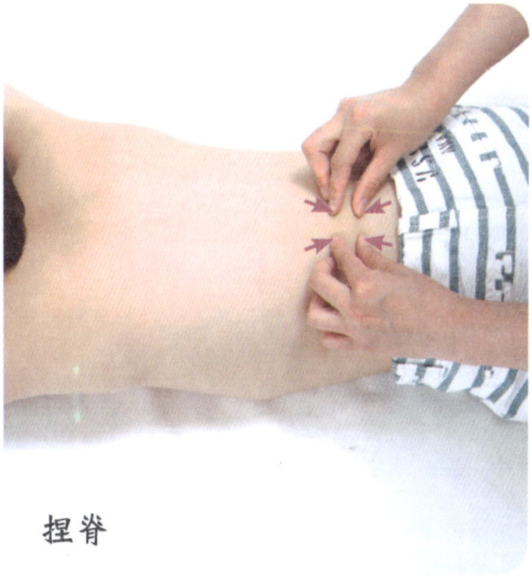

捏脊

温馨提示

平时要注意小儿的防寒保暖，但勿衣被过暖。孕妇及乳母不可过食寒凉及辛辣热性食物，注意保持周围环境安静，勿使小儿受惊吓，养成良好的睡眠习惯。婴儿啼哭不止，要注意寻找原因，排除饥饿、过饱、闷热、寒冷、虫咬、尿布浸渍、衣被刺激等原因后，则要进一步作检查，以尽早明确诊断。

第十五节 小儿疳证

中医认为疳证是由于喂养不当，或多种疾病影响，导致脾胃功能受损，气液耗伤而形成的慢性病症。以形体消瘦，面黄发枯，肚腹胀大，青筋暴露，饮食异常，精神萎靡或烦躁为特征。本节内容为疳证初起阶段的疳气的治法。

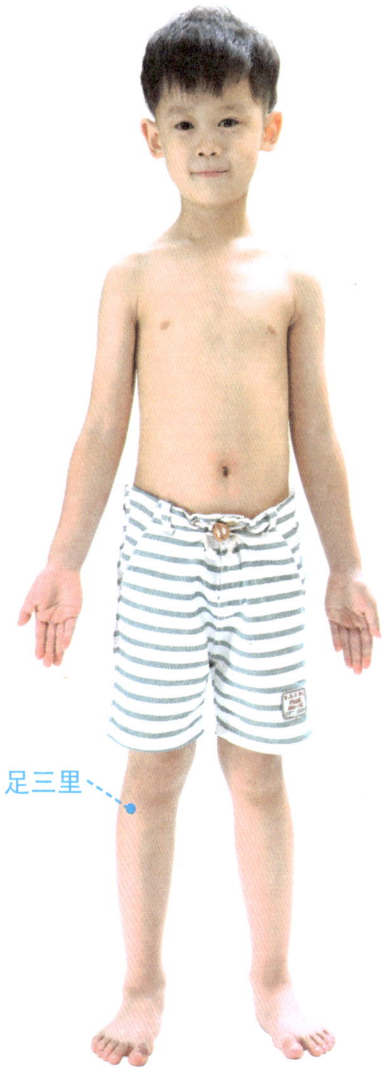

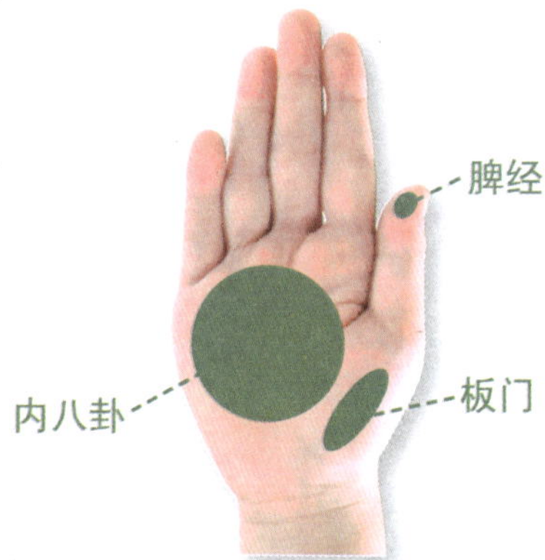

温馨提示

婴幼儿应尽可能予以母乳喂养。养成小儿合理的饮食习惯，哺乳定时定量，不宜过早断奶，断乳后宜给予易消化且富含营养的食物。多进行户外活动，呼吸新鲜空气，多晒太阳，增强体质。

选穴取穴

脾经、板门、内八卦、足三里等穴及腹部与脊柱。

按摩方法

步骤1 →

补脾经300～500次，揉板门3～5分钟，运内八卦100～300次。

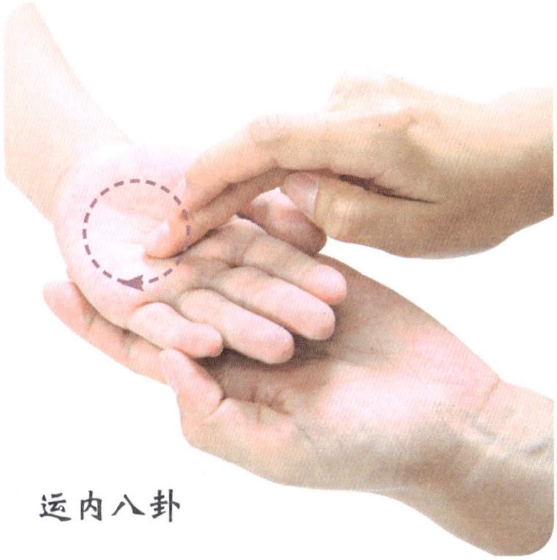

运内八卦

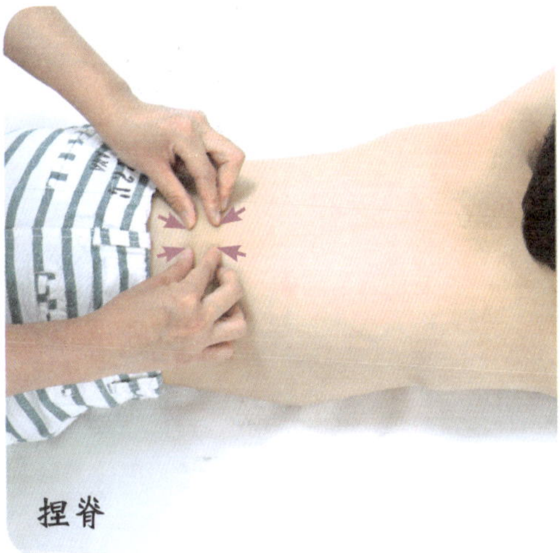

捏脊

步骤2 ←

摩腹3～5分钟，捏脊5～7次。

步骤3 →

按揉足三里穴3～5分钟。

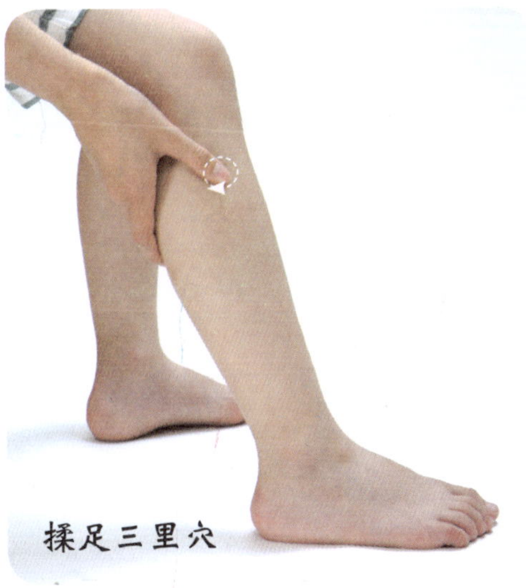

揉足三里穴

步骤4

厌食、腹胀者，加揉中脘、脾俞、胃俞等穴及分推腹阴阳；烦躁易哭、夜卧不宁者，加清肝经、清心经、按揉小天心；大便干结者，加清大肠经、揉天枢穴；大便稀溏者加揉脐。

第十六节 小儿痢疾

疾的小儿发病率远较成人为高，一年四季均可发病，但多流行于夏秋季节。中医认为其多因饮食不洁、湿热蕴伏肠胃，或复感风寒暑湿、天行热毒所致，表现为发热、腹痛、腹泻、里急后重、脓血样便等症。本节内容主治湿热痢疾。

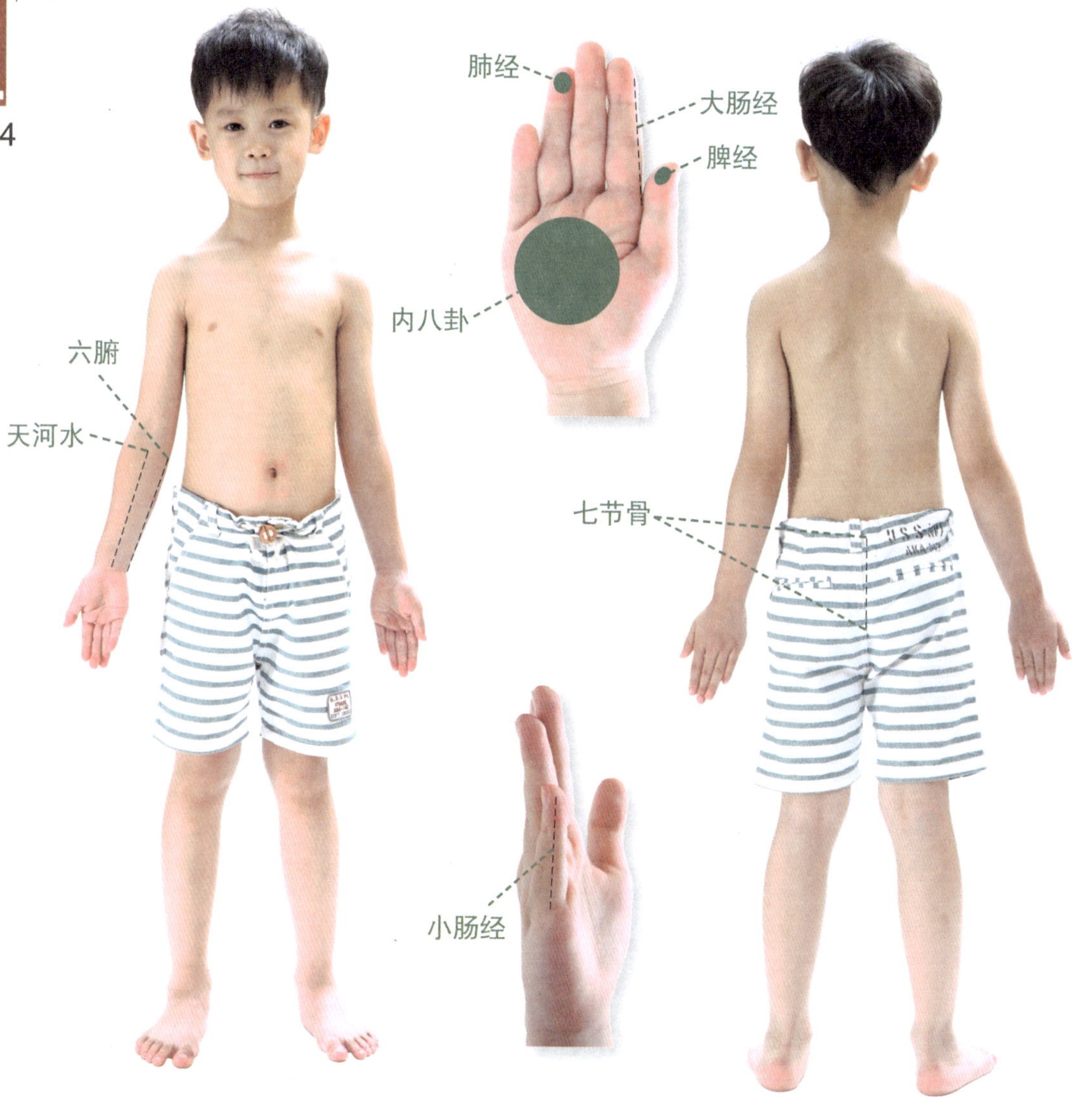

选穴取穴

脾经、大肠经、小肠经、肺经、内八卦、天河水、六腑、七节骨等穴及腹部。

按摩方法

步骤1 →

清脾经、清大肠经、清小肠经、清肺经等各300～500次。

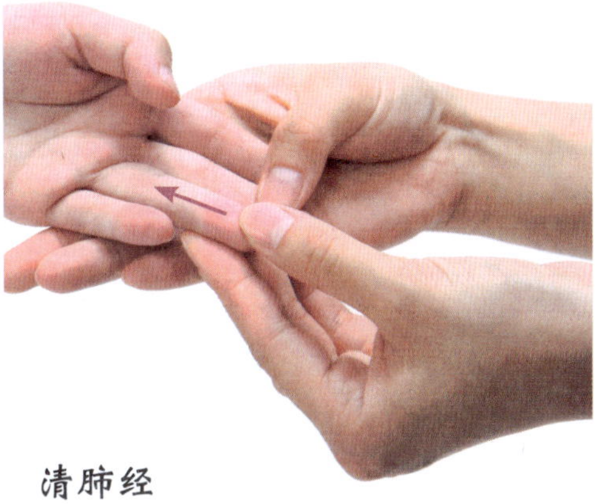

清肺经

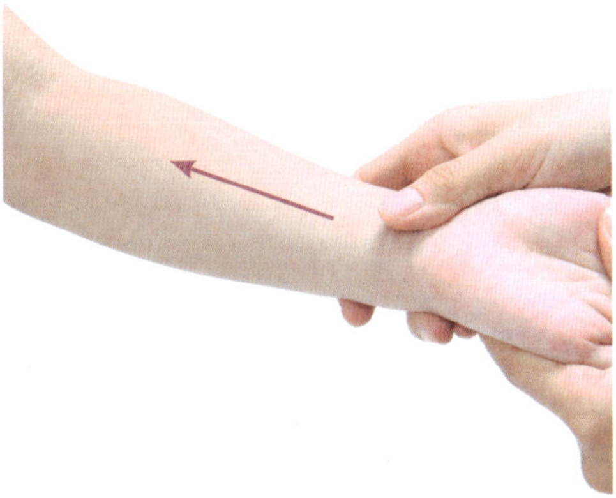

清天河水

步骤2 ←

运内八卦100～300次，清天河水（由腕向肘方向直推）、退六腑（由肘向腕方向直推）各100～500次。

步骤3 →

分推腹部50～100次，向下直推七节骨100～300次。

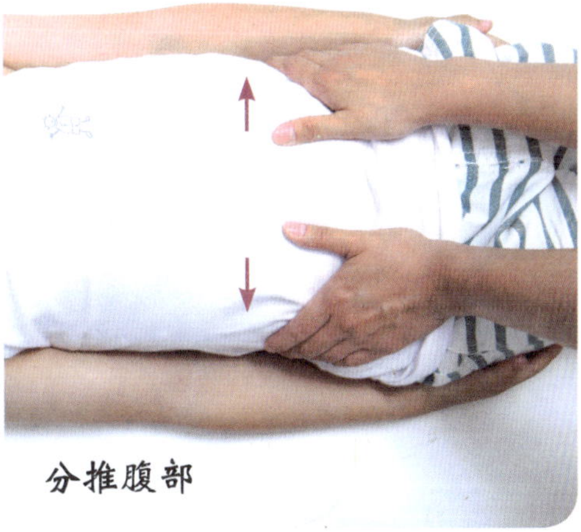

分推腹部

温馨提示

痢疾是小儿常见的肠道传染病，多因吃了带有痢疾杆菌的食物或饮料而引起，所以预防细菌性疾疾的发生必须注意饮食卫生。注意食品必须新鲜，不吃变质、腐烂、过夜的食物，存放在冰箱的熟食和生食不能过久，熟食应再次加热，生吃的食品及水果要清洗干净。

按摩疗法除了具有立杆见影的治疗作用，也是预防疾病、保持健康体魄的有效手段。通过按摩全身经络、穴位、反射区，可以起到很好的调节脏腑、疏通经络、平衡阴阳的作用，改善失眠、肥胖、烦躁易怒、记忆力减退等亚健康状态。

第七章

日常保健

第一节 头面部的保健按摩

头部的自我保健按摩，具有健脑宁神、开窍镇痛、聪耳明目的功效，对头晕、耳鸣、神经衰弱、失眠、头痛等症有较好的保健治疗作用。

指叩头部

双手五指自然弯曲成钩状，手指之间自然分开，双手交替从头的前发际处叩点至后发际处，反复点叩3～5遍。其作用和防治的疾病与点按风池穴相同。

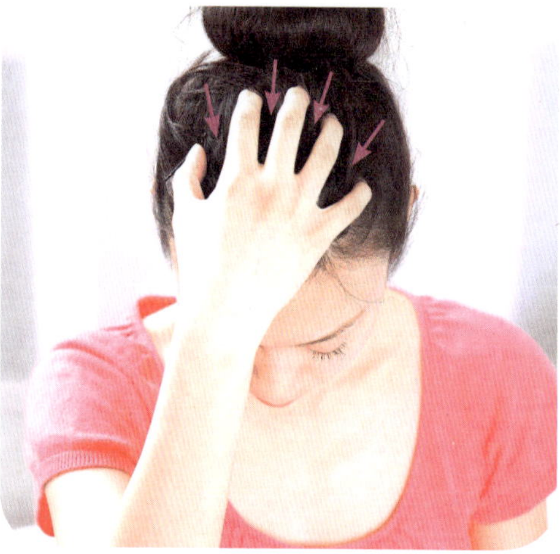

点按风池

用双手示指螺纹面分别点按两侧风池穴20次左右，以有酸痛感为宜。该手法有醒脑开窍的作用，可防治头痛、目眩、目赤肿痛、耳鸣、中风、颈项强痛等病症。

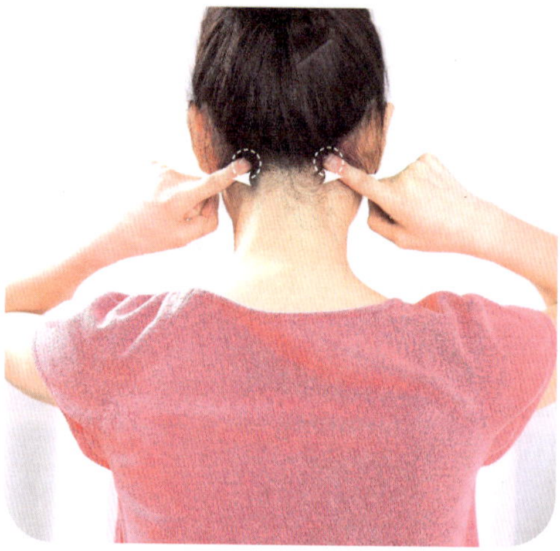

分抹前额

以双手示指屈曲成弓状，用第二指节的桡侧面从前额正中向两侧分抹至鬓角发际处，共做20次。该手法有醒脑安神、润泽额部皮肤、增强额部皮肤的张力、防止额前出现皱纹的作用，常用于美容和防治头痛、头晕、失眠等病症。

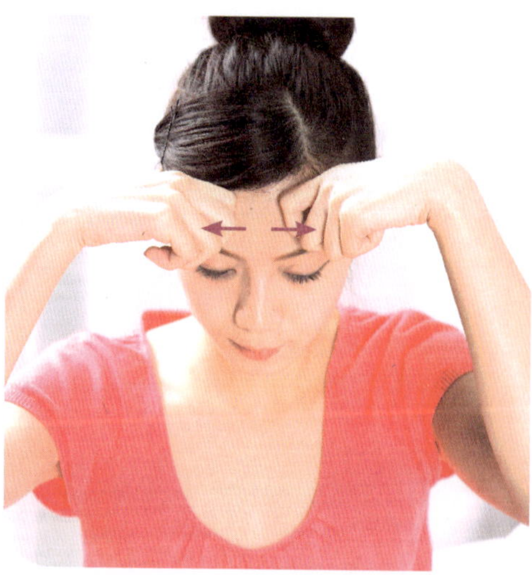

按揉四白

用两手的拇指螺纹面分别按揉两侧的四白穴20次，以酸胀为度。该手法可用来防治目赤痛痒、眼睑 动、目翳等病症。

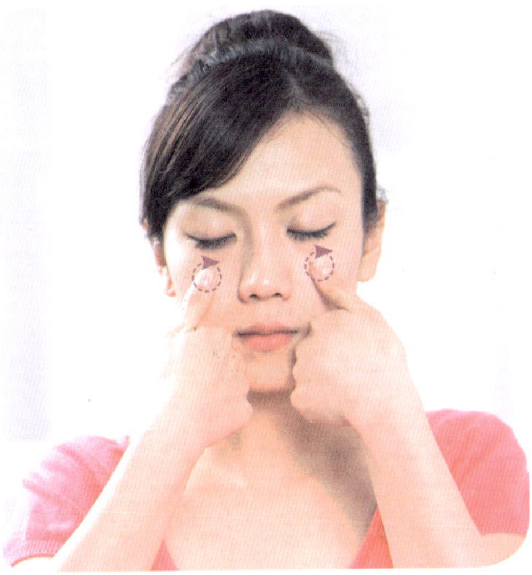

点按攒竹

用两手的拇指指端对置于两眉的眉头攒竹穴处，稍用力向下点按30次，以酸胀为度。该手法有醒脑明目、疏风清热的作用，常用来防治头痛、头晕和各种眼病。

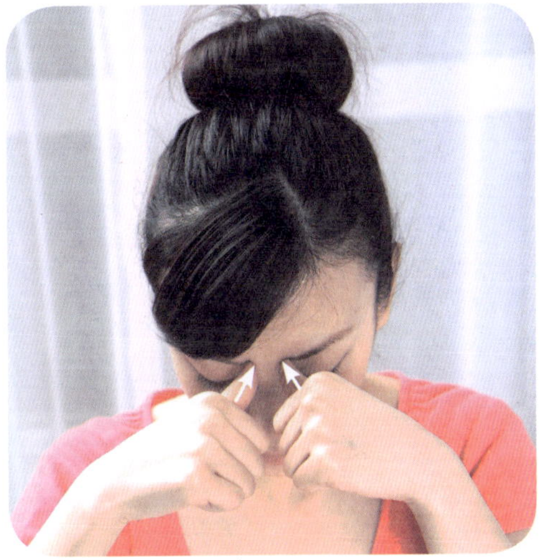

按揉太阳

用两手的拇指分别按揉两侧的太阳穴共30次，以酸胀为度。该手法常用于防治各种头痛、头晕、眼病、感冒等病症。另外，还可增强眼外角皮肤的张力，防止和减缓眼外角出现皱纹。

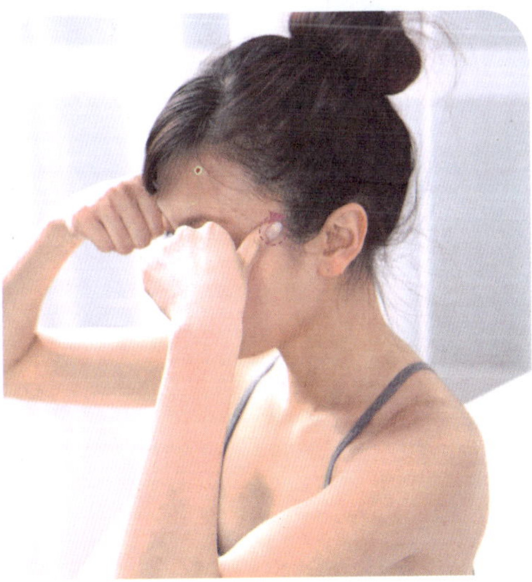

搓手浴面

先将两手搓热，然后两手掌心紧贴前额，用力由上向下擦到下颌为止，反复操作10次。该手法有清利头目、润泽皮肤的作用，可使面色红润、面部皮肤柔嫩，常用来防治面瘫、面部容颜衰老等症。

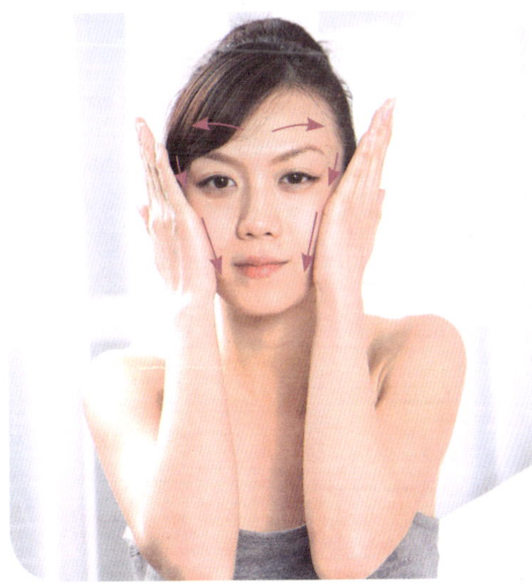

捏拉耳垂 ↓

用两手的拇指和示指分别捏住两耳的耳垂，先进行揉捏10次后，再稍用力向下牵拉10次。该手法有开窍益聪、泻肝明目、滋肾降火的作用，常用于防治目赤肿痛、耳鸣耳聋、耳痒等病症。

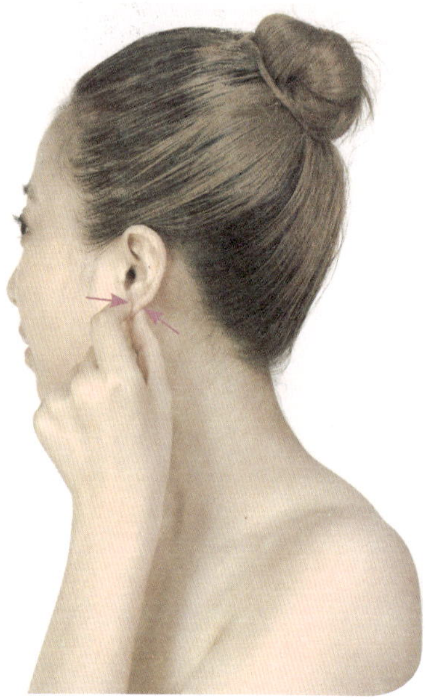

揉捏耳部 ↓

以拇指、示指分别置于耳郭前后，自耳尖起沿耳轮揉捏至耳垂止，反复揉捏3～5遍。该手法有开窍益聪、强身健体的作用，常用于防治耳聋、耳鸣、头晕、脑胀等病症。

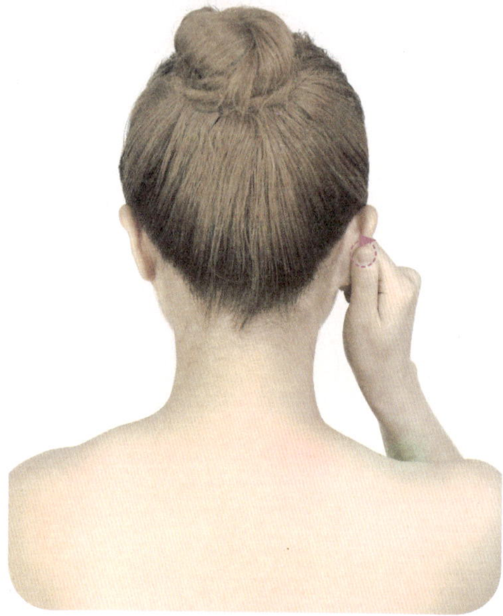

按揉颊车 →

坐位或仰卧位，用两手的示指和中指并拢，分别按揉两侧颊车穴30次，以酸胀为度。该手法常用于防治牙痛、口眼斜、颊肿、口噤不语等病症。

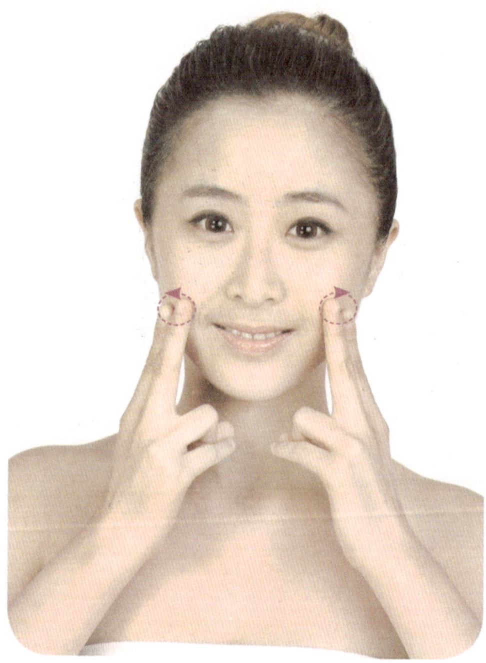

第二节 胸腹部的保健按摩

胸腹部的保健按摩是通过某些穴位或部位上的按摩，从而达到宽胸理气、健脾和胃、通调肠腑的保健养生作用，可以防治胸闷、胸痛、心悸、咳嗽、哮喘、呃逆、腹胀、腹痛、恶心、呕吐、纳呆、便秘、腹泻等病症。

擦胁肋骨

以两手掌根紧贴两侧胁肋部，作前后往返的快速擦动，透热为度。该手法有疏肝解郁的作用，对肝气郁结者有较好的防治效果。

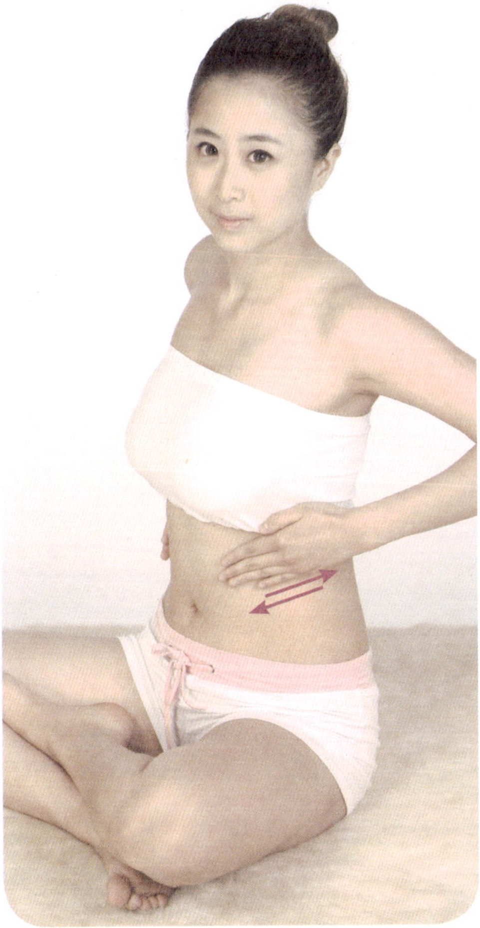

掌推腹部

以一手掌根置于剑突下，由上向下经胃脘部推动至脐下关元穴止，反复操作20次。该手法常用于防治腹胀、消化不良、食欲不振等症和腹部减肥。

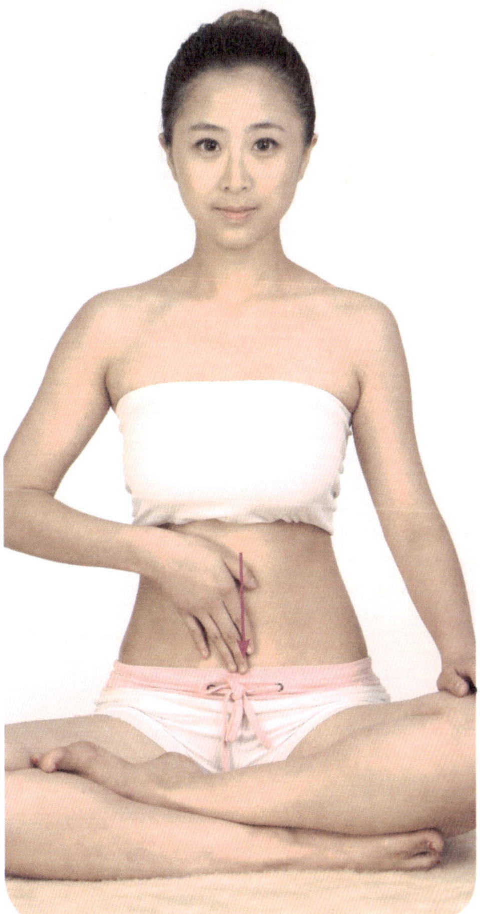

指点天突 ↓

坐位或仰卧位，以拇指的指端置于天突穴处，沿气管的方向向下点按10次，点按时局部有酸胀感，并沿气管向下放散。该手法可通调气道、清热平喘。常用于防治咳嗽、喘促、胸痛、咽喉肿痛、梅核气等病症。

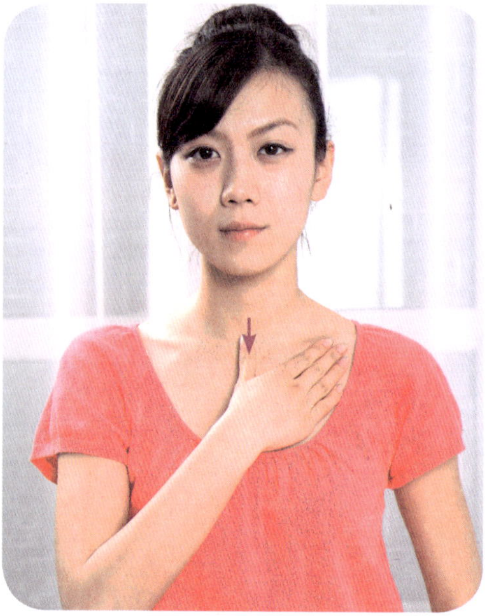

分摩腹部 ↓

坐位或仰卧位，以两手四指分别置于剑突下，自内向外下方沿季肋下缘分摩20次。该手法有疏肝解郁、健脾和胃的作用，常用于防治胸闷、胁胀、嗳气、善太息、腹胀、食欲不振、消化不良等病症。

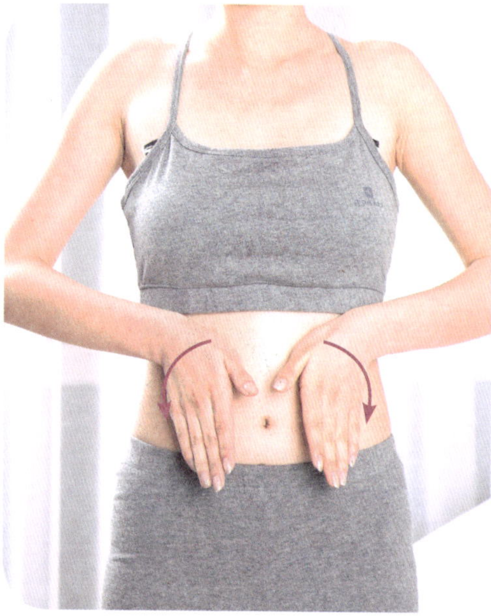

按揉膻中 →

用右手或左手的中指按揉膻中穴20次。该手法有宽胸解郁、行气活血的作用，常用于治疗胸闷、胸痛、咳嗽、气喘、心悸等病症。

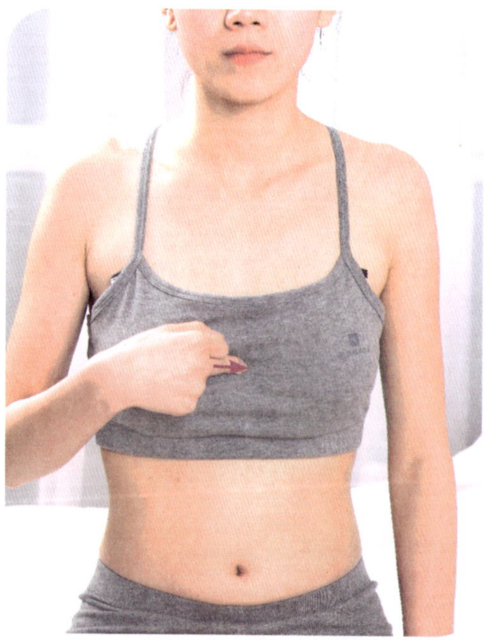

按揉中脘

用一手的示指、中指的螺纹面按揉中脘穴，用力要柔和，顺时针方向旋转揉动1分钟。该手法有健脾和胃的作用，常用于防治腹胀、腹泻、胃痛、呕吐等病症。

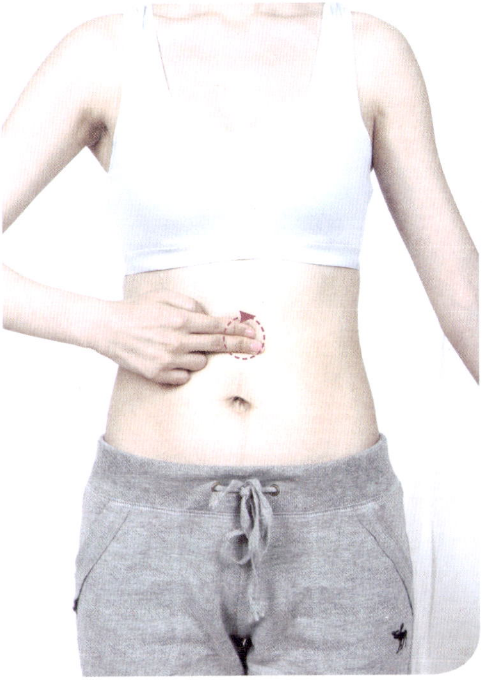

按揉脐部

双手叠掌，以一手掌心置于脐部，顺时针或逆时针方向旋转揉动1分钟，用力要柔和。该手法常用于防治腹泻、腹痛、消化不良、脱肛等病症。

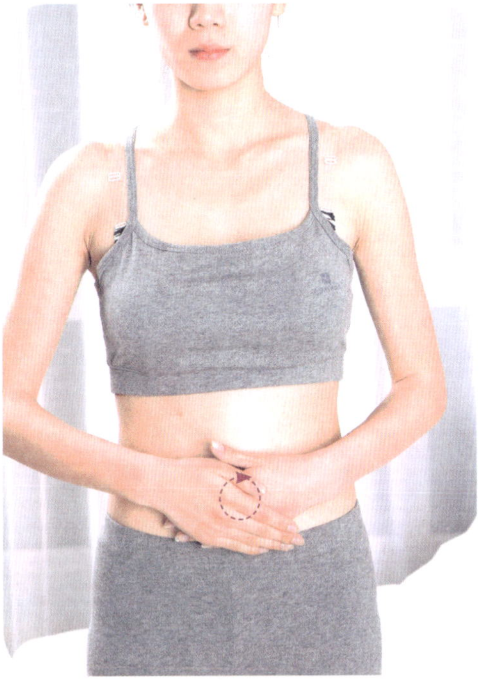

指按天枢

以一手的拇指的螺纹面分别置于腹部脐两旁的天枢穴，用力指按1分钟，然后换对侧。指按用力要由轻到重，以能忍受为度，两指用力要均匀一致。该手法有理气健脾、涩肠止痛的作用，常用于防治腹胀、肠鸣、腹泻、月经不调等病症。

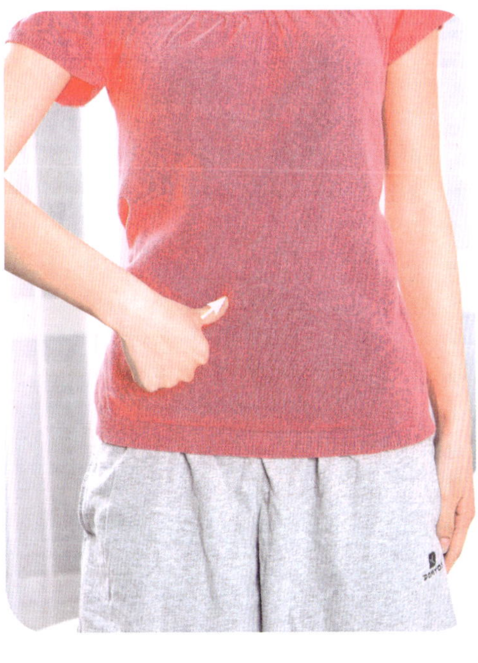

第三节 腰部的保健按摩

经常进行腰背部按摩，不仅可以起到疏经通络、益气升阳、祛寒止痛、调节体内的脏腑功能，还可以帮助胃肠蠕动、增强食欲、促进营养物质的消化吸收，并激活机体的免疫机能，提高人体对疾病的抵抗力。

按揉肾俞

用两手的拇指掌指关节紧按腰部肾俞穴做旋转按揉1分钟，以酸胀为度。该手法常用于防治遗尿、遗精、阳痿、月经不调、带下、腰痛、耳鸣、耳聋等病症。

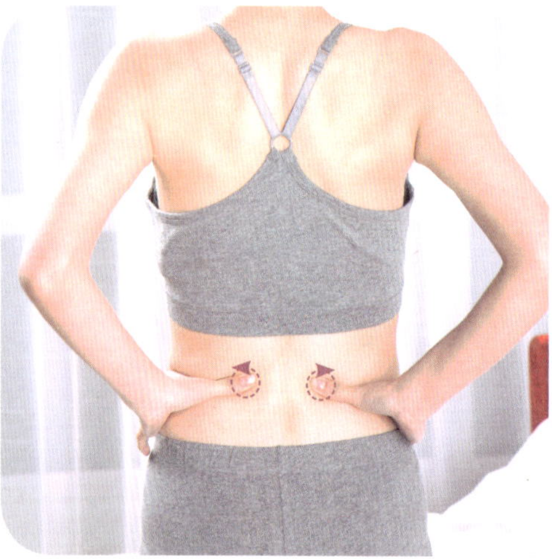

叩击腰骶

手握空拳。以拳背侧轻轻叩击腰骶部10次。该手法的作用和防治的疾病同横摩腰骶法。

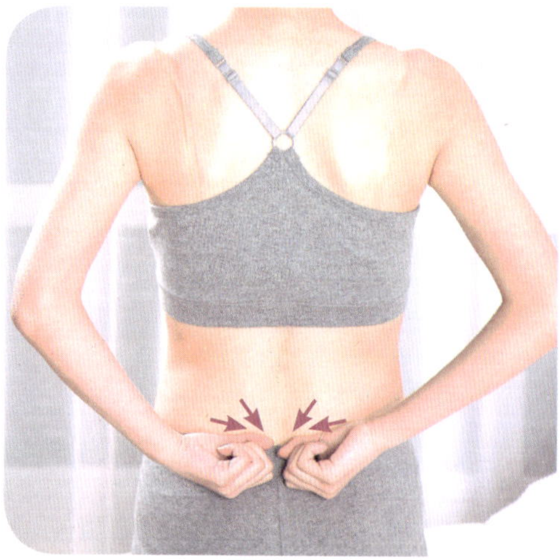

横摩腰骶

以一手手掌掌面置于同侧髂后上棘上方，呈横行摩动至对侧，反复操作10次，该手法有引火归元、壮腰安神的作用，对腰骶部疼痛、腰骶关节炎、遗尿、阳痿、早泄、遗精、月经不调、白带增多、前列腺炎、头晕、失眠、痔疮有防治效果。

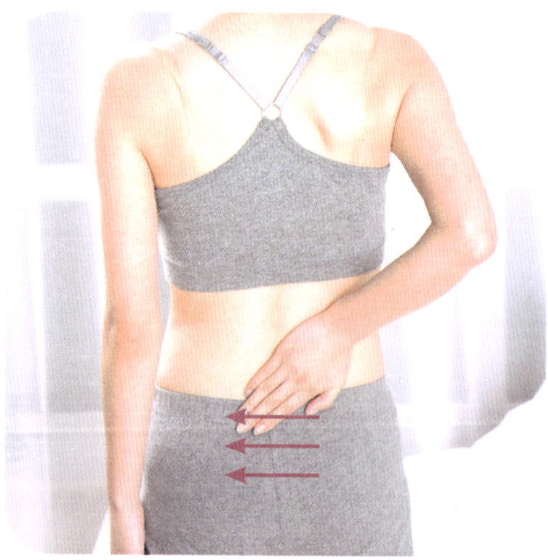

第四节 上肢部的保健按摩

上肢部位为“手三阴经、手三阳经”等六条经脉的走行要道，是内连脏腑外络肢节的重要部位。按摩上肢相应部位有疏通上肢经脉、调和气血机能的作用，对心血管系统、呼吸系统疾病及上肢病痛有良效。

点内、外关

以拇、示指端分别置于另一侧前臂的内、外关穴，对合点按20次，以酸胀为度，然后做对侧。该手法具有温通经络、镇静安神的作用，常用于防治腕关节损伤、心悸、胸闷、胸痛、胃痛、腹痛、失眠、多梦等病症。

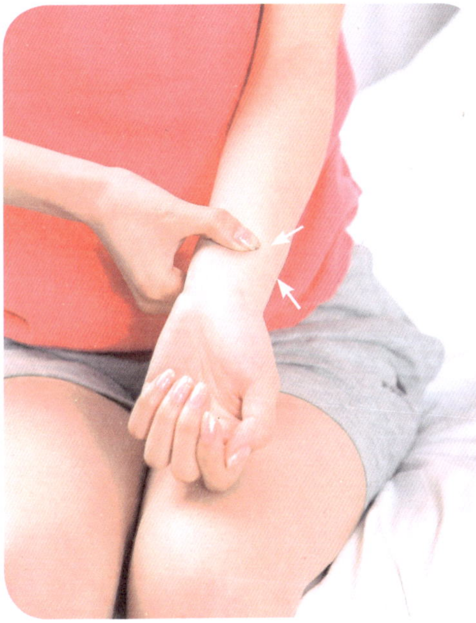

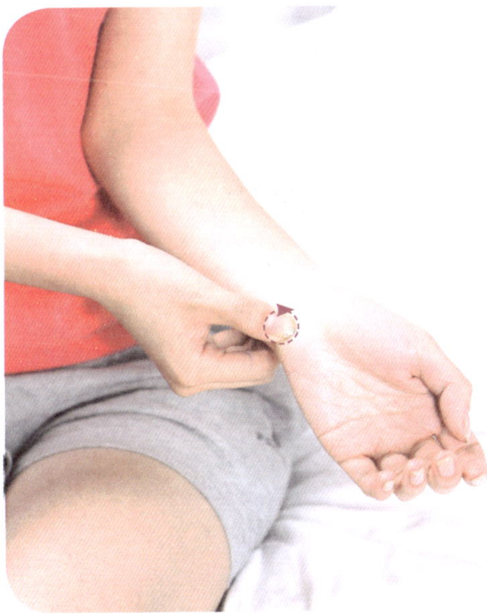

按揉神门

以一手拇指的螺纹面按揉另一手的神门穴20次，以酸胀为度，然后做对侧。该手法对心烦、心悸、失眠、健忘、胸胁痛等病症有一定的防治效果。

提拿肩部

用一手的五指提拿对侧肩臂部肌肉20次，然后做对侧。该手法具有温通经络、松解粘连的作用，常用来防治肩关节粘连、肩关节活动障碍、肩部肌肉萎缩等病症。

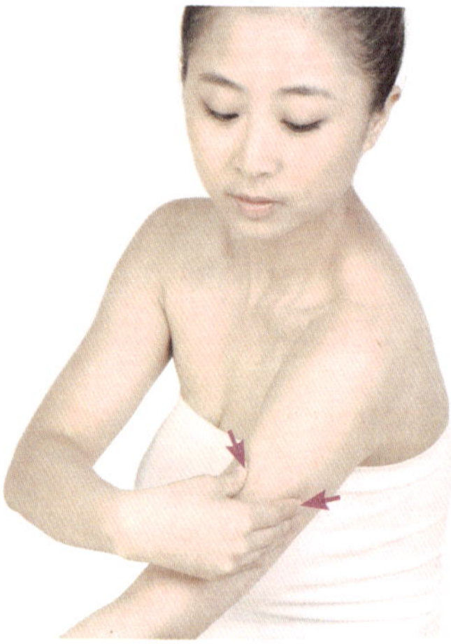

按揉肩井

用一手拇指的螺纹面用力按揉对侧的肩井穴30次，用力要柔和，以酸胀为度，然后做对侧。该手法常用于防治头项强痛、肩背疼痛、上肢不遂、乳痈、乳汁不下等病症。

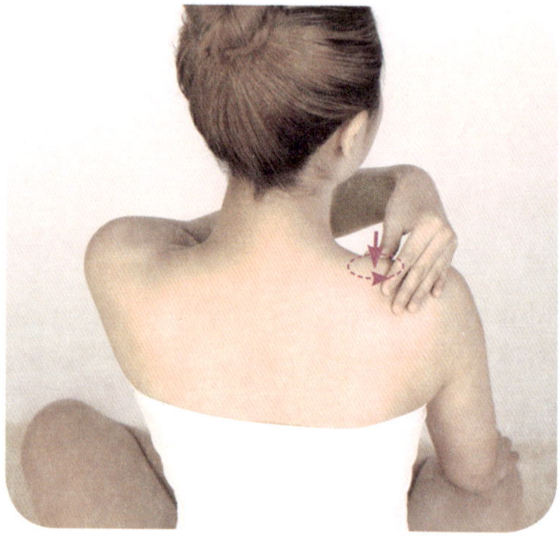

按揉肩髃

用一手中指的螺纹面紧贴另一侧的肩 穴，用力持续按揉30次，以酸胀为度，然后做对侧。该手法常用于防治肩臂挛痛不遂。

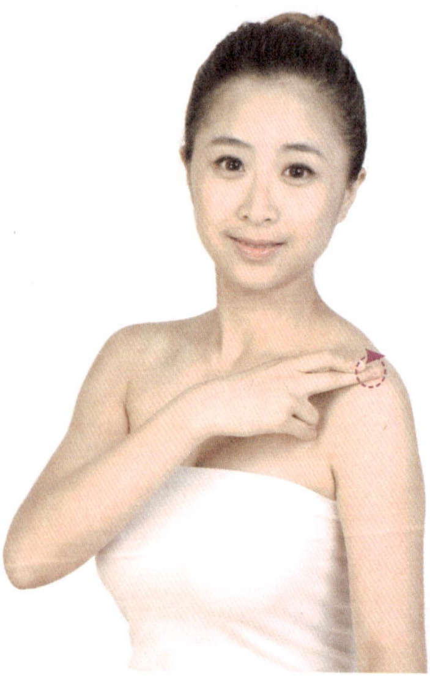

捻动手指

用一手的拇、示二指螺纹面捏住另一手的手指，由近端向远端捻动，从拇指到小指，依次进行，反复操作6遍。然后做对侧。该手法具有疏通经络、滑利关节的作用，常用于防治类风湿性关节炎、指间关节扭挫伤、屈指肌腱腱鞘炎等病症。

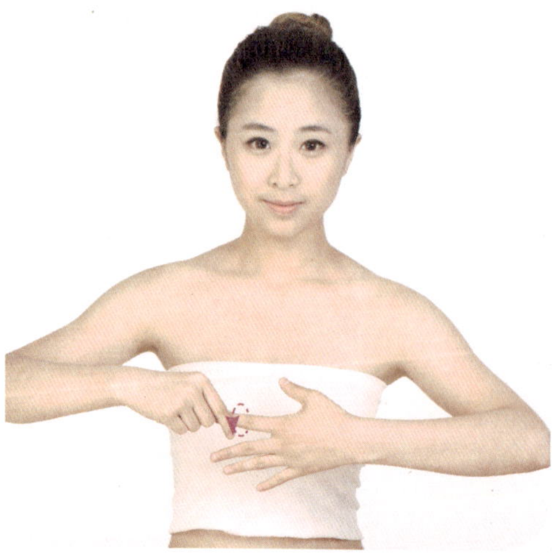

第五节 下肢部的保健按摩

下肢部位为“足三阴经、足三阳经”等经脉的走行要道。按摩下肢可起到活血理气、舒筋通络、调理脾胃的功效。

按揉足三里

用一手的拇指螺纹面按揉同侧下肢的足三里穴30次，以酸胀为度，然后换对侧。该法可补脾和胃、调和气血，对下肢痹痛、胃痛、呕吐、腹泻、腹胀、便秘等病症有一定防止效果。

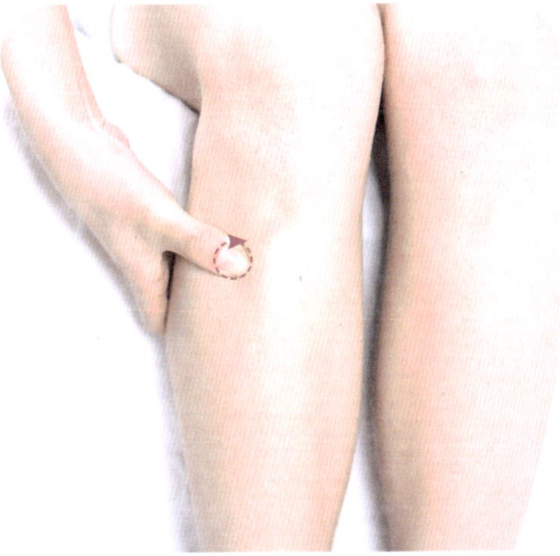

按揉三阴交

用一手的拇指点按同侧的三阴交穴20次，以酸胀为度，然后换对侧。此法有活血化瘀、通经止痛的作用，常用于防治下肢痿痹、月经不调、带下、不孕、遗精等病症。

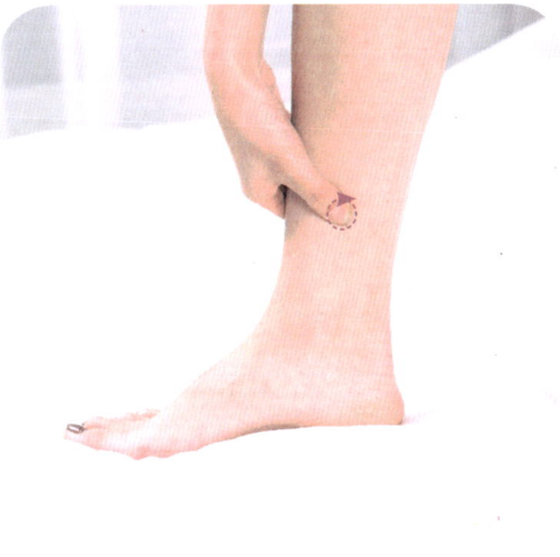

擦涌泉

将一侧下肢的小腿放在另一侧的膝关节上，用小鱼际紧贴足心，快速用力擦，以发热为度，两足交替进行。该手法有滋阴降火、镇静安神的作用，常用于防治心悸、失眠多梦、五心烦热、头痛、头昏、咽喉肿痛、便秘等病症。

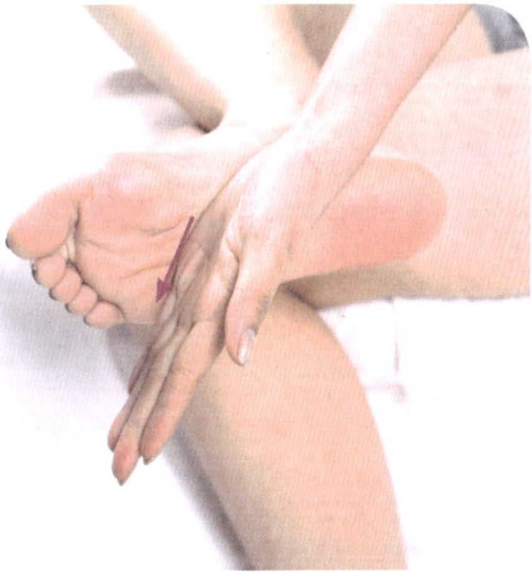

拿小腿后侧

用一手的拇指和其余四肢相对提拿小腿的腓肠肌，自上而下反复操作10次，以有酸胀感为度，然后换对侧。该手法有舒筋活络、解痉止痛、通利三焦、调和气血的作用，常用于防止小腿腓肠肌痉挛、坐骨神经痛、脘腹胀痛、痛经、月经不调等症。

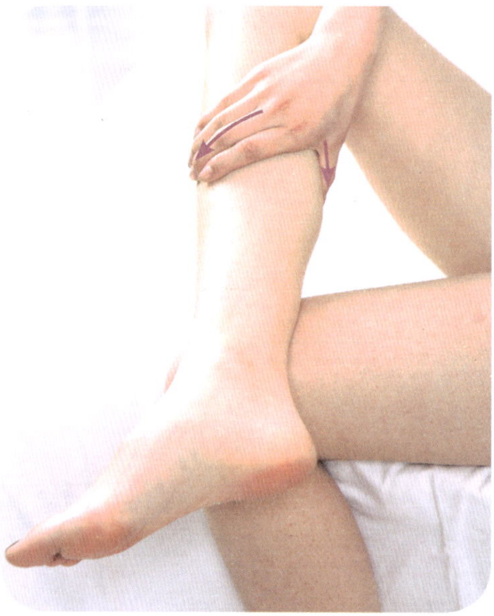

按揉委中

屈膝屈髋，用一手拇指指腹按揉一侧膝部的委中穴20次，以局部有酸胀感为度，然后做对侧。该法可舒筋活络、强健腰膝，对下肢痿痹、腰痛、腹痛、吐泻、小便不利、遗尿等病症有一定的防治效果。

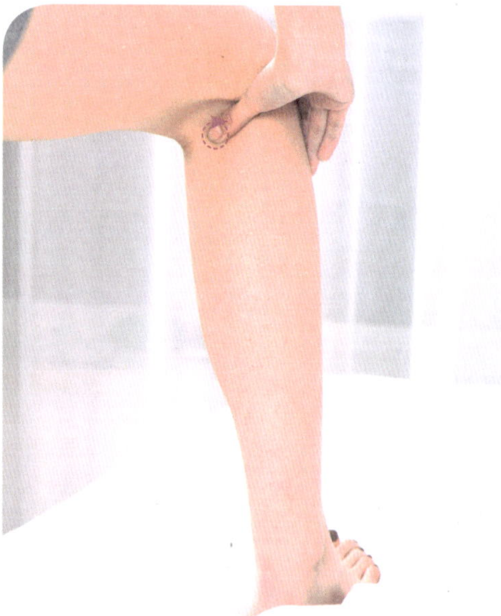

拍击下肢

用双手掌根或虚掌，相对用力，从上到下交替拍击下肢，在每侧下肢反复操作5次，做完一侧再做另一侧或两侧同时进行。该手法有舒筋通络，消除疲劳的作用，常用于防治风湿酸痛、皮肤感觉障碍、肌肉紧张或痉挛、肢体疲劳等症。

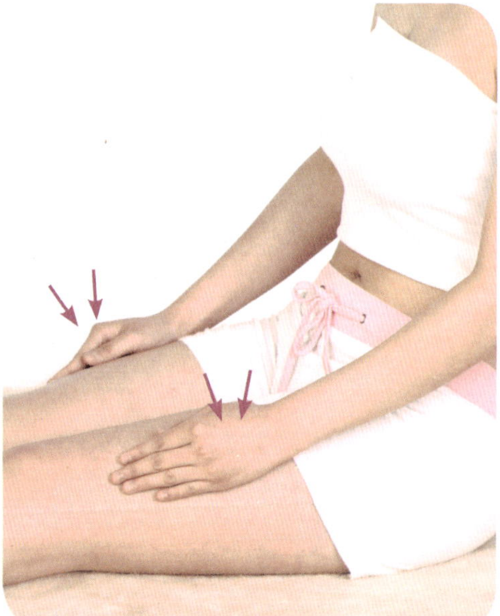